生命科学投研笔记

何垚

编著

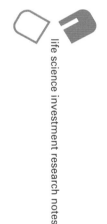

life science investment research notes

上海科学技术文献出版社
Shanghai Scientific and Technological Literature Press

图书在版编目（CIP）数据

生命科学投研笔记 / 何垚编著 . —上海：上海科学技术文献出版社，2023

ISBN 978-7-5439-8859-0

Ⅰ . ①生… Ⅱ . ①何… Ⅲ . ①生物医学工程—投资—研究 Ⅳ . ① R318

中国国家版本馆 CIP 数据核字（2023）第 103490 号

责任编辑：付婷婷
封面设计：留白文化

生命科学投研笔记

SHENGMING KEXUE TOUYAN BIJI

何 垚 编著
出版发行：上海科学技术文献出版社
地 址：上海市长乐路 746 号
邮政编码：200040
经 销：全国新华书店
印 刷：商务印书馆上海印刷有限公司
开 本：720mm×1000mm 1/16
印 张：21.5
字 数：327 000
版 次：2023 年 8 月第 1 版 2023 年 8 月第 1 次印刷
书 号：ISBN 978-7-5439-8859-0
定 价：258.00 元

http://www.sstlp.com

献给珍爱生命的每一位伟大的平凡人

编委会名单

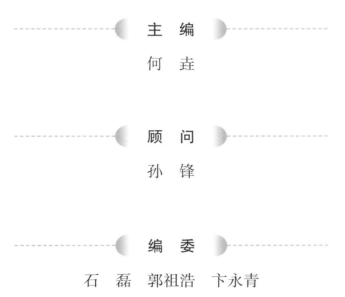

主　编

何　垚

顾　问

孙　锋

编　委

石　磊　郭祖浩　卞永青

编委会简介

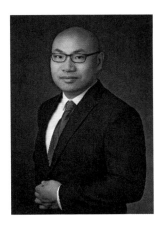

何　垚

上海康橙投资管理股份有限公司董事、投资总监。博士毕业于复旦大学高分子化学与物理专业，本科毕业于同济大学材料科学与工程专业。曾在复旦大学聚合物分子工程国家重点实验室、生物医学工程博士后流动站从事博士后研究工作，主持负责和参与骨科、心血管介入生物医用材料等方面的基础研究及转化研究，并作为项目负责人承担一项国家自然科学基金项目（项目批准号 21604011）。

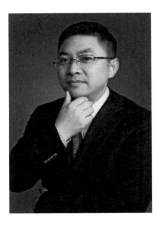

孙　锋

上海康橙投资管理股份有限公司创始合伙人、董事长、总经理，上海汉上资产管理合伙企业（有限合伙）执行事务合伙人。博士毕业于复旦大学会计学专业，硕士毕业于南开大学金融学专业。现兼任珠海丽珠试剂股份有限公司董事、南开大学校外导师、上海国家会计学院校外导师、南开校友企业家联谊会会董、南开大学上海校友会副会长等职务。曾任职于上海证券交易所公司管理部，先后负责 200 多家上市公司信息披露监管。

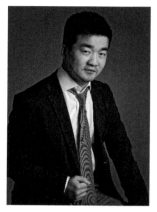

石 磊

上海康橙投资管理股份有限公司创始合伙人、董事、副总经理。硕士毕业于复旦大学金融高级工商管理专业、香港大学工商管理专业。曾任职于立信会计师事务所。

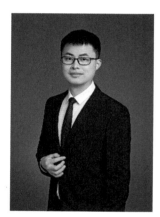

郭祖浩

上海康橙投资管理股份有限公司投资总监。博士毕业于中国科学院上海药物研究所药物化学专业，本科毕业于南开大学药学专业。曾任职于药明康德（603259.SH）国内新药服务部。

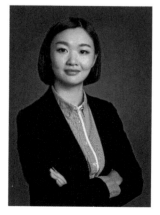

卞永青

上海康橙投资管理股份有限公司财务负责人。硕士毕业于英国卡斯商学院国际会计与金融专业，本科毕业于英国卡迪夫大学会计与金融专业。

序

　　这是一群热爱生命、热爱科创投资的青年才俊结合自己的专业实践写下的研究思考，其中还有几篇严肃的实证研究报告。

　　投资生命科学正逢其时。生命科学长年研究成果的累积在今天不仅正处于爆发的风口，在多个领域的医药、器械、材料、技术和解决方案的实际应用已经显示其显著提高人类生命质量的效果，而且也催生了多个新型产业，并将从根本上改变整个人类生命健康的面貌。所以投资生命科学成功不仅极大促进了生命科学的研究和应用，促进了生命科学产业的发展，提升了人类生命的质量和长度，而且会有力地刺激经济增长，居功至伟！

　　同时，生命科学的投资人即使血本无归也虽败犹荣，因为他们为科学家为人类做出的探索、付出的牺牲让科学家和工程技术人员可以在另外的技术赛道和商业路径上走得更成功，这也是在直接推动生命科学技术和产业的发展，也是一种善举。

　　本书上部主要是对生命科学行业做了跟踪调查，就生命科学的技术、产品、解决方案和行业趋势做了分析，对广大读者来讲，是一个非常好的科普，也是与同行做了有价值的交流和分享。

　　本书下部是作者结合自己的投资实践对很多专业问题，尤其是对生物医药企业投资中的几个关键问题，比如股权激励、研发支出、IPO 定价、投资策略等，做了深入探讨，不仅可以为生命科学赛道的投资人所借鉴，对于研究科创企业管理问题的学者也是有价值的参考。同时，这些研究与探索也会溢出生命科学的领域，对所有科创赛道上的企业投资和发展都是有价值的贡献。

我很高兴地看到这本书的主要编委多是复旦校友。复旦管理学院全面启动科创战略恰三年整，值此承上启下之际，我也会把这本书推荐给我们学院的教师、学生和校友，也借此推荐给社会各界对生命科学和科创事业有兴趣的有识之士。

是以为序。

复旦大学管理学院院长

投资"真做创新和做真创新"的公司

　　生命科学之所以能成为一种投资，还得感谢第一个生物科技公司（Biotech）基因泰克（Genetech）的成功。基因泰克的两个创始人，一个是发明重组蛋白技术的教授赫伯特·韦恩·伯耶（Herbert Wayne Boyer），另一个是做风险投资的罗伯特·斯万森（Robert Swanson），他们探索了一条将生命科学和资本结合的路径。具体模式就是，将生命科学研究产生的知识产权（intellectual property，IP）和技能（know-how）资本化，并以一定的估值吸引风险投资成立公司，从而为公司开发产品和核心技术提供资金保障。投资者的获利方式或者退出途径主要有两种：一是所投公司的上市、出售和兼并等；二是公司的产品和技术的商业化或者权益出售。

　　生命科学产品，特别是新药的研发不但投入大、风险高，还具有周期长的特点，一般需要 10 年以上时间。投资基金一般都有存续期，除少数家族基金外，少有可以等到 10 年以上退出的。因此，未盈利公司的上市和研发阶段产品的权益出售成为生命科学投资实现商业闭环最重要的两条途径。中国生物医药行业的发展同样遵循这样的商业逻辑。香港 18A 和科创板第五套标准允许未盈利生物科技公司上市是资本涌入和行业爆发的催化剂。这两年生物医药股票暴跌后，生物科技公司与跨国公司的产品交易逐渐变得活跃起来，上市和交易都有可能给投资带来回报。值得注意的是，投资只是手段，并不是目的。产品最终需要让患者获益并且在医疗市场上赚到钱，这是行业长存的第一性原理，也是生命科学投资最终的逻辑。行业的这一轮骤冷说明"击鼓传花"式的投机并没有前途。

按照上述逻辑，生命科学的投资十分不易。知识产权和技能的资本化是起点。然而，一项专利、一个想法或者一个团队到底值多少钱并没有很好的标准。而且，想法、专利技术和产品、团队、资金，甚至运气等偶然因素可以相互作用，组合出无数种结果，其中成功的只是极少数。优秀的投资标的应该是那些估值较低的"潜力股"，决定"潜力股"高速成长的关键因素之一是其产品和技术的潜力。

根据有限的数据，前瞻性地判断一项生物技术或者产品的潜力非常困难。首先，生命科学包罗万象，细分中又有细分，仅新药就包括小分子、大分子、核酸和细胞药物等。每一个细分领域所涉及的专业和背后的商业逻辑大相径庭，即使在该领域长期耕耘的专家也不能完全有把握做出正确的判断。其次，前瞻性有两层意思：一是要判断大的方向或者赛道；二是要踩对时间点，最好是技术和产品成熟的前夜，也就是不多不少比别人快半步，这是最难的。比如，小核酸是一个很好的赛道，但如果是 20 年前，当递送技术不成熟的时候投资就会亏得血本无归，而 2018 年或稍早几年就是小核酸好的投资时间点。

中国的生物医药投资机构年轻，专业的投资人更年轻，有的甚至是刚走出校门。本人虽然不是投资人，但常与投资人打交道，深刻体会到他们的不易。他们一年可能需要看几百个各种各样的跨领域跨专业的项目。要求他们对每一个项目都有独立见解和深刻理解并不现实。然而，为了缓解这样的困境，投资人需要超强的学习能力和正确的学习方法。在学术界，我们知道熟悉一个领域最好的办法就是读该领域专家撰写的综述。因此，我非常欣喜地发现康橙投资的年轻博士们将他们过去几年记录的笔记和撰写的综述整理出版了，取名《生命科学投研笔记》，由何垚博士主编。

这本投研笔记上半部分包括孙锋、何垚、郭祖浩、杨光等博士对最近生命科学领域投资热点的综述以及他们个人的学习心得。郭祖浩博士、何垚博士开篇就针对行业"小分子和大分子之争"做了很好地研究和评述，详细介绍了 PROTAC、分子胶和变构等新技术，坚信小分子药物在未来多种药物形式共存的时代仍将扮演主角。书中第二篇提到的阿片类镇痛药物也是一个有趣的话题，欧美的滥用和我国苛刻的管制形成鲜明的对比，能够让魔鬼变成天使的新技术比如偏向性激动剂和新剂型等技术无疑也是好的投资方向。第三篇介绍了改良型新药。药物的依从性是一个容易被忽略的问题，据报道，仅美国每年因为不按时服药导致 12 多万人死亡和 3 000 亿美元的额外开销。因此，以制剂技术为核心的改良新药蕴含很多投资机会，特别是国内没有很好解决的吸入剂和复杂注射剂等。

有关细胞技术，书中重点介绍了 iPSC 技术和 NK 细胞免疫疗法。细胞是一种活体药物，CAR－T 在血液瘤的治疗上取得了革命性成功。此后，针对其实体瘤效果不佳、成本和价格过高等缺点，一系列新技术包括 TCR－T、TILs、CAR－NK 等成为投资的热门领域。其中，NK 细胞因为副作用小，可以通过 iPSC 技术批生产等优点最近两年受到极大关注。几位博士介绍的生物相分离、再生医学生物 3D 打印和脑机接口即使在欧美也属于早期的前沿技术。在厌倦了"fast-follow"式的内卷后，国内投资者也日益重视这些风险较大的早期项目。

生物相分离或者生物凝聚体借用物理学中"油水分离"的概念描述了生物学调控的一种基本方式。具体来说就是细胞通过相分离生成小液滴，从而局部加快生命分子之间的化学反应和信号传递。两位科学家 Clifford Brangwynne 与 Anthony Hyman 由于发现相分离而获得 2023 年科学突破奖。自 2019 年开始，相分离也成为欧美生物医药投资的热门赛道，Dewpoint 等一批相分离领域的生物科技公司获得了大额融资。

脑机接口技术因为美国特斯拉公司创始人马斯克的积极介入变得格外引人注目，其旗下脑机接口公司 Neuralink 研发的将大脑信号转化为行动的设备最近获得美国 FDA 批准进入临床研究。这款设备有望帮助残疾人恢复视力、用意念控制机械臂和智能手机等。3D 打印就是增材制造，在许多领域已有广泛应用。2015 年全球第一款 3D 打印药物——来自美国 Aprecia 公司的左乙拉西坦（Spritam）获得了 FDA 批准。3D 打印技术与再生医学是完美搭档。再生医学涉及器官再生和组织工程，各种器官的形状和结构复杂而不同，增材制造提供了独特的解决方案。相关公司也受到了投资者的青睐，代表性公司 Cellink

和 Organovo 已经在纳斯达克上市。

合成生物学在过去两年取代生物医药成为生命科学投资的热门方向。何垚博士在第九篇中详细介绍了合成生物学的概念、发展历史和行业动态。从字面上理解，合成生物学就是利用基因编辑等技术设计和创造新的生物系统。当然，创造新生命的目的是服务人类，比如为很多化学原料、中间体甚至药品提供绿色经济的生物制造方法。需要注意的是，酶催化和发酵等生物制造并不是新概念，有人说白酒就是最大的生物合成产品。我想，资本应该多关注科学和技术，而不是热衷于文字游戏。

投研笔记的下半部分主要是生命科学投资中常见的一些实务操作。财务方面包括 CRO 公司的收入确认、企业研发支出中费用化和资本化的概念、股权激励与鼓励创新、股权激励和研发投入，以及生物医药企业 IPO 定价效率等。另外，几位作者还总结了未盈利创新药公司的投资要点，并分篇详细介绍了其中的专利和科创属性。值得一提的是，郭祖浩博士还分享了他学习 CDE 最近出台的抗肿瘤药物研发指导原则的心得。这些实操经验和心得，不但对投资者的日常工作有借鉴意义，也能帮助技术背景的创业者换位思考，更好地完成从科学家向企业家的转型。

写作是最好的学习方法。希望康橙投资的小伙伴们再接再厉，多学习多分享，非常期待下一部投研笔记。在此，也呼吁投资者继续关注生命科学，回归理性，投资那些"真做创新和做真创新"的公司和团队。中国的生物医药行业一定能很快走出资本寒冬。

微境生物、偶领生物创始人，首席执行官

目　录

下部 生命科学投资实务

上　部

生命科学行业跟踪

第一篇
小分子药物的困境与出路

主要作者：郭祖浩　何　垚

2021 年 3 月 29 日

　　我至今还清晰地记得报考研究生选专业的时候非常坚决地选择了药物化学，在我当时有限的书本知识范围内，小分子靶向药物的春天就要来了，而我蠢蠢欲动，想做那"站在风口的猪"。研究生入学是 2014 年，也正是程序性死亡（蛋白）-1（programmed death-1，PD-1）单克隆抗体（monocolonal antibody，mAb；也简称"单抗"）上市的元年，百时美施贵宝（Bristol Myers Squibb）的欧狄沃®（Opdivo®，也称"O 药"）与默沙东（Merck Sharp & Dohme，MSD）的可瑞达®（Keytruda®，也称"K 药"）相继成功上市，并以摧枯拉朽之势迅速拿下多个肿瘤适应证。再到后来基因治疗（gene therapy，也称"基因疗法"）、细胞治疗（cell therapy，也称"细胞疗法"）等多种创新生物技术层出不穷，我想可能很多从事小分子药物研发的人和我一样如坐针毡，这也迫使我在 5 年研究生阶段一直到后来参加工作都在思考小分子药物"尚能饭否"这个问题。关于这个问题，我和同学、同事以及导师都有过多次激烈的讨论，终究也没有谁能完全说服对方，小分子药物与生物创新疗法（包括抗体、基因治疗、细胞治疗等）的博弈，到底是"愈久弥香"还是"长江后浪拍前浪"，我想结论还是留给时间来检验。

一、小分子药物的困境："前狼后虎"

　　回顾创新药近 20 年的销售数据，发现在 2000 年全球销售额前 10（Top10）

表 1-1 2010 年与 2019 年全球销售额 Top10 创新药

排名	2010 年 药品名	销售额（亿美元）	类型	排名	2019 年 药品名	销售额（亿美元）	类型
1	阿托伐他汀（atorvastatin）	107.33	小分子	1	阿达木单抗	191.69	单抗
2	氯吡格雷（clopidogrel）	93.74	小分子	2	阿哌沙班（apixaban）	121.49	小分子
3	氟替卡松（fluticasone）+ 沙美特罗（salmeterol）	80.24	小分子	3	帕博利珠单抗（pembrolizumab）	110.84	单抗
4	利妥昔单抗（rituximab）	78.98	单抗	4	阿柏西普（aflibercept）	99.51	单抗
5	英夫利西单抗（infliximab）	73.24	单抗	5	来那度胺（lenalidomide）	108.23	小分子
6	贝伐珠单抗（bevacizumab）	69.33	单抗	6	伊布替尼（ibrutinib）	80.85	小分子
7	依那西普（etanercept）	68.08	单抗	7	贝伐珠单抗	73.37	单抗
8	阿达木单抗（adalimumab）	65.08	单抗	8	纳武利尤单抗（nivolumab）	72.04	单抗
9	阿立哌唑（aripiprazole）	60.77	小分子	9	依那西普	69.25	单抗
10	缬沙坦（valsartan）	60.53	小分子	10	利伐沙班（rivaroxaban）	68.24	小分子

的创新药中 8 个为小分子药物，从 2008 年开始 Top10 销售额创新药中的小分子药物开始 ≤ 5 个，到 2019 年 Top10 中仅有 4 个为小分子（表 1-1），小分子药物逐步失去了销售额的头把交椅，在整体销售额中的占比也呈现逐步下降趋势。在众多潜力生物技术疗法的冲击下，小分子药物的市场正在逐步被侵蚀，更有悲观者担忧随着层出不穷生物疗法的涌现，小分子药物是否可能最终逐步退出历史舞台。

小分子药物从最早罂粟（opium poppy）中的吗啡（morphine）、柳树中的水杨酸（salicylic acid）到 20 世纪出现历史上第一个年销售额超 10 亿美元的"重磅炸弹"药物——地西泮（diazepam），到 2001 年第一个针对癌细胞特定基因突变的靶向小分子药格列卫®（Gleevec®），再到如今有获批超过 60 个激酶抑制剂小分子，小分子药物的开发经历了辉煌的历史。从 2005—2021 年美国食品药品监督管理局（Food and Drug Administration，FDA）批准的新药统计数据（图 1-1）可以看出，新分子实体（即小分子药物，new molecular entities，NME）的占比从 2005 的 90% 左右，逐步下降到 70% 附近，并呈现进一步缓慢下降的趋势。小分子药物的开发貌似进入了"前狼后虎"的困境

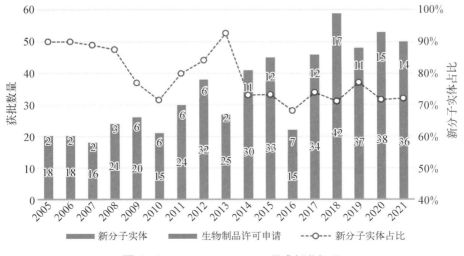

图 1-1 FDA 2005—2021 批准新药概况

期，当前小分子药物的开发不仅受限于新靶点发现与小分子库多样性的增速逐年降低，使得小分子药物的开发一直保持相对较低的成功率（小分子靶向药物成功率均值约为 11%，肿瘤药物的成功更是低至 5%），同时还受到抗体、基因治疗、细胞治疗、抗体偶联药物（antibody-drug conjugate，ADC）、溶瘤病毒（oncolytic virus，OV）等众多创新生物技术对相同适应证市场的围追堵截。在尚未充分开拓的适应证市场（包括各类罕见病），新开发的生物技术疗法同样表现出非常好的潜力与优势，如治疗血友病的双抗药物——舒友立乐®（Hemlibra®）与基因疗法 Roctavian、治疗地中海贫血症（thalassemia）的基因疗法 Zynteglo®、治疗三阴性乳腺癌的 ADC 药物拓达维®（Trodelvy®）、治疗家族性淀粉样多发性神经病变的干扰小核糖核酸（small interfering ribonucleic acid，siRNA）药物 onpattro™ 等。

想要探讨小分子药物自身发展的困境，首先需要了解现代小分子药物研发最重要的基础手段——筛选（screening）。要进行筛选，首先你要有一个代表某种疾病指征的"筛子"，这个"筛子"可能是一个靶点蛋白，也可能是一个细胞株，甚至可能是一批实验动物。其次要有一个库（library），库里面要有足够的分子供你筛选，从相应的库里面"大海捞针"找到一个或多个符合要求的苗头化合物（hit），经过层层结构优化得到先导化合物（lead）、候选化合物（candidate），再经过系统的临床试验充分验证安全性与有效性，才能得到患者使用的药物（图 1-2）。

20 世纪末到 21 世纪初，小分子药物研发的突飞猛进很大程度依赖于疾病新靶点和疾病指征的发现以及有机合成化学的爆发式发展与各类检测技术

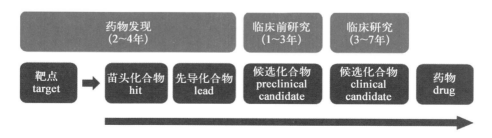

图 1-2　小分子药物研发流程

的进步。有机合成化学从 20 世纪 70～80 年代开始迎来爆发，导致了大量复杂的、带有杂原子的、用原有方法很难合成的分子的出现；而质谱（mass spectrometry，MS）、核磁共振（nuclear magnetic resonance，NMR）等检测手段的进步也导致了很多天然产物的成功分离，与此同时检测手段的进步也助推了新靶点的发展（如基因测序、蛋白质组学）。生物技术的发展导致了一些重要的疾病指标和靶点的发现，从而使得各大制药公司能够使用手中数百万计的小分子对这些疾病和靶点进行筛选，进而促使了小分子新药的大爆发。虽然说小分子库到现在还在逐年增长，但是分子的类型和多样性的增速却在逐年降低，促进小分子药物研发突破的主要还是新的靶点和疾病指征的发现。目前大多数的公司其实是在用新的"筛子"不停地筛旧的化合物库，期望那些之前没有被筛出来或者已经被筛出来的分子能在新的靶点上起效。当然，药物化学家们也很早期就意识到了这个问题的存在，之后又陆续开发了组合化学（combinatorial chemistry）、DNA 编码化合物库（DNA encoded library，DEL）技术来扩充化合物库。这两种技术在一定阶段上缓解了化合物库匮乏的危机，但是它们都依赖于现有的经典有机合成反应，同时对反应条件还有严格的要求，受限的化学反应类型在一定程度上决定了分子种类规模上限，进而影响了化合物库中化合物结构的多样性。

二、博弈

在巨大医药市场与强大社会责任感的驱使下，全球主要经济体都在努力发展生物医药产业，各种创新生物技术疗法如雨后春笋般涌现，为广大病患带来更多恢复健康、延长寿命的选择。目前已经有成功上市产品的生物技术疗法包括抗体药物、ADC、嵌合抗原受体 T 细胞治疗（chimeric antigen receptor T cell therapy，CAR-T cell therapy）、基因疗法、核糖核酸（ribonucleic acid，RNA）药物、溶瘤病毒等，其中抗体药物的发展最为成熟，以 2019 年为例，销售额 Top10 中有 6 个为抗体药物。此处以小分子药物与抗体药物的对比为例，来探讨小分子药物与创新生物技术的优劣势（表 1-2）。

表 1-2　小分子药物与抗体药物对比

项　　目	小分子药物	抗　体　药　物
作用靶点	细胞内、细胞外	细胞表面
给药途径	大部分可口服	绝大部分不可口服
专一性	专一性相对较差	专一性强
免疫原性	绝大部分无免疫原性	需关注免疫原性
透过血脑屏障	部分药物可以	几乎不能（有极少量文献报道可以）
制备工艺	技术成熟	工艺可控性要求高，相对复杂
研发成功率	低	靶标确认后成功率高
产品生命周期	专利到期后被迅速仿制	生物类似物（biosimilar）有仿制壁垒
储存运输成本	低	高
药品售价	较低	较高

相对大分子抗体药物等生物技术，小分子药物的优势：

（1）大部分小分子药物可以口服，给药方便，相比之下绝大部分生物技术产品都采用注射类给药方式，患者依从性差。

（2）小分子药物能很好地作用于细胞内（包括细胞核内靶点）与细胞外的靶点。

（3）部分小分子药物能通过血脑屏障，可用于脑部疾病治疗，目前作用于中枢神经系统的药物依然以小分子为主。

（4）小分子药物对储存环境的敏感性相对较低，储存运输方便。

（5）几乎没有免疫原性，生物技术产品如抗体、基因治疗的腺相关病毒（adeno-associated virus，AAV）等都有可能被免疫系统识别为抗原而激发免疫反应。

（6）小分子药物相对更容易实现差异化，这受益于小分子药物众多且相对成熟的靶点，同时针对小分子进行的微小改动往往能收获意想不到的效果（如代谢改善、选择性提高、毒性降低等）。相比之下生物技术相关疗法的起步相对较晚，技术相对不是那么成熟，从而使得同一技术在相同领域容易出现严重的同质化现象，如"百家争鸣"的 PD-1 抗体、CD19 CAR-T 细胞疗法（这两类产品的国内临床试验登记项目数量都超过了 100 家）。

相对大分子抗体药物等生物技术，小分子药物的劣势：

（1）对于没有适合作用口袋的靶点较难开发，比如蛋白质-蛋白质相互作用界面一般大而平坦，没有很好的口袋容纳小分子，而利用大分子药物（比如拥有类似作用面的抗体）来干扰却特别有效。

（2）特异性不高，小分子药物由于结构相对较小，往往容易对多个靶点有活性，这也是许多小分子药物不良反应大的原因。

（3）半衰期短，往往需要每天一次甚至 1 天多次服用。

（4）开发成功率较低，以抗体药物为例的整体研发成功率约为 20%，相比之下小分子药物整体研发成功率仅为约 11%。

（5）制备工艺相对简单成熟。这一点既是优势也是劣势，相对简单成熟的制备工艺使得小分子药物的生产成本远低于其他生物技术产品，同时正是相对简单成熟的制备工艺，当一种小分子药物的专利到期时，仿制药能以相对低廉的成本抢占原研市场，造成小分子药物的"专利悬崖"。

小分子药物作为最传统的药物形式，虽然当前的发展遇到一些困境，但也有其难以替代的优势。ADC、细胞疗法、基因治疗等新药物形式正在逐步兴起（表 1-3），在多个治疗领域表现出自己独到的优势和惊人的潜力，但同时也面临着各自的严峻挑战。相信在不久的将来会是多种药物形式共存的竞争格局，各类疗法的追随者也会努力在自己的领域寻求突破。

表 1-3　生物技术疗法对比分析

生物新技术	CAR-T	ADC	RNA 药物	溶瘤病毒
优点	对多线复发难治的血液肿瘤具有治愈的潜力	提高了药物的特异性并改善了治疗窗口	高特异性；高效性；长效性；理论上适用于所有的靶点	广谱；靶向性高，安全性好；多种肿瘤杀伤机制，不易耐药

（续　表）

生物新技术	CAR-T	ADC	RNA 药物	溶瘤病毒
缺点	高成本；目前应用有限，仅能用于血液肿瘤；国内商业化途径不明晰	生产工艺复杂，成本较高；透膜性较差	脱靶效应；稳定性差；药物递送系统受限	病毒扩散；抗体中和问题；目前给药途径受限
发展趋势	血液肿瘤的一、二线治疗；通用型CAR-T；针对实体瘤的CAR-T	定向偶联技术；多价偶联ADC药物	药物递送系统技术完善	与其他免疫疗法联用；突破静脉给药

三、小分子的出路："长出一个小翅膀，就能飞得更高"

"站在风口上猪都能飞起来"后面其实还有下半句，"长出一个小翅膀，就能飞得更高"。小分子药物作为曾经"站在风口的猪"，当前的发展虽然遭遇困境，但是只要在某些关键点做出新的突破，为自己加上一个小翅膀，我想小分子药物的未来当然可以更高更远。随着分子生物学、结构生物学的快速发展，小分子药物发现进入基于靶点的药物设计时代，我们能够基于某个靶点进行高通量筛选，可以获得小分子和靶蛋白的复合晶体结构，在计算机的辅助下进行合理优化，药物的研发变得如此清晰。高通量筛选（high throughput screening，HTS）、虚拟筛选（virtual screening）、基于结构的药物设计（structure-based drug design，SBDD）以及基于片段的药物设计（fragment-based drug discovery，FBDD）逐渐成为小分子药物研发的常见技术。这些技术取得了很大的成功，也仍然在不断丰富和发展中，然而小分子药物发现的效率并没有如人们期待的那样大幅提高。近几年小分子领域也在出现诸多新的思路，实现新的突破，笔者认为小分子可能在如下几个方面实现突破：蛋白降解靶向嵌合体（proteolysis targeting chimera，PROTAC）技术、分子胶（molecular glue）、变构调节（allosteric regulation）、老药新用。

（一）PROTAC 技术

PROTAC 是一种双功能小分子，由靶蛋白配体和 E3 泛素连接酶（简称"E3 连接酶"）配体通过连接子（linker）连接得到，利用泛素蛋白（ubiquitin）-蛋白酶系统识别、结合并降解疾病相关的靶蛋白（图 1-3）。该技术最早由 Raymond Deshaies 等人在 2001 年提出，理论上可以将任何过表达和突变的致病蛋白清除，从而治疗疾病。

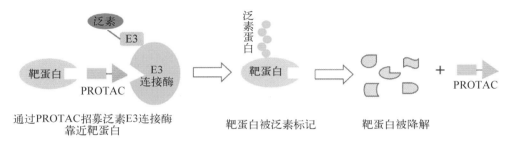

图 1-3　PROTAC 作用机理图示

实际上，在临床上也有部分药物被意外发现具有降解靶蛋白的作用：比如乳腺癌治疗药物氟维司群可以降解雌激素受体；来那度胺可以特异性降解转录因子 IKZF1 和 IKZF3；第三代 EGFR 抑制剂奥希替尼也能选择性诱导 EGFR-T790M 的降解。这些意外的发现没有普适性，也较难通过合理设计得到。PROTAC 作为主观设计的降解靶标蛋白的小分子，在肿瘤、自身免疫病领域已经取得了惊人的进展，同时在"不可成药靶点"与当前疗法耐药患者治疗中表现出巨大的潜力，获得了科学界和资本市场的广泛认可，目前已有多家 PROTAC 公司登陆纳斯达克（表 1-4），多家跨国药企也积极参与布局该赛道，达成了多笔重磅合作协议（表 1-5）。PROTAC 技术戴着"明星光环"前行，是否能够带领小分子药物再度崛起，取决于未来几年相关产品的临床进展。

表 1-4　纳斯达克上市的 PROTAC 公司（截至 2021 年 3 月 11 日收盘）

公司名称	IPO 时间	当前市值（亿美元）	核心产品与进展
Arvinas	2018 年 9 月	37	ARV-110（临床Ⅱ期，前列腺癌） ARV-471（临床Ⅱ期，乳腺癌）
Nurix	2020 年 7 月	16	NX-2127（临床Ⅰ期，血液肿瘤）
Kymera	2020 年 8 月	26	KT-474（临床前，风湿性疾病）
C4	2020 年 10 月	18	CFT7455（临床Ⅰ期，血液肿瘤）

表 1-5　跨国药企达成的重磅合作协议

公司名称	时　间	合　作　协　议
赛诺菲（Sanofi）	2020 年	与 Nurix 达成 25 亿美元合作协议
吉利德（Gilead）	2019 年	与 Nurix 达成 23.45 亿美元合作协议
罗氏（Roche）	2019 年	与 C4 达成 9 亿美元的合作协议
辉瑞（Pfizer）	2018 年	与 Arvinas 达成 8.3 亿美元合作协议
拜耳（Bayer）	2019 年	与 Arvinas 达成 6.58 亿美元合作协议
默沙东（MSD）	2015 年	与 Arvinas 达成 4.3 亿美元合作协议
百健（Biogen）	2019 年	与 C4 达成 4.15 亿美元合作协议
葛兰素史克（GSK）	2018 年	与 Kymera 达成两年的合作协议

（二）分子胶

分子胶是一类可以诱导或稳定蛋白质间相互作用的小分子化合物。当其中一个蛋白质分子为泛素连接酶时，分子胶可以引起另外一个蛋白质发生泛素修饰，并通过蛋白酶体途径发生降解，与 PROTAC 有异曲同工之妙（图 1-4）。经典的分子胶降解剂如沙利度胺类似物和芳基磺酰胺类抗癌药 Indisulam 等都是利用 E3 泛素连接酶与靶蛋白之间的互补蛋白-蛋白作用界面，重编程泛素连接酶的选择性，以催化剂的方式驱动靶点泛素化。因此，分子胶也巧妙地避开了传统抑制剂的局限性，使得一部分靶点从"无成药性"变为"有成药性"，同时分子胶相比 PROTAC 有更小的分子量，理论上会有更好的成药

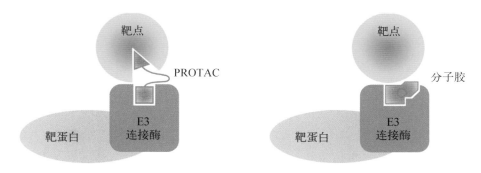

图1-4　PROTAC与分子胶作用机理比较

性。早期发现的分子胶也多是偶然所得，近年来主动设计的分子胶也取得了不错的进展。2020年11月，礼来制药与万春医药（BeyondSpring）子公司Seed Therapeutics签署总金额达到7.9亿美元的合作，将借助Seed Therapeutics自主研发的独特分子胶蛋白降解专利技术开发候选新药。2020年12月，分子胶技术公司Neomorph宣布完成1.09亿美元的A轮融资，用以推进专有的靶向蛋白降解平台以及相关项目的发展。当月，勃林格殷格翰（Boehringer Ingelheim）也在分子胶领域有所布局，与Proxygen签订了合作和授权协议，共同开发靶向多种致癌靶点的分子胶降解剂。2021年3月，Monte Rosa Therapeutics宣布完成9 500万美元的C轮融资用于将其主要分子胶产品推入临床，加速管线发展并增强平台能力。

（三）变构调节

变构调节通过特异性影响蛋白构象变化，从而将其稳定在某个非活化或活化状态，这与传统的底物竞争性抑制剂比如腺苷三磷酸（adenosine triphosphate，ATP）竞争性激酶抑制剂有所不同。变构调节中有一个有趣的"胖子理论"，以激酶抑制剂设计为例，激酶底物比如ATP与酶活性中心结合紧密，就像一个榫头卡进卯里。传统的竞争性抑制剂要把这个榫拉起来，需要更大的力气，也就是更高的亲合力。而变构抑制剂则是在卯的某处卡了一根钉子，榫自己就跳起来了，并不需要多大的力气。变构调节因为其"四两拨千斥"的独特机制，不仅具有更好的选择性、安全性和克服耐药的潜力，还能使得一部分靶点从"无成药性"变为"有成药性"，引起众多科研机构和制药企业的重点关注。随着结构生物学的发展，变构位点的确认变得相对容易，也进一步推动了变构调节小分子药物的开发。

诺华的 BCR-ABL1 变构抑制剂 Scemblix（asciminib），与 BCR-ABL1 蛋白的肉豆蔻酰基位点结合（非 ATP 结构位点），通过不同于其他 BCR-ABL1 激酶抑制剂的机制将 BCR-ABL1 锁定为无活性构象。Scemblix 在用于曾接受过两种以上酪氨酸激酶抑制剂（tyrosine kinase inhibitor，TKI）治疗，并且对最近接受的 TKI 治疗产生耐药性或不耐受的慢性髓系白血病（chronic myelogenous leukemia，CML）患者的Ⅲ期临床试验的初步分析中达到主要临床终点，并于近期获得 FDA 授予的两项突破性疗法（breakthrough therapy）资格。最近两年比较火热的 KRAS 抑制剂（如 AMG510，临床Ⅲ期，已提交上市申请）、SHP2 抑制剂（TNO155，临床Ⅱ期）都是相应靶点的变构抑制剂，均是"不可成药靶点"的伟大突破。

（四）老药新用

"发现新药的最好方法是从老药开始（the best way to discover a new drug is to start with an old one）"，这是 1988 年诺贝尔生理学或医学奖获得者药理学家 James Black 提出的，简而言之就是"老药新用"。"老药"是指已上市的药物或正在进行临床试验的药物，"新用"是指发现在新的适应证上使用这些药物（表 1-6）。

阿司匹林（Aspirin®）于 1899 年在美国被发明，作为解热镇痛药的应用已有百余年，随着临床研究的不断深入，阿司匹林的许多新功效和新作用逐渐被发现，特别是其心血管疾病预防和治疗中的作用，《中国心血管病预防指南（2017）》中开始将低剂量阿司匹林作为心血管疾病预防的基础药物。臭名昭著的沙利度胺同样也是老药新用的经典案例，20 世纪 50 年代沙利度胺（商品名：反应停）成功在欧洲上市，在短短几年时间里就造成了全球上万例新生儿畸形（海豹胎），成为药物史上极大的悲剧之一，使得该药品于 1963 年被迫退市。

1964 年医生在给麻风病患者使用时，结果意外地发现沙利度胺可以有效减轻患者的皮肤症状。20 世纪 90 年代又陆续发现了抗炎、抗肿瘤的作用，1998 年沙利度胺被 FDA 批准用于多发性骨髓瘤的治疗。西地那非（sildenafil，商品名：万艾可®）最初开发是用于扩张心血管平滑肌以扩张血管治疗心绞痛，但是疗效不尽如人意，同样的作用机制，临床上发现其对阴茎海绵体平滑肌的舒张作用却很显著。1998 年，FDA 正式批准西地那非用于勃起功能障碍治疗。

表 1-6 部分典型的老药新用案例

药品名称	初始适应证	新适应证	再利用途径
阿司匹林	解热镇痛	抗血栓	回顾性临床分析
沙利度胺	孕妇止吐	麻风病、多发性骨髓瘤	超适应证使用、药理学研究
西地那非	心绞痛	勃起障碍、肺动脉高压	回顾性临床分析
齐多夫定	癌症	艾滋病	体外活性筛选
米诺地尔	高血压	脱发	回顾性临床分析
塞来昔布	抗炎止痛	家族性腺瘤息肉	药理学研究
度洛西汀	抑郁症	应激性尿失禁	药理学研究
利妥昔单抗	癌症	风湿性关节炎	回顾性临床分析
芬戈莫德	移植排斥反应	多发性硬化症	药理学研究
托吡酯	癫痫	肥胖	药理学研究
酮康唑	真菌感染	库欣综合征	药理学研究
氯胺酮	麻醉药	抑郁症	药理学研究
瑞德西韦	抗埃博拉病毒	抗肺炎病毒	体外活性筛选

过去几十年里，与阿司匹林、沙利度胺、西地那非等药物一样，"老药"改变用途成为"新药"的成功案例也不在少数，为患者与制药公司都带来不可估量的益处。

四、展望

在氘代药物、共价抑制剂、多肽药物等发展相对成熟的技术方面，小分子药物也很有可能迎来突破。随着人工智能（artificial intelligence，AI）技术的不断成熟以及在新药研发中的不断渗透，人工智能在靶点发现、苗头化合物与先导化合物发现、药物分子合成路线设计、疾病模型建立、新适应证挖掘等诸多方面助力新药研发，将大大提高新药的研发效率。近日，AI制药巨头强强联合，Roivant Sciences（NASDAQ：ROIV）拟以20.5亿美元（首付款4.5亿美金＋里程碑付款）收购硅康医药（Silicon Therapeutics）；国内互联网巨头BAT（百度、阿里巴巴、腾讯）近年来也投入大量精力积极布局AI药物发现，相信借助人工智能技术不论是小分子药物还是大分子药物都能迎来蓬勃发展的时机。小分子药物有其难以替代的优势，它的发展也是困境与突破交替轮动的历史，随着各种新科技的不断涌现，期待能有更多的"黑科技"助力小分子药物研发的突破，给世界带来更多的惊喜。

勇当主角，甘当配角。小分子药物在药物发展史中一直担任"主角"，随着各种生物技术疗法的日益丰富与成熟，疾病的治疗手段必然会呈现百花齐放的趋势。近年来联合用药也逐渐成为临床试验发展的趋势，特别是肿瘤免疫疗法的兴起，更是进一步推动了联合用药方案的尝试与突破。未来在某些疾病领域小分子药物依然会是"主角"，在另一些领域小分子药物可能真的会逐步被取代直至淘汰，而在更多的领域将是小分子药物与生物技术疗法的"强强联合"，从而更好地为患者排忧解难。

第二篇

天使与魔鬼
——阿片类止痛药物

主要作者：郭祖浩　何　垚

2022 年 4 月 21 日

没有阿片，医学将不过是个跛子。

——托马斯·悉登汉姆（Thomas Sydenham）

　　谈起疼痛，每个人总会有刻骨铭心的记忆，或是偏头痛，或是牙痛，或是分娩痛，各种各样的疼痛会伴随我们的一生。美国疼痛协会将疼痛列为除体温、脉搏、血压和呼吸频率之外的第五生命体征，即：能感知痛觉，才代表我们还活着。止痛药物的出现，很大程度缓解了疼痛的困扰，也改善了人们的生活质量。最早的止痛药物多来源于植物，而其中最常见也最有效的就是阿片（opium，谐音也称鸦片，提取自罂粟）。基于阿片，药学家们又开发了一系列的止痛药物，他们统称为阿片类止痛药物（或阿片类药物）。阿片类药物是治疗中、重度疼痛（如癌痛）的首选，也是围术期最常用的镇痛药物。曾有外科医生指出，他们很难想象在没有阿片药物的情况下开展手术，毕竟不是每个人都能像关羽那样在没有止痛药的情况下承受刮骨疗毒之痛。

　　阿片类药物在治疗疼痛领域是不可逾越的丰碑，但是它的成瘾性、滥用等造成的巨大社会危害也是不可忽视的。阿片类药物是我们最熟悉的朋友，也是最熟悉的陌生人。大部分中国人知道阿片可能来自初中历史书（历史书多称之为鸦片），鸦片战争是中国近代史上永远无法抹掉的伤痛，鸦片的滥用对民众身心以及社会风气的荼毒是更为可怕的。美国以不到全球 5% 的人口消费了 80% 以上的阿片类止痛药物，2017 年 10 月时任美国总统特朗普宣布为应对阿片危机，美国进入全国公共卫生紧急状态。2020 年 1 月 15 日，美国食品药品监督管理局（Food and Drug Administration，FDA）专家组以非常罕见的 27∶0 全票反对 μ 阿片受体激动剂 NKTR-181 的上市申请。2020 年 10 月，美国司法部认定普渡制药（Purdue Pharma）违规、误导销售奥施康定（活性成分为盐酸羟考酮）开出一张高达 83 亿美元的天价罚单，普渡制药同时宣布破产。集天使与魔鬼角色于一身的阿片类药物，在控制疼痛的同时，也不可避免地为社会带来了其他痛苦，合理管控阿片类药物使用以及开发不良反应更低的阿片类药物迫在眉睫。本文以阿片类止痛药物为主题展开讨论，希望唤起诸君对该领域的关注。

一、疼痛概述

国际疼痛学会（The International Association for the Study of Pain，IASP）为疼痛下的定义是：一种与实际或潜在的组织损伤相关的不愉快的感觉和情绪情感体验，或与此相似的经历。疼痛是一种主观的感受，也是一种高度复杂、异质和动态的过程，涉及脊髓中上升和下降的脊髓通路和棘上部位多个相互关联的神经递质和神经调节系统。疼痛作为基本的生理功能，是重要的身体自我保护机制，同时也是一种疾病。疼痛分为急性疼痛和慢性疼痛（图 2-1），急性疼痛主要涉及创伤和术后疼痛，慢性疼痛是指持续或者反复发作超过 3 个月的疼痛。常见的慢性疼痛包括感受伤害性疼痛（如类风湿关节痛）、神经病理性疼痛（如偏头痛、疱疹后神经痛）、脏器相关疼痛（如胰腺炎引发的疼痛）、混合性疼痛（如癌痛）等。疼痛在全球范围内的患病率为 12%～30%，意味着全球有近 10 亿人饱受疼痛的折磨。

疼痛的治疗手段包括药物治疗、心理治疗、介入治疗及手术治疗等。药物治疗主要依赖于具有止痛功效的药物，常用的止痛药有非甾体抗炎药（nonsteroidal anti-inflammatory drugs，NSAIDs，如阿司匹林、布洛芬等）和阿片类止痛药（opioid analgesic，如吗啡、杜冷丁、芬太尼等），此外一些抗癫痫药、

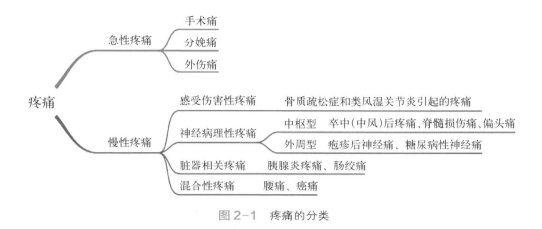

图 2-1　疼痛的分类

抗抑郁药与离子通道阻滞剂也可用于疼痛的治疗。其中，阿片类药物是中重度疼痛如癌痛、手术痛等治疗的第一选择。

二、阿片受体简介

（一）阿片受体的分类

1972 年，Pert 与 Snyder 在《科学》（*Science*）杂志报道了吗啡药理学靶点阿片受体的发现，这一研究翻开了阿片受体药理学研究的崭新篇章，而此时大量的阿片类药物已经被发现并广泛用于临床治疗。阿片受体包括经典受体 mu（μ 或 MOR）、delta（δ 或 DOR）、kappa（κ 或 KOR）和非经典受体如痛敏肽（nociceptin，NOP）受体（也称阿片受体样受体 1，ORL-1）及其他较少了解的 ε、λ、ι 和 ζ 受体。

μ 受体分为 μ_1 和 μ_2 受体两个亚型，μ 受体是阿片类药物镇痛与成瘾的基础，其中镇痛作用主要是激动 μ_1 受体，μ_2 受体激动主要与不良反应相关。μ 受体在中枢主要分布于丘脑、纹状体、蓝斑和孤束核，现有的阿片类药物对 μ 受体亚型的选择性无明显差异。δ 受体有 2 种亚型，即 δ_1 和 δ_2，δ 受体主要分布于皮质、嗅球、海马、基底神经节、杏仁核和下丘脑。δ 受体激动主要产生镇痛作用，但与 μ 受体激动后产生镇痛作用不同的是 μ 受体激动后患者感觉舒畅和愉悦，而 δ 受体激动后患者会出现躁动难受。κ 受体至少有 κ_1、κ_2 和 κ_3 3 个亚型，主要分布于下丘脑、伏核、黑质、三叉神经核腹侧区及孤束核。μ 受体激动剂镇痛活性最强，但成瘾性及呼吸抑制等副作用明显；δ 受体激动剂成瘾性小，但镇痛作用不明显且易诱导惊厥；κ 受体激动剂镇痛活性介于前两者之间，但在镇痛的同时会诱发幻觉、镇静、烦躁不安等中枢系统不良反应。

表 2-1　阿片受体的分类

受体类型	受体亚型	分　　　布	作　　　用
μ	μ_1	大脑、脊髓、外周	镇痛
	μ_2	大脑、脊髓、外周	呼吸抑制、欣快感、躯体依赖、抑制胃肠道分泌和运动、瘙痒
δ	δ_1	大脑、外周	镇痛、心脏保护
	δ_2	大脑、脊髓	镇痛、心脏保护、体温调节
κ	κ_1	大脑（大脑皮质层、小脑）	
	κ_2	大脑（海马、丘脑、脑干）	镇痛、利尿、外周效应
	κ_3	大脑	
NOP	—	大脑、脊髓、外周	镇痛、免疫调节、学习记忆

阿片受体的内源性配体是阿片肽，包括脑啡肽、内啡肽、强啡肽与孤啡肽等。内源性阿片肽分布广泛，在调节痛觉、内分泌等胃肠功能等方面起着重要作用。治疗疼痛的临床试验有高达 30%～50% 的安慰剂效应（placebo effect），安慰剂效应可能是由于内源性阿片类药物（如内啡肽为代表的阿片肽）引起的。阿片类药物作为阿片肽的替代物发挥镇痛作用。

（二）阿片受体的作用机制

阿片受体属于 A 类 G 蛋白偶联受体（G protein-coupled receptor，GPCR），其受体激活的下游信号可通过独立的 G 蛋白或 β-制动蛋白（β-arrestin）转导，其中 G 蛋白通路主要发挥镇痛作用，而 β-arrestin 通路则可能与胃肠功能紊乱、呼吸抑制、耐受等副作用有关。

G 蛋白是指能与二磷酸鸟苷（guanosine diphosphate，GDP）结合，具有三磷酸鸟苷（guanosine triphosphate，GTP）水解酶活性的一类信号传导蛋白，由 α、β、γ 三个亚基组成，有激活（与 GTP 结合）和失活（与 GDP 结合）两种状态。GPCR 受体与配体或神经递质等结合后，与不同种类的 G 蛋白偶联，分别发挥不同的生物学效应。阿片类药物的下游 G 蛋白为 Gi/o 以及 Gs，其中 Gi/o 蛋白为抑制性蛋白，与 Gi/o 蛋白偶联发挥镇痛作用，Gs 蛋白为兴奋性蛋白，与 Gs 蛋白偶联引发不良反应。当阿片类药物与阿片受体结合后激活 Gi 蛋白，使 G 蛋白的 βγ 亚基与 α 亚基解离。α 亚基与 βγ 亚基分别介导了胞内多条信号通路的激活，如腺苷酸环化酶（adenylate cyclase，AC）活性的抑制、GPCR 激酶（GPCR kinase，GRK）与 G 蛋白激活内向整流钾离子通道（G protein-coupled inwardly rectifying potassium，GIRK）激活等，关闭 N 型电压控制型钙通道，开放钙依赖性内控型钾通道，阻断突触前膜递质释放，导致突触超极化和神经元兴奋性下降，从而抑制痛觉传递，发挥镇痛作用（图 2-2）。

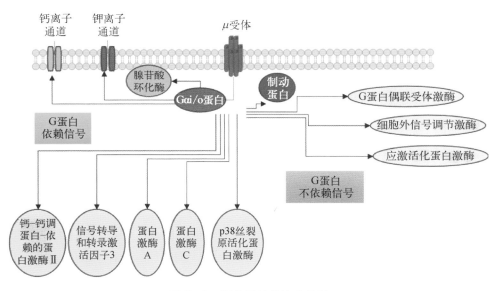

图 2-2 阿片受体的镇痛机制

制动蛋白（arrestin）是 GPCR 下游信号通路的重要负性调节因子。哺乳动物体内发现的 arrestin 主要有 4 种：分别被命名为 arrestin1-4，其中 arrestin1 和 arrestin4 是视觉抑制蛋白，存在于视网膜干体和锥体细胞上，主要结合视紫红质蛋白；arrestin2 和 arrestin3 也分别被称为 β-arrestin1 和 β-arrestin2。β-arrestin 在体内各个组织中广泛表达，在神经、脾、肺组织中表达水平最高。μ 阿片受体与配体结合并激活过程中，GPCR 胞质环和 C 端被 GRKs 磷酸化，随后激活 β-arrestin 通路，β-arrestin 介导 G 蛋白信号的终止、受体脱敏和内吞，也调节各种信号通路的激活，包括 MAPKs、ERK1/2 和 p38。一般认为 β-arrestin2 通路是介导阿片样副作用（呼吸抑制、便秘与耐受等）的主要原因。

三、阿片类止痛药物

（一）吗啡的发现与衍生

吗啡（morphine）是第一个被分离出来的单一组分阿片类止痛药物。1806 年，德国药剂师 Sertürner 分离得到鸦片的有效成分吗啡，在自己和狗身上观察到缓解疼痛、兴奋等作用，并以希腊梦神 Morpheus 的名字将这种白色结晶命名为 morphine。不幸的是，Sertürner 因沉迷于吗啡最后患上了慢性抑郁症。1847 年，德国化学家 Liebig 推导出其分子式为 $C_{17}H_{19}NO_3$。1925 年，Robinson 首次正式确定其结构式。1952 年，Gates 通过首次全合成证实了 Robinson 推导结构式的正确性。1955 年，Hodgkin 发表了吗啡的氢碘酸盐二水化合物的单晶结构研究，同年 Kartha 通过研究的氢溴酸盐二水合化合物最终确定了吗啡的绝对构型，至此吗啡的结构终于被完全鉴定。

1874 年英国医师 Wright 在实验室中将吗啡与醋酸酐加热，首次提炼出镇痛效果更佳的半合成衍生物——二乙酰吗啡，使用了该化合物后狗立即出现虚脱、昏沉、流大量口水、呼吸先加速然后减慢、心跳减弱等不正常症状，Wright 及时终止了该实验，并未继续研究该药物。1897 年，德国拜尔的化学家 Felix Hoffman（也是阿司匹林的发现者，被世人誉为"同时带来天使和魔鬼"的上帝之手）再次合成二乙酰吗啡。因为该物质服用后有使人飘飘然的感觉，认为自己是无所不能的英雄，故以此命名为 heroin（海洛因，源自德文 Heroisch 一词，意指英雄），主要用于镇痛、止咳。1906 年，美国医学会批准海洛因在美国使用，并建议用于治疗吗啡依赖，以缓解各种难以忍受的疼痛。海洛因的两个乙酰基明显比吗啡的羟基更亲脂，其穿透血脑屏障的速度比吗啡快 100 倍。由于对其成瘾性缺乏足够的认识，医师与药店毫无节制地使用海洛因，潘多拉的盒子就此打开，海洛因很快也成为毒品家族举足轻重的一员。基于吗啡的衍生化改造陆续发现了多个阿片类止痛药，也积累了非常丰富的构效关系，是针对未知靶点进行构效关系探索的经典案例，对新阿片类止痛药物的发现起到了很好的指导作用。

　　1937 年 Höchst 在吗啡分子的基础上发现了哌替啶（也叫杜冷丁，meperidine），止痛效果只有吗啡的 1/10。Paul Janssen（发现了 80 多种新药的伟大科学家）分析了吗啡和哌替啶的化学结构，发现两者均含有哌啶环，由此推断哌啶环是吗啡和哌替啶产生镇痛效果的结构基础（即关键药效团），并于 1960 年合成了芬太尼（fentanyl），并由此打开了另一个潘多拉的盒子。芬太尼的止痛效果是吗啡的 50 倍，在芬太尼的基础上陆续发现了舒芬太尼（sufentanil，止痛效果是吗啡的 700 倍）、阿芬太尼（alfentanil）、卡芬太尼（carfentanil，止痛药效是吗啡的 10 000 倍）。芬太尼类药物因其"物美价廉"的特性，成为新一代的"毒品之王"。

（二）阿片类药物的分类

　　阿片类止痛药物根据来源不同可以分为：天然生物碱，如吗啡、可待因（codeine）、蒂巴因（thebaine）；以天然生物碱为原料的半合成药物，如海洛因、羟考酮（oxycontin）、羟吗啡酮（oxymorphone）；纯合成的药物，如哌替啶、芬太尼、美沙酮（methadone）（图 2-3）。根据作用机制的不同，还可以分为完全激动剂（如吗啡）、混合激动-拮抗剂（如地佐辛，dezocine）、拮抗剂（如纳洛酮）、复方阿片类镇痛药物（如氨酚待因，对乙酰氨基酚与可待因的复合物）。根据阿片类药物的镇痛强度分类，又可分为强阿片药物（如吗啡、芬太尼）和弱阿片药物（如可卡因、双氢可待因）。根据公安部《麻醉药品品种目录》和《精神药品品种目录》，完全阿片受体激动剂绝大部分属于麻醉药品（如吗啡、芬太尼、美沙酮），混合激动-拮抗剂多属于第一类精神药品（如

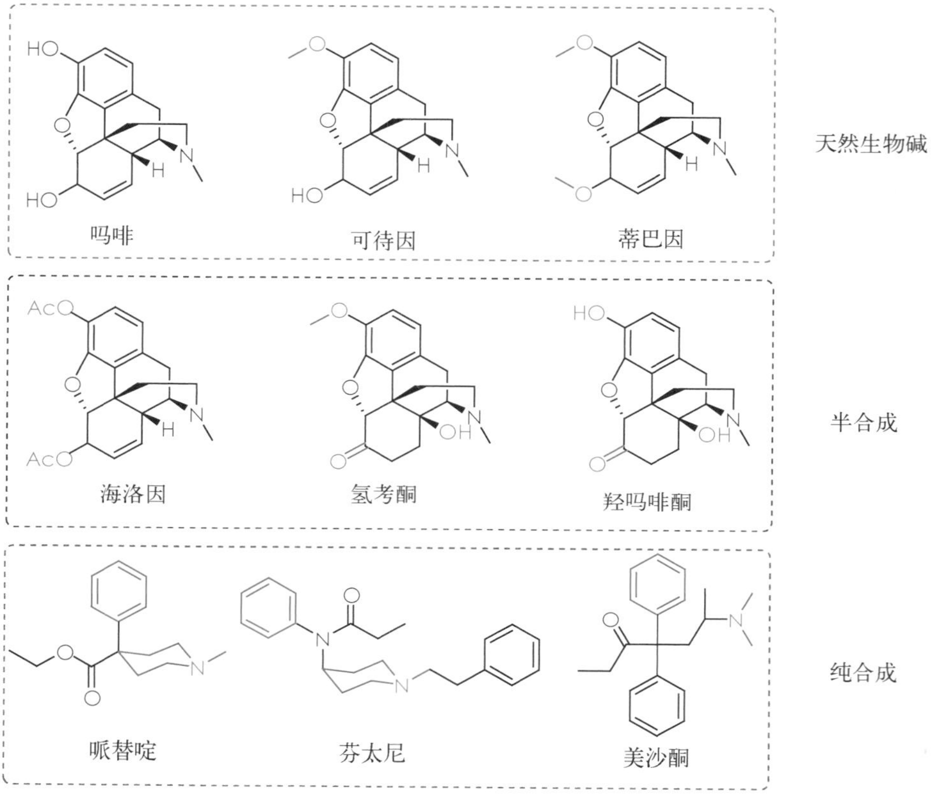

图2-3 阿片类止痛药物的分类（按来源）

丁丙诺啡，buprenorphine）或第二类精神药品（如地佐辛）。本文基于作用机制的分类方式对阿片类止痛药物展开讨论。

1. 阿片受体完全激动剂

常见的阿片类止痛药物中，吗啡、芬太尼类为 μ 受体激动剂，羟考酮为 μ 和 κ 双受体激动剂，氢吗啡酮为 μ 和 δ 双受体激动剂（表2-2）。阿片受体完全激动剂均能有效激动 μ 受体，主要用于中、重度癌痛的治疗，呼吸抑制、成瘾等不良反应明显。国内常用于癌痛治疗的短效药物有吗啡口服即释剂、羟考酮口服即释剂、吗啡或羟考酮注射剂等，长效药物有吗啡缓释片、羟考酮缓释片、芬太尼透皮贴剂等。阿片受体完全激动剂使用的禁忌证包括：呼吸抑制已显示发绀、颅内压增高和颅脑损伤、支气管哮喘、肺源性心脏病代偿失调、甲状腺功能减退、皮质功能不全、前列腺肥大、排尿困难及严重肝功能不全、休克尚未纠正控制前、炎性肠梗等。

表 2-2 阿片受体完全激动剂

机制分类	药品	适应证	特点
μ受体激动剂	吗啡	适用于其他镇痛药无效的急性剧痛，如严重创伤、烧伤、晚期癌症等疼痛；心肌梗死而血压尚正常者，应用可使患者镇静，并减轻心脏负担；应用于心源性哮喘可使肺水肿症状暂时有所缓解	吗啡是 μ、κ 和 δ 受体激动剂，对 3 个受体的作用强度依次减弱
	芬太尼	适用于麻醉前、中、后的镇静与镇痛，是目前复合全麻中常用的药物，也用于手术前、后及术中等各种剧烈疼痛	作用迅速，维持时间短，不释放组胺，对心血管功能影响小，止痛效果是吗啡的 700 倍，呼吸的抑制作用弱于吗啡，不宜作长期镇痛治疗药物
μ和κ双受体激动剂	羟考酮	强效镇痛药。用于治疗中度至重度急性疼痛，包括手术后引起的中度至重度疼痛，以及需要使用强阿片类药物治疗的重度疼痛	起效快，不致组胺释放，不致心动过缓，呼吸抑制作用轻微，在术后内脏痛管理上具有其他药物无法替代的优势
μ和δ双受体激动剂	氢吗啡酮	适用于其他镇痛药无效的急性锐痛，如严重创伤、烧伤、晚期癌症等疼痛；心肌梗死而血压尚正常者，应用本品可使患者镇静，并减轻心脏负担；应用于心源性哮喘可使肺水肿症状暂时有所缓解	脂溶性比吗啡高 10 倍，易穿透血脑屏障，不产生有活性的代谢产物吗啡-6-葡萄糖苷酸

2. 阿片受体混合激动-拮抗剂

阿片受体混合激动-拮抗剂是指对某型阿片受体产生激动作用，而对另一型阿片受体产生拮抗作用的阿片类药物,镇痛作用相对有限。阿片受体混合激动-拮抗剂多是其中一种阿片受体的部分激动剂,与阿片受体部分激动剂重叠较多,本文不单独对阿片受体部分激动剂进行介绍。

喷他佐辛(pentazocine)、布托啡诺(butorphanol)、纳布啡(nalbuphine)主要激动 κ 阿片受体(图 2-4),对 δ 受体有一定激动作用,对 μ 阿片受体有弱拮抗作用,一般不用于癌痛的治疗,不能与阿片受体完全激动剂合用,以免促发戒断综合征使疼痛加剧。丁丙诺啡是 μ 受体部分激动剂,能激动 κ 受体,对 δ 受体有拮抗作用,与吗啡联合应用可降低吗啡的镇痛效能,临床上还被用于治疗阿片类药物的急性戒断反应和戒毒。地佐辛也属于阿片受体混合激动-拮抗剂,以往都认为地佐辛是一种 μ 受体弱拮抗剂和 κ 受体激动剂,不能与其他 μ 受体阿片类药物合用(2019 年地佐辛注射液国内销售额达到 68 亿元)。然而最新研究显示,地佐辛是通过激动脊髓 μ 受体和抑制去甲肾上腺素重摄取发挥止痛作用,同时对 κ 受体有拮抗作用。阿片受体混合激动-拮抗剂的副作用有封顶效应,达到一定阈值(threshold)后,不良反应也不再随着剂量升高而增加,因而治疗安全窗口更大,成瘾性也比吗啡等完全激动剂要小。

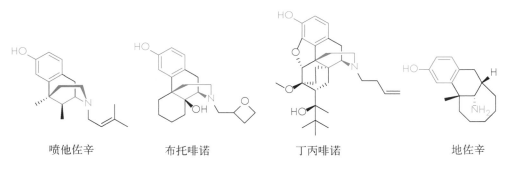

喷他佐辛　　　　布托啡诺　　　　丁丙啡诺　　　　地佐辛

图 2-4　阿片受体混合激动-拮抗剂

3. 阿片受体拮抗剂

有时候改变一点点就可以改变整个世界,这句话在药物化学领域再真实不过了。对吗啡分子的简单修饰就可以从阿片受体激动剂得到阿片受体拮抗剂(图 2-5),阿片受体拮抗剂可以用于阿片成瘾的治疗。用 N-烯丙基取代

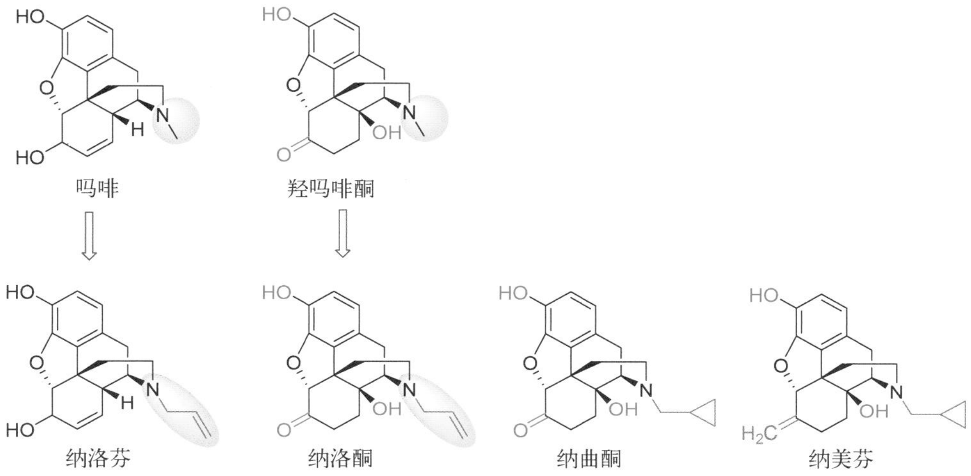

图 2-5 阿片受体拮抗剂

吗啡的 N-甲基得到了纳洛芬（nalorphine，烯丙吗啡），纳洛芬是 μ-阿片受体拮抗剂，κ 受体部分激动剂。1954 年，纳洛芬作为第一种麻醉拮抗剂开始出售，对吗啡过量者使用纳洛芬能降低对呼吸系统和神经系统的抑制。1960 年，Fishman 将羟吗啡酮的 N-甲基替换为 N-烯丙基合成了阿片受体纯拮抗剂纳洛酮（naloxone），纳洛酮对阿片受体阻断的强度依次为 $\mu>\kappa>\delta$，于 1971 年被批准用于治疗阿片类药物过量，现在也用于解救急性酒精中毒。正是利用纳洛酮作为工具化合物，Pert 与 Snyder 发现了阿片受体。之后药学家又陆续发现了纳曲酮（naltrexone，1986 年上市）与纳美芬（nalmefene，1975 年合成，1995年上市）。纳美芬是第二代阿片受体拮抗剂，与受体的亲和力是纳洛酮的 4 倍，半衰期是纳诺酮的 5～8 倍，能有效避免了纳洛酮反复给药带来的麻烦，降低因增加剂量导致的不良反应发生率。纳美芬用于完全或部分逆转阿片类药物过量的不良反应、休克及术后麻醉催醒、酒精中毒，还用于戒毒后防复吸治疗。

此外，还有研究表明，小剂量的阿片受体拮抗剂如纳美芬与吗啡联用，能增强止痛效果，降低吗啡的使用量，同时有效控制使用吗啡导致的耐受和依赖副作用。可能的机制是超低剂量的阿片受体拮抗剂能将吗啡从 Gs 蛋白偶联的受体中置换出来，阻断 Gs 偶联受体介导的痛敏、耐受和依赖性等副作用。

4. 复方阿片类止痛药

复方阿片类止痛药物主要是由一种非甾体类抗炎药物（如对乙酰氨基酚、布洛芬）和一种阿片类药物（如可卡因、羟考酮、曲马多、氢可酮）按固定比例组成的复方制剂，如洛芬待因、氨酚待因（笔者拔牙手术后曾服用过）、氨酚氢可酮、氨酚曲马多、氨酚羟考酮（表2-3）。复方阿片类止痛药物一方面通过阿片类药物快速与中枢或外周神经系统的阿片受体结合迅速达到止痛效果，另一方面可通过非甾体抗炎药抑制环氧合酶，从而抑制前列腺素合成达到较长的抗炎镇痛作用时间。两者结合能够达到协同作用，可减少单药应用的不良反应。

四、阿片类止痛药物的副作用

阿片类止痛药物在控制疼痛中有不可替代的地位，但是阿片药物的诸多副作用以及阿片类药物滥用造成的沉重社会负担也值得大家关注。阿片类药物常见的不良反应包括呛咳、术后恶心呕吐、呼吸抑制、便秘、尿潴留、皮肤瘙痒、嗜睡、耐受、免疫功能受抑制等。其中最常见、发生率最高的不良反应主要是便秘、术后恶心呕吐、呼吸抑制。

便秘是长期使用阿片类药物的主要不良反应，源于阿片类药物与胃肠道及中枢神经系统的阿片受体结合而抑制肠道蠕动导致便秘。便秘不良反应发生率高且不耐受，可同时使用通便药物，如润滑性药物、容积性药物、渗透性药物以及大便软化剂等。

阿片所致的术后恶心呕吐（opioid-induced nausea and vomiting，OINV）是阿片类药物使用术后最常见的不良反应。阿片类药物刺激脑干极后区的阿片受体，起到催吐的作用。发生术后呕吐时可选用丙嗪拉嗪、维生素 B_6 等药物治疗。

呼吸抑制是阿片类药物最严重的不良反应，阿片类药物引起的呼吸抑制是由延髓的 μ_2 受体介导产生。阿片类药物激动呼吸中枢的阿片受体，降低呼吸中枢对二氧化碳张力的敏感性，并抑制呼吸调整中枢，减慢呼吸频率，降低潮气量。呼吸抑制通常发生于第一次使用阿片类药物且剂量过大的患者，在止痛的

表2-3　复方阿片类止痛药

药品	洛芬待因	氨酚待因	氨酚氢可酮	氨酚曲马多	氨酚羟考酮
组分	布洛芬 200 mg 磷酸可待因 12.5 mg	对乙酰氨基酚 300 mg 磷酸可待因 15 mg	对乙酰氨基酚 500 mg 氢可酮 5 mg	对乙酰氨基酚 325 mg 盐酸曲马多 37.5 mg	对乙酰氨基酚 325 mg 羟考酮 5 mg
作用机制	布洛芬作用于环氧合酶，可待因作用于阿片片受体	对乙酰氨基酚作用于环氧合酶	氢可酮选择性作用于 μ 受体	曲马多主要作用于 μ 受体，同时抑制 5-羟色胺及去甲肾上腺素再摄取	羟考酮作用于 μ、κ 受体
适应证	急、慢性中度疼痛，急关节炎、风湿性关节炎等关节疼痛	中度疼痛，对创伤性疼痛和术后有发热、咳嗽的疼痛尤为适用。常用于手术后疼痛、骨折、骨关节痛等	中、重度慢性非癌痛的一线用药，也可用于手术后和创伤性疼痛	急慢性中重度疼痛，如偏头痛、带状疱疹神经痛、糖尿病周围神经痛、癌痛等	急、慢性中重度疼痛，轻中度癌痛及爆发痛的控制
注意事项	不良反应有胃肠道出血、有呼吸道梗阻性疾病、成瘾性等。禁用于 CYP2D6 超快代谢者，哺乳期妇女、12岁以下儿童	呼吸抑制，有胃肠道梗阻性疾病，尤其是哮喘发作者禁用。7～12岁儿童慎用，连续使用一般不超过5天，7岁以下儿童不宜使用	慎用于孕妇及哺乳期妇女，老年者注意呼吸抑制等严重并发症	慎用于癫痫者或有癫痫发作危险、肾功能不全者及老年者。禁用于安眠药物、麻醉剂、酒精、中枢镇痛药物、阿片类或精神药物急性中毒者	慎用于肝肾功能不全、年老体弱、尿道狭窄、甲状腺功能减退、前列腺肥大者及运动员。不推荐用于孕妇及哺乳期妇女

同时伴有中枢神经系统抑制所致，随着反复用药，这种副作用发生的危险性逐渐减小。当发生呼吸抑制时，可采用1∶10纳洛酮稀释液缓慢静脉滴注治疗，对昏迷患者还需做气管切开处理。

阿片类药物的成瘾性是非常值得关注的。成瘾是指对阿片类药物产生了依赖性，包括躯体依赖（physical dependence）和心理依赖（psychological dependence）。躯体依赖是指阿片类药物使用一段时间后，突然停用可引发的一系列戒断症状，如呼吸急促、打哈欠、流泪、流涕、瞳孔放大、烦躁、失眠、震颤、幻觉等，躯体依赖是正常的药理作用，并非真正的成瘾。心理依赖是指患者渴求使用阿片类药物，为了达到服用后的欣快感而不是为了镇痛，可出现反复的、难以自我控制的强迫性用药行为。虽然癌痛患者需长期服用阿片类药物，但当患者遵医嘱服用治疗癌痛时，成瘾其实是非常少见的，非医学目的的阿片类药物使用是导致成瘾性的主要原因。一般认为坚持按时、定量（而不是按需）、口服的给药方式，能很好地降低成瘾性发生概率。

躯体依赖机制：阿片类物质的躯体依赖被认为和脑内去甲肾上腺素（norepinephrine，NE）释放异常有关。NE是一种儿茶酚胺类神经递质，主要作用于α受体，大脑中去甲肾上腺素神经元的活动与情绪和惊醒反应有关，情绪紧张（如担忧、气愤等）往往伴随着外周神经系统的NE释放。阿片类药物使用初期，直接兴奋去甲肾上腺素神经元，促进NE的释放，产生镇痛效应，提高情绪引发快感。长期作用时反而会使去甲肾上腺素神经元活性减弱，撤药时去甲肾上腺素上行系统脱抑制，神经元被戒断性激活，造成NE大量释放产生戒断症状。

精神依赖机制：奖赏效应是包括阿片类药物在内的许多成瘾性药物产生精神依赖的直接原因。使用阿片类药物能激活中脑腹侧被盖区内多巴胺能神经元使其位于伏隔核的神经末梢释放多巴胺（dopamine，DA）引起奖赏效应产生欣快感。阿片类药物作用于γ-氨基丁酸（γ-aminobutyric acid，GABA）能神经元上的μ受体减少抑制性神经递质GABA在中脑腹侧被盖区的释放，解除对多巴胺能神经元的去抑制，使伏隔核内多巴胺的水平上升。长期使用阿片类药物导致奖赏阈值上调的适应性变化，起到负性加强的作用，撤药后出于对欣快感的追求会迫使患者产生难以自我控制的强迫性用药行为。此外，内源性阿片肽变化以及 N−甲基−天冬氨酸（N-methyl-D-aspartate，NMDA）受体系统的变化也可能与精神依赖的产生有关。

五、阿片类止痛药物的发展方向

药学家们一直致力于设计、优化阿片类药物结构，希望得到不良反应更低、安全性更高的强效镇痛药。随着对阿片受体细胞内信号转导、耐药与依赖性机制的研究更为深入，为发现安全性与有效性更为平衡的阿片类药物治疗方案提供了新思路，如选择性阿片受体亚型激动剂、偏向性阿片受体激动剂、混合阿片受体激动剂、靶向外周神经系统的阿片受体、开发新剂型和防滥用制剂以及与阿片受体拮抗剂联用方案探索等。

（一）偏向型 μ 受体激动剂

G 蛋白信号通路主要介导镇痛作用，而 β-arrestin 通路主要介导呼吸抑制、药物耐受等副作用。仅激活 G 蛋白而不激活 β-arrestin 信号通路的激动剂，称为偏向型 μ 受体激动剂。

奥塞利定（oliceridine，研发代码：TRV130）是美国特里维纳公司（Trevena Inc.）开发的偏向型阿片 μ 受体激动剂（图 2−6），于 2015 年被 FDA 授予治疗中至重度急性疼痛的快速通道，2016 年获 FDA 授予控制中至重度急性疼痛的突破性疗法认定，2020 年 8 月获 FDA 批准批上市用于治疗需要静脉注射阿片类药物的成人患者的中度至重度急性疼痛。Trevena 的两项Ⅲ期临床结果表明等效镇痛剂量下奥塞利定引起的胃肠功能障碍与呼吸抑制风险要小于吗啡，治疗窗口比吗啡要宽。恩华药业（002262.SZ）2018 年 5 月获得奥塞利定中国独家权益，2022 年 1 月奥赛利定富马酸盐注射液的新药上市申请获得国家药品监督管理局受理。

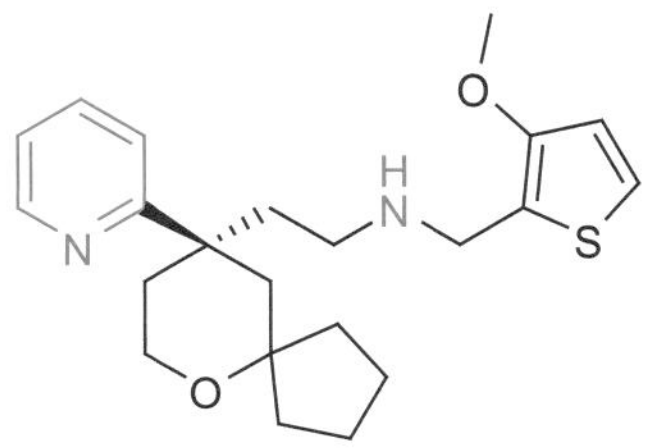

奥塞利定

图 2−6　偏向型 μ 受体激动剂奥塞利定

（二）混合阿片受体激动剂

目前在开发的混合阿片受体激动剂主要包括 μ 受体激动剂 /δ 受体拮抗剂与 μ/NOP 受体双重激动剂，其中 μ/NOP 受体双重激动剂研发进展较好。西博帕多（cebranopadol）是由德国格兰泰公司（Grünenthal）研发的痛敏肽 NOP 与 μ 阿片受体激动剂（图 2-7），同时作用于 NOP、μ、κ 和 δ 受体。西博帕多用于疼痛的治疗，目前在临床Ⅲ期研究中。在健康受试者的研究中发现，西博帕多会产生缩瞳、镇痛作用，同样也产生呼吸抑制，但其呼吸抑制作用具有封顶效应。在一项随机双盲非劣性研究中，西博帕多针对中重度癌症患者不仅有效安全并且在实验剂量范围内表现出很好的耐受性，不劣于传统的缓释吗啡药。

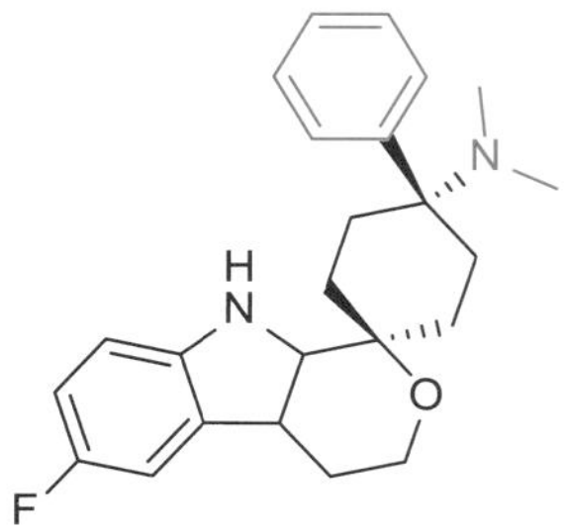

图 2-7　混合阿片受体激动剂西博帕多

（三）外周阿片受体激动剂

激动外周阿片受体可以减轻疼痛和炎症，同时避免激动中枢阿片受体所致的镇静、呼吸抑制、成瘾等不良反应，开发"不上头"的外周阿片受体激动剂受到了较多关注。Korsuva（difelikefalin，研发代码：CR845）是由瑞士辉凌制药公司（Ferring Pharmaceuticals）开发随后授权给美国卡拉制药（Cara Therapeutics，NASDAQ：CARA）的 first-in-class 外周选择性 κ 阿片受体激动剂（图 2-8）。

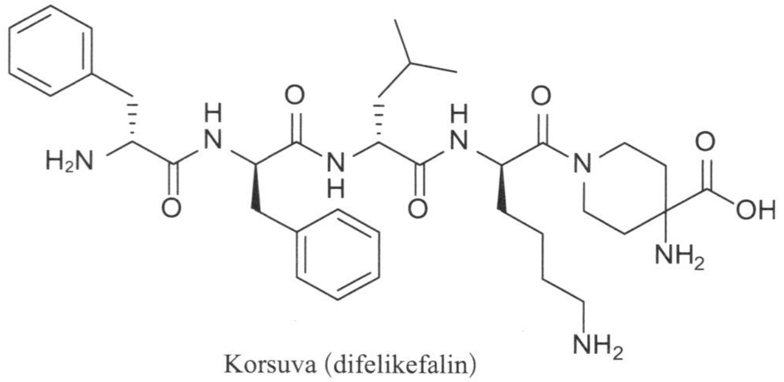

Korsuva (difelikefalin)

图 2-8　外周阿片受体激动剂 Korsuva（difelikefalin）

2021 年 8 月 24 日，维福·费森尤斯（Vifor Fresenius）和美国卡拉制药宣布 Korsuva 成为首个获得 FDA 批准治疗慢性肾脏疾病相关性瘙痒的药物。

Korsuva 针对术后疼痛治疗尚处于临床Ⅲ期研究阶段。Korsuva 的设计是基于其无法进入中枢神经系统，从而排除不良的中枢神经系统介导的不良反应。在 1.0 µg/kg 剂量时，与安慰剂相比静脉注射 Korsuva 在所有预先指定的术后 0～6 小时疼痛强度均有统计学意义上的降低（$P=0.001$）。静脉注射 Korsuva 在 0.5 和 1.0 µg/kg 剂量可显著降低术后 24 小时内患者的术后恶心和呕吐发生率，数据表明静脉注射 Korsuva 在术后 24 小时内在缓解各种手术类型的疼痛和减少术后恶心呕吐方面都有获益。

恒瑞医药（600276.SH）的 SHR-0410（尚不清楚是否靶向外周）也是一种选择性 κ 阿片受体激动剂，目前已经在中国处于Ⅲ期临床试验，用于择期全身麻醉下行下腹部腔镜手术后镇痛。该药物也在澳大利亚获得期临床试验许可，用于治疗急性、慢性疼痛和瘙痒。

（四）新剂型和防滥用制剂的开发

防药物滥用的制剂也是阿片类药物开发的热门方向。阿片成瘾者为寻求最大快感，经常将药片压碎后通过鼻腔吸入或注射给药。防滥用的策略使用新辅料使得片剂不容易被压碎，或者碎后形成胶体状物质不能注射。2013 年 FDA 批准普渡制药的奥施康定的防滥用剂型，用于治疗成人及 11 岁以上儿童需要使用阿片类药物的严重疼痛。新剂型采用聚环氧乙烷基质作为防滥用核心技术，是 FDA 首个赋予防滥用标签的药物，数据显示，在采用防滥用技术后，加拿大和美国的羟考酮缓释剂的滥用获得一定程度的减少。2014 年 10 月，FDA 批准了辉瑞的复方制剂 Embeda（组分是硫酸吗啡与盐酸纳曲酮，含量比例为 100∶4）缓释胶囊，用于治疗疼痛严重到需要每天、连续不断、长期阿片治疗且替代选择不充分的患者。Embeda 是第三款获批有防滥用标签的阿片类止痛药。每个缓释吗啡胶囊颗粒内均包裹一个盐酸纳曲酮内核（图 2-9），纳曲酮作为阿片受体拮抗剂，能干扰、降低或消除阿片类药物滥用产生的欣快感。正常吞咽口服的情况下，纳曲酮最后释放，则几乎不影响吗啡的镇痛作用。

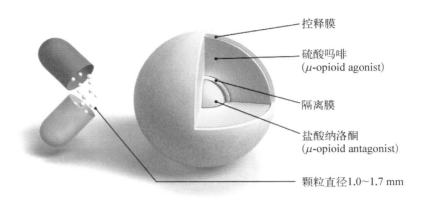

图 2-9 复方制剂 Embeda 的设计示意图

当制剂被破坏（如咬破、碾碎），纳曲酮会被同时释放，能迅速阻断吗啡产生的欣快效果，有效降低该药通过口服、吸食及静脉注射等方式被滥用的风险。

美国内克塔治疗公司（Nektar Therapeutics，NASDAQ：NKTR）开发的NKTR-181 是一类聚合物-药物偶联物（聚乙二醇化的羟考酮），因为分子量较大所以口服吸收和进入中枢速度都较慢，在动物实验中跨越血脑屏障的速度比羟考酮要慢 70 倍。在共有 7 610 人参与的Ⅲ期临床试验中 NKTR-181 与安慰剂相比，能显著降低没有使用过阿片受体药物背痛患者的疼痛分值。在包含 600 名中度或重度慢性腰痛患者的临床Ⅲ期试验中，NKTR-181 与常用阿片类药物相比，上瘾风险显著降低。因为存在肝毒性风险，也不是防滥用剂型，NKTR-181 的上市申请最后被 FDA 以 27：0 全票否决。

六、展望

阿片类药物一直是治疗中重度疼痛的基石药物，也是世界卫生组织（World Health Organization，WHO）认定的三阶梯癌痛治疗常规用药，在缓解疼痛上具有难以撼动的地位。阿片类药物因其存在的成瘾、滥用风险，导致的严峻公共卫生与社会问题在全球范围内不断凸显。据 WHO 统计，每年有 7 万～10 万人因过量使用阿片类药物导致死亡。美国消耗了全球 80% 的阿片类药物，也是阿片类药物滥用最严重的国家之一。2021年上映的写实美剧《Dopesick》(也译为《成瘾剂量》)，讲述了控制普渡制药的萨克勒(Sackler)家族利用销售奥施康定成为全美极为富有家族之一的同时给美国人民带来无尽苦难的真实故事。虽然普渡制药在2020年被迫宣布破产，萨克勒家族也同意支付数十亿美元的赔偿金，但是以奥施康定为代表的阿片类药物带来的伤痛在短时间内是难以磨灭的。这也导致了美国政府与监管部门"谈阿片色变"，止痛药物也是草木皆兵，NKTR-181也是在这个时点以史诗级的投票比例被全票否决。2019年至今FDA仅批准了两款阿片类药物奥塞利定与difelikefalin(获批适应证不是疼痛)，不论是药企还是FDA都对阿片类药物的开发保守了许多。

中国占据世界约五分之一的人口，吗啡的使用量不到全球的2%，人均吗啡使用量是美国的0.4%，《柳叶刀》(Lancet)期刊也指出中国需要姑息/镇痛治疗的患者中仅有16%的人使用了吗啡。中华民族经过鸦片之殇，对疼痛的忍耐度也相对较高，使得政府与民众都对阿片类药物持非常谨慎的态度。阿片类药物在中国都属于管制药品行列，多归属为麻醉药品和精神药品(包括第一类与第二类)。以芬太尼为例，芬太尼属于管理最严格的麻醉药品，国内只有人福医药(600079.SH)、恩华药业(002262.SZ)、国药集团三家可以生产芬太尼注射液。强监管能非常有效地避免阿片类药物的滥用，但也导致医生在开出处方时在一定程度会尽量避免使用阿片类药物。阿片类药物广泛用于产妇的无痛分娩，中国无痛分娩率仅为10%～15%，欧美却高达85%～90%。在"合理使用"和"滥用"之间寻找平衡点还需要更多努力的探索，而这不仅仅是监管部门的责任，也是广大药物开发者义不容辞的使命。待我们找到阿片药物的圣杯(holy grail)，发现镇痛效果更强、副作用更低甚至没有的阿片类止痛药物时，相信很多问题将会迎刃而解。

参 考 文 献

［ 1 ］ Darcq E., Kieffer B. L. Opioid receptors: drivers to addiction?[J]. Nat. Rev. Neurosci., 2018,

19(8): 499−514.

［ 2 ］ Che T., Dwivedi-Agnihotri H., Shukla A. K., et al. Biased ligands at opioid receptors: current status and future directions[J]. Sci. Signal., 2021, 14(677): eaav0320.

［ 3 ］ Wang Y. X., Mao X. F., Li T. F., et al. Dezocine exhibits antihypersensitivity activities in neuropathy through spinal μ-opioid receptor activation and norepinephrine reuptake inhibition[J]. Sci. Rep., 2017, 7: 43137.

［ 4 ］ Crain S. M., Shen K. F. Antagonists of excitatory opioid receptor functions enhance morphin's analgesic potency and attenuate opioid tolerance/dependence liability[J]. Pain, 2000, 84(2): 121−131.

［ 5 ］ Schmid C. L., Kennedy N. M., Ross N. C., et al. Bias factor and therapeutic window correlate to predict safer opioid analgesics[J]. Cell, 2017, 171(5): 1165−1175.e13.

［ 6 ］ Listos J., Łupina M., Talarek S., et al. The mechanisms involved in morphine addiction: an overview[J]. Int. J. Mol. Sci., 2019, 20(17): 4302.

［ 7 ］ Brownstein M. J. A brief history of opiates, opioid peptides, and opioid receptors[J]. Proc. Natl. Acad. Sci. USA, 1993, 90(12): 5391−5393.

［ 8 ］ 吴鸽，林沈娴，朱奇，等 . 阿片类药物是否穷途末路？ ［ J ］. 中国疼痛医学杂志，2021，27（3）: 212−215.

［ 9 ］ 李先林，王静，王雪颖 . 阿片成瘾的神经生物学机制研究进展 ［ J ］. 临床医药文献杂志，2017，4（33）: 6524−6226.

第三篇

乘风破浪潮头立，布局 505(b)(2) 正当时

主要作者：郭祖浩　何　垚
2021 年 8 月 12 日

　　如果把药物研发比作投资理财，仿制药就像低风险较低收益的货币基金，创新药就像高风险高回报的私募股权基金，而通过 505(b)(2) 途径获批的改良型新药就好比风险与收益相对均衡的指数型基金。近年来，各国政府都出台了相应政策鼓励支持改良型新药研发，美国食品药品监督管理局（Food and Drug Administration，FDA）每年通过 505(b)(2) 批准的药品数量已经超过 505(b)(1)，中国本土企业的 505(b)(2) 产品也顺利走出国门，同时国内 2 类改良型新药的研发也正方兴未艾。

　　随着"4+7"带量采购揭开集中采购的序幕，仿制药的竞争愈演愈烈，依靠仿制药坐享万亿市场的时代已一去不复返。众多药企开始转型积极布局创新药管线，但是绝大部分管线都集中于"fast-follow"与"me-too"产品的开发，随着一次次同一靶点的"百团大战"和中国加入人用药品注册技术要求国际协调会（International Council for Harmonization，ICH）加速缩短海外新药进入国内市场周期，国内创新药的研发似乎也走到了"瓶颈区"。2020 年 6 月 24 日，国家药品监督管理局（national medical products administration，NMPA）药品审评中心（center for drug evaluation，CDE）发布了《化学药品改良型新药临床试验技术指导原则（征求意见稿）》，对于改良型新药政策的落地以及鼓励我国改良型新药的临床开发提供了指导原则的依据，也为改良型 505(b)(2) 新药在中国的发展带来了巨大机遇。2021 年 7 月 2 日，CDE 发布《以临床价值为导向的抗肿瘤药物临床研发指导原则（征求意见稿）》，明确提出了"当计划选择安

慰剂或最佳支持治疗（best supportive care，BSC）作为对照药时，则应确保该适应证在临床中确无标准治疗；当有 BSC 时，应优选 BSC 作为对照，而非安慰剂"，给开展抗肿瘤创新药研发的企业提出了更高要求。随着抗肿瘤药物临床研究指导的推出，我们相信其他适应证的临床试验指导原则也会逐步跟进，留给"fast-follow"与"me-too"产品的空间将进一步缩减。在"me-better"产品与"first-in-class"产品较大开发难度和投资风险与仿制药利润极度压缩的双向压迫下，将会有更多的企业布局改良型 505(b)(2) 新药的开发。

一、505(b)(2) 介绍

（一）505(b)(2) 政策设定与路径

1984 年美国《药品价格竞争和专利期修正案》（Hatch-Waxman 修正案）第 505 部分将 505(b)(2) 作为一种新的新药申报途径式予以确定，旨在避免重复已经开展的相关研究。505(b)(2) 是基于对已批准药物的改良和新发现而进行的新药申请，申请者需提交完整的安全性和有效性研究报告，但报告中的部分或全部信息并非来源于申请者开展的研究，而是可以来自外部资源。外部资源包括以下两种形式。

（1）已经发表的文献。一般为公开发表，且公众可以获得结论、分析结果以及汇总数据。但是申请者却并没有参考原始数据的权利，也不能复制或者补充分析过程。

（2）FDA 的研究发现。FDA 对于已上市药品安全、有效性的结论，通常来自药品各项审评的结论。

（二）FDA 新药申请方式

FDA 的化药申请包括以下 3 种方式：505(b)(1)、505(b)(2) 和 505(j)。505(b)(1) 和 505(b)(2) 为新药申请（new drug application，NDA），505(j) 为简略新药申请（abbreviated new drug application，ANDA）。

505(b)(1) 为全新创新药的申请，申请资料中需包括完整的安全性和有效性研究报告，包括药品的化学、制造和控制（chemical manufacturing control，CMC）研究、临床前药理毒理研究、药代动力学、生物利用度研究和完整的临床研究等，且这些报告均来自申请者或者申请者有使用它的权利。505(b)(1)新药平均开发周期超过 10 年，投入超过 10 亿美金，但是成功率却低于 10%。505(j) 申请则要求申报制剂在 API、剂型、给药途径、标签、质量、检验、适应证上都和已有品种相同，即仿制药申请。505(b)(2) 申请可避免 505(b)(1) 申请需开展长期临床前研究和临床试验所面临长时间、高费用和较高失败率的风险，同时也能避开 505(j) 申请仿制药市场上的激烈竞争。获得批准的 505(b)(2) 改良型新药，可以获得一定的市场独占期；改良型新药有较高的技术壁垒和专利壁垒，还可获得相对较长的生命周期。同时由于改良型新药相比原研药物的临床优势 [505(b)(2) 产品获批的必要条件]，上市后可能获得相比原研药物更好的销售额，部分改良制剂产品的稳定销售额可占整体比例的 70% 以上（如两性霉素 B 脂质体可占两性霉素 B 整体销售额的 78%～87%）。

表 3-1　505(b)(1)、505(b)(2) 与 505(j) 药品对比

项　　目	505(b)(1)	505(b)(2)	505(j)
申请类型	创新药	创新药	仿制药
所需研究	安全、有效性（全部）	安全、有效性（部分）	生物等效性
新化学实体	是	是 / 否	否
新适应证	是	是	否
新剂型	是	是	否
专利	是	是	否
市场独占期	是	是	否
研发时间（年）	10～15	约 5	约 3
研发投入（亿美元）	5～12	0.2～0.5	0.01～0.03
关键词	新	优	同

505(b)(2) 申报途径越来越被业界重视，申报数量也呈现明显上升趋势。2010—2019 年，FDA 总共批准了 489 个 505(b)(2) 新药申请，其中以 2018 年最多，达到了 75 个（图 3−1）。近几年，FDA 批准 505(b)(2) 药品数目已经超过 505(b)(1)，成为美国新药市场的主力。2018 与 2019 连续两年 505(b)(2) 占 505(b)(1) 与 505(b)(2) 共同获批量的比例均超过了 60%。

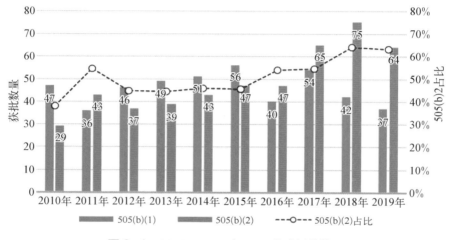

图 3−1　2010—2019 年 FDA 批准新药情况

（三）505(b)(2) 药品申请类型

505(b)(2) 路径适用于多种产品，一般而言可以概括为如下几种：（1）剂量规格变化，即药品用量的变化；（2）组分变化，即对于药品化合物成分强弱、组合的改变；（3）给药途径及给药方案变化；（4）活性成分结构变化，例如活性成分的不同盐螯合物等；（5）新化学实体（某些药品的前体或活性代谢产物）；（6）新适应证；（7）处方药 / 非处方药转化；（8）复方制剂。

从 FDA 在 2015—2018 年批准 505(b)(2) 的情况发现，注射和口服给药在 505(b)(2) 中占的比重较大（图 3−2），对于注射剂配方和生产的改良、口服药物改为注射药物、纳米晶或者微球等长效给药、脂质体或者其他方式的靶向给

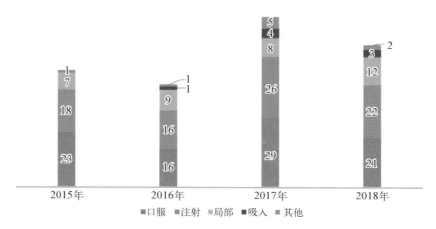

图 3-2　2015—2018 年 FDA 批准 505(b)(2) 药物的给药途径

药等，已与口服同为两大主流改良方向。近年来，局部给药和吸入制剂的研究逐步增加，同时获批产品量也逐渐增多。

（四）从美国 505(b)(2) 到我国 2 类新药

2016 年我国化学药品分类注册重新定义了 2 类新药（表 3-2）：在已知活性成分的基础上，对其结构、剂型、处方工艺、给药途径、适应证等进行优化，且具有明显临床优势的药品。改良型新药是对已上市药品的改进，强调"临床优势"，与美国 505(b)(2) 新药的定义基本一致，近年来也备受转型仿制药企和初创医药公司的青睐。

二、505(b)(2) 的优势

随着"4+7"带量采购政策的推行，国内仿制药高利润时代基本宣告结束。在全球新药研发投入产出比逐年降低，新靶点开发越来越难的情况下，对于无法在集采中突围的仿制药企业和难以承受创新药研发较高失败率风险的创业公司，505(b)(2) 改良型新药或许是一个最优选择。505(b)(2) 改良型新药是在原有

表 3-2　2 类新药的分类

2 类新药分类	监测期	典型例子
2.1 含有用拆分或者合成等方法制得的已知活性成分的光学异构体，或者对已知活性成分成酯，或者对已知活性成分成盐（包括含有氢键或配位键盐），或者改变已知盐类活性成分的酸根、碱基或金属元素，或者形成其他非共价键衍生物（如络合物、鳌合物或包合物），且具有明显临床优势的原料药及其制剂	3 年	左沙丁胺醇相比沙丁胺醇活性更强，不良反应更小
2.2 含有已知活性成分的新剂型（包括新的给药系统）、新处方工艺、新给药途径，且具有明显临床优势的制剂	4 年	连续 6 代改良更替的利培酮；布洛芬缓释片
2.3 含有已知活性成分的新复方制剂，且具有明显的临床优势	4 年	Stern 是由达格列净（10 mg）与沙格列汀（5 mg）固定剂量复方单片用于糖尿病治疗；艾滋病鸡尾酒疗法
2.4 含有已知活性成分的新适应证的制剂	3 年	老药新用的阿司匹林（从解热镇痛到抗凝血）；氯胺酮（从麻醉药到抑郁症）

药物基础上进行优化，其低风险、低投入、高回报的特性必将吸引众多药企布局。一般认为 505(b)(2) 改良型新药的优势主要体现在临床与研发两方面。

（一）505(b)(2) 改良型新药的临床优势

（1）有助于提高药物效果。例如，醋酸曲安奈德微球，关节腔一次给药可维持 3 个月，并能显著提高治疗效果。

（2）减少用药次数，增强患者顺应性。例如丁哌卡因多囊脂质体，只需要 3 天给药一次，相比传统剂型的丁哌卡因需要一日多次给药，能显著改善患者依从性。

（3）降低不良反应，改善安全性。例如，顺铂脂质体吸入剂用于小细胞肺癌治疗，能有效避免顺铂全身用药导致的强烈毒副作用。

（二）505(b)(2) 改良型新药的研发优势

（1）与创新药相比，改良型新药的研发风险较低，研发成功率高。

据统计，505(b)(2) 改良型新药的研发成功率约是小分子创新药的 3.6 倍，是生物创新药的 2 倍。在研发风险方面，改良型新药研发风险明显低于小分子创新药和生物创新药。

（2）与创新药相比，改良型新药制剂的投入资金和时间少。

一个创新药的平均研发费用达 12 亿美元，历时 10～15 年，而改良型新药可以参考已经批准的药物或已经发表的文献，大大减少研发费用和时间，平均耗资仅为 0.5 亿美元，历时也仅为 3～4 年。

（3）与仿制药相比，改良型新药技术或专利壁垒高，生命周期长，回报率高。

505(b)(2) 改良型新药都有一定的技术或专利壁垒，如脂质体（liposome）、微球（microsphere）、纳米晶（nanocrystal）等工艺相对复杂，生物等效性试验与临床试验开展难度大，门槛相对较高。根据 505(j) 条批准的仿制药产品最多只能获得 180 天的独占权（仅有首仿产品可以享受）。505(b)(2) 获批的产品如果申请者开展一项以上临床研究对审批起到关键作用，即可获得 3 年市场独占权；新分子实体的 505(b)(2) 申请可获得 5 年市场独占权；当所申请项目为罕见病用药，则可获得 7 年市场独占权；另外，儿童用药还能额外增加 6 个月独占权（需附加在相应专利或独占期末尾）。此外，国内改良型新药也有 3～4 年的监测期，这都使得改良型新药的生命周期明显延长，回报率显著提升。

三、经典案例

（一）利培酮的改良之路

利培酮（Risperidone）作为常用的急性和慢性精神分裂症治疗药物，强生公司对利培酮的改良之路可谓 505(b)(2) 优化的模范案例（图 3-3）：利培酮常规制剂（片剂）→利培酮速释制剂（口崩片、口服液）→长效注射剂

商品名	公司	上市时间		用药周期	技术	
维思通®（Risperdal®）		1992 年 12 月 1993 年 12 月 1999 年 6 月	英国 美国 中国	1～2 次 / 天	片剂	常规制剂
维思通®（Risperdal®）		1996 年 6 月 2002 年 8 月	美国 中国	2 次 / 天	口服液	速效制剂
利培达（Risperdal® M-TAB®）		2003 年 5 月 2007 年 3 月 2006 年 5 月	美国 日本 中国	1～2 次 / 天	口崩片	速效制剂
恒德®（Risperdal® Consta®）	强生	2002 年 8 月 2003 年 12 月 2009 年 6 月 2005 年 1 月	德国 美国 日本 中国	2 周 1 次	微球	长效制剂
思维佳（Invega）		2006 年 12 月 2009 年 2 月	美国 中国	每天 1 次	缓释制剂	代谢产物+缓释
善思达（Invega Sustenna）		2009 年 12 月 2011 年 3 月 2013 年 11 月 2012 年 10 月	美国 英国 日本 中国	每月 1 次	纳米晶	代谢产物前药+长效
善妥达（Invega Trinza）		2015 年 6 月 2016 年 5 月	美国 欧盟	3 个月 1 次	纳米晶	代谢产物前药+超长效

图 3-3　利培酮的改良之路

（Risperdal Consta）→代谢产物的缓释制剂（Invega）→代谢产物前药的长效注射剂（Invega Sustenna）→代谢产物前药的超长效制剂（Invega Trinza）。在利培酮常规制剂的专利悬崖后，陆续推出的改良型利培酮系列产品的市场迎来了突飞猛进的增长，2015 年 Risperdal Consta、Invega、Invega Sustenna 三个产品仅在美国的市场销售额就逼近 25 亿美金。通过对利培酮的改良升级，强生在临床及市场上都取得了巨大的成功，也充分体现了 505(b)(2) 改良型新药"收益高、生命周期长"的特点。

（二）紫杉醇的长青之路

紫杉醇（Paclitaxel）是常用的化疗药物，用于卵巢癌、乳腺癌及非小细胞肺癌的一线和二线治疗，此外也用于头颈癌、食管癌、非霍奇金淋巴瘤等癌症的治疗。由于紫杉醇的溶解度较差，需要借助制剂手段增加溶解度。泰素®（Taxol®）为全球第一个上市的紫杉醇制剂，1992年12月登陆美国市场，1997年专利到期，2000年9月出现第一个仿制药，泰素®也在2000年达到了销售峰值（15.9亿美元）。但是泰素®存在一个非常明显的缺陷：溶媒中使用了聚氧乙烯蓖麻油（cremophor），能够刺激机体释放组胺，导致过敏反应。截至目前，FDA共批准了Mylan、Sandoz、Actavis等10个泰素®改良仿制品。改良型新药赋予紫杉醇长久的生命力，经历了紫杉醇酯质体、白蛋白紫杉醇、紫杉醇胶束多代产品的更替（表3-3），也使得紫杉醇各类产品在全球年销售额依然保持在10亿美元以上。

表3-3　紫杉醇的长青之路

商品名	公　司	上市时间（年）/国别	技　术	特　点
泰素®（Taxol®）	百时美施贵宝（Bristol-Myers Squibb）	1992/美国	增溶技术	溶媒中使用了聚氧乙烯蓖麻油；能够刺激机体释放组胺导致过敏反应
力扑素（Lipusu®）	绿叶制药	2003/中国	脂质体	不含聚氧乙烯麻油和无水乙醇，降低了不良反应
亚伯杉（Abraxane®）	新基（Celegene）	2005/美国	利用人源性白蛋白为载体	避免了聚氧乙烯麻油的使用，降低了不良反应
Cynviloq™	三养（Samyang）	2007/韩国	胶束，采用mPEG-PDLLA材料	具有更高的耐受剂量；微生物及免疫风险降低
Nanoxel	费森尤斯·卡比（Fresenius Kabi）	2007/印度	纳米粒制剂	降低不良反应

（续 表）

商品名	公 司	上市时间（年）/国别	技 术	特 点
PICN	太阳药业（Sun Pharma）	2014/印度	纳米粒制剂	在有效性和安全性方面，PICN 与 Abraxane 相比无统计学差异
Paclical	Oasmia 制药	2015/俄罗斯	胶束制剂，以一种维生素 A 类似物 XR-17 作为辅科	双亲性的表面活性剂，包离紫杉醇后能够形成粒径在 20～60 nm 的胶束，该辅料随药物进入体内后，可被机体代谢，安全性高

四、竞争格局

（一）国际形势

国际制药巨头们对原研产品的迭代从产品即将上市就开始布局（表 3-4），企图不断延长公司专利药的生命周期。为了缩短研发周期，寻找最佳的给药途径，巨头们通常采用"合作研发"的模式，即与拥有领先的技术水平的新型制剂技术型企业合作开发产品。

表 3-4 制药巨头企业的代表性 505(b)(2) 产品

企 业	代 表 产 品
辉瑞	托法替尼、西地那非
诺华	妥布霉素、雌激素-孕激素透皮贴剂、雌二醇透皮贴剂
默克	西他列汀/二甲双胍缓释片、拉替拉韦
强生	依鲁替尼、利培酮长效注射微球
葛兰素史克	安非他酮
吉利德	捷扶康（Genvoya）、伊柯鲁沙（Epclusa）、舒发泰（Truvada）、达可挥（Descovy）

　　主要专注于 505(b)(2) 和 505(j) 产品开发的公司近年来也是收获颇丰，以 2011—2018 年 FDA 批准的 505(b)(2) 药品为例，费森尤斯·卡比（Fresenius Kabi）排名榜首，其他知名的仿制药企业如西普拉（Cipla）、梯瓦制药（Teva Pharma）、迈兰（Mylan）也都进入 Top10（表 3-5），足以见得成熟仿制药企业布局 505(b)(2) 的优势与决心。

表 3-5　2011—2018 年 FDA 批准 505(b)(2) 药品数量 Top10 公司

申 请 公 司	数 量
德国费森尤斯·卡比（Fresenius Kabi）	15
印度西普拉（Cipla）	12
美国赫升瑞（Hospira）	11
印度太阳制药（Sun Pharma）	11
以色列梯瓦制药（Teva Pharma）	10
英国迈兰（Mylan）	9
英国 Hikma Pharmaceuticals	6
英国 Accord Healthcare	5
瑞士阿特维斯（Actavis）	5
美国艾尔建（Allergan）	5

　　此外，新型制剂技术型公司的发展也同样突飞猛进，更是涌现了如 Alza（最后以 105 亿美元被强生收购）、Skyepharma（获得 FDA 的 9 个 NDA）、Andrx（25 个产品递交新药申请）、Biovail（17 个产品在 50 个国家销售）等。这些企业的竞争优势是卓越的新型制剂开发能力，它们采用"共生式"商业模式，与原研药企业共同开发新型制剂新药，以技术转让的方式，收取费用或销售提成。

（二）国内局面

1. 政策支持

近年来，国家出台了药品注册重新分类、优先审评、一致性评价、上市许可人制度等系列政策，合理分配注册审评监管资源，深化推进医药改革。2016年国家推行新的药品注册重新分类后，我国也出台了诸多鼓励和引导改良型新药研发的政策（表3-6），改良型新药也从早期的营销驱动向临床需求驱动逐步转变（图3-4）。基于我国与国际药剂研发水平的差距，近年来对渗透泵、微孔膜、长效缓释、靶向制剂等先进剂型的研究都取得了积极进展，创新制剂平台开始逐步建立完善，多种剂型改良新药也都在布局中。

表 3-6　鼓励 2 类改良型新药的相关政策

发布时间	政策名称	发布单位	相　关　内　容
2016.03	《关于发布化学药品注册分类改革工作方案的公告（2016年第51号）》	原 CFDA	对于化学药进行重新分类
2016.12	《"十三五"生物产业发展规划》	国家发改委	推动抗体/多肽-小分子偶联、生物大分子纯化、缓控释制剂、靶向制剂等可规模化技术、完善质量控制和安全性评价技术，加快高端药物产业化
2017.5	《"十三五"中医药科技创新专项规划》	科技部、国家中医药管理局	重点发展缓控释给药系统、靶向给药系统、基于新型纳米技术的释药系统、新型透皮给药系统、新型注射用长效制剂、新型幼儿特色制剂等中药制剂技术
2017.12	《关于鼓励药品创新实行优先审评审批的通知》	原 CFDA	优先审评的范围包括：使用先进制剂技术、创新治疗手段、具有明显治疗优势的药品注册申请
2018.01	《知识产权重点支持产业目录》	国家知识产权局	长效、缓控释、靶向等新型制剂纳入知识产权重点支持产业
2020.12	《化学药品改良型新药临床试验技术指导原则（征求意见稿）》	CDE	对于改良型新药政策的落地以及鼓励我国改良型新药的临床开发提供了指导原则的依据

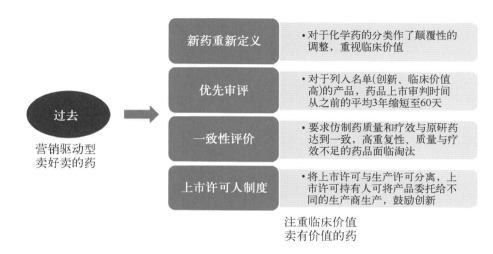

图 3-4　2 类新药的变革

2. 类新药方兴未艾

国内 2 类改良型新药尚处于早期发展阶段，市场上涉足企业相对较少且较为分散。国内布局 2 类新药的企业主要分为两类：一类为具有一定规模的创新药企业或仿制药企业涉足 2 类新药领域，以绿叶制药、科伦药业、恒瑞制药、复星医药、迪赛诺等为代表；另一类是新型药制剂开发平台公司，以谊众药业、宣泰医药、长风药业、越洋医药、长泰药业、力品药业等企业为代表。以下仅对已经递交科创板 IPO 申请的新型药物制剂开发平台公司谊众药业及宣泰医药进行简单介绍。

谊众药业是一家拟采用科创板第五套标准（估值不低于 40 亿）上市的生物医药企业，公司已于 2021 年 8 月 3 日在证监会注册生效，IPO 在即。公司自主研发紫杉醇胶束联合顺铂用于一线治疗晚期非小细胞肺癌的 III 期临床试验已经完成，目前新药注册申请在国家药品监督管理局药品审评中心审评中，预计将是国内首个上市的紫杉醇胶束。值得注意的是紫杉醇胶束也是公司目前唯一进入临床阶段的产品。

宣泰医药是一家拟采用科创板第一套标准上市的生物医药企业，公司已于 2021 年 6 月 10 日接受问询。公司是一家以研发创新为驱动的高新技术企业，主要从事高端仿制药的研发、生产和销售以及合同研究组织（contract research organization，CRO）服务。在高端仿制药领域，公司已经获得盐酸安非他酮缓释片、盐酸普罗帕酮缓释胶囊、泊沙康唑肠溶片等 3 项高端仿制药的 ANDA 药品批件。公司还通过合作开发的方式，参与完成了马昔腾坦片、碳酸司维拉姆片、盐酸二甲双胍缓释片、富马酸喹硫平缓释片、艾司奥美拉唑肠溶胶囊等 5 项高端仿制药的研发。公司在解决难溶药物、缓控释药物、复方药物、外用药物制剂开发问题上有着丰富的实战经验和独特的技术解决方案。

五、总结与展望

505(b)(2) 改良型新药是相对低风险、低投入、高回报的药物研发策略。从临床效果看，505(b)(2) 改良型新药能获得提高疗效与安全性或改善依从性的临床优势。从研发角度看，相较于创新药，505(b)(2) 改良型新药研发成本小、时间短、成功率高；相比于仿制药，改良型新药具有较长的市场独占期（或监测期）、技术以及专利壁垒与必要的临床优势，上市后可能获得相比原研药物更好的销售额。我国改良型新药的研发起步较晚，相关理论基础薄弱，但是随着我国药品市场的消费升级，医生治疗观念的更新，改良型新药的普及和推广将成为一个必然趋势。

近期改良型新药产品的管线布局和投资似乎迎来了一波热潮，我们也注意到多家公司布局的改良型新药管线存在较为严重的同质化竞争。与此同时，随着小分子创新药发展进入瓶颈期和改良型新药的不断延伸，适合改良且能够带来巨大临床优势的药物分子将越来越难找到。我们相信，只有真正立足患者临床需求且专注改良核心技术研发的企业，才能在大浪淘沙之后守得云开见月明。

-------------------------------- 参 考 文 献 --------------------------------

[1] Freije I., Lamouche S., Tanguay M. Review of drugs approved via the 505(b)(2) pathway: uncovering drug development trends and regulatory requirements[J]. Ther. Innov. Regul.

Sci., 2020, 54: 128－138.

［2］ Klein K., Borchard G., Shah V. P., et al. A pragmatic regulatory approach for complex generics through the U.S. FDA 505(j) or 505(b)(2) approval pathways[J]. Ann. N. Y. Acad. Sci., 2021, 1502(1): 5－13.

［3］ 陶田甜，邵蓉. 美国 505(b)(2) 路径对我国改良型新药政策改革的启示［J］. 中国药学杂志，2019，54（16）：1355－1360.

［4］ 孙昱，孙国祥，李焕德. FDA505(b)(2) 改良型新药的申报情况对中药改良型新药的启发思考［J］. 中南药学，2021，19（3）：369－375.

第四篇

写给普通人的病毒学习笔记

主要作者：孙　锋

2022 年 5 月 4 日

　　人类目前已经发现了 5 000 多种不同类型的病毒，但我们有理由相信，这个数量只是冰山一角，病毒可能存在于我们生活的每个角落里，你看不见病毒，病毒正在看着你。病毒的传播给人类带来了很多灾难和困扰，一部人类文明史，就是人类与病毒抗争的血泪成长史。对于病毒，也许我们并不陌生。但是，到底什么是病毒，病毒从哪里来，病毒如何引发疾病，如何有效防控病毒？我们可能并不是十分清楚，这些问题值得我们深入研究。本文通过对病毒科学的学习，对这些问题进行了一些简单的梳理。

一、病毒的基本概念和特征

（一）基本概念

　　许多我们熟知的人类疾病，比如慢性乙肝、艾滋病、流感、严重急性呼吸综合征（severe acute respiratory syndrome，SARS），都是由病毒（virus）入侵人体导致的。病毒是地球生物圈里重要的组成部分，在人类文明史中曾扮演过关键角色。在生物界中，病毒是迄今发现的尺寸最小、结构最简单的生物存在形式，绝大多数病毒必须在电子显微镜下才能被观察到。病毒主要是由核酸分子（DNA 或 RNA）与蛋白质组成的核酸-蛋白质复合体，含有 DNA 的病毒称为 DNA 病毒，含有 RNA 的病毒称为 RNA 病毒。有的病毒结构更简单，仅由有感染性的 RNA 或蛋白质组成，仅由 RNA 组成的病毒称为类病毒（viroid），仅由蛋白质组成的病毒成为朊病毒（prion）。病毒的结构简单，不能独立完成生命活动过程，依赖活细胞才能完成它们的基本生命活动，因此病毒也被视为不"完全"的生命体，是细胞的寄生体。病毒有很多种分类方法，比如，根据病毒寄生的宿主（host）不同，可将病毒分为动物病毒、植物病毒和细菌病毒，其中细菌病毒又称为噬菌体（bacteriophage）。

（二）三大特征

1. 完美寄生

在进入宿主之前，只要条件合适，病毒可以在大自然里稳定地长期存在，可以不需要能量也不消耗能量，安静地等待寄生的机会；进入宿主细胞后，病毒把所有的生物学功能，包括新陈代谢和繁殖，全部寄托在宿主身上。多数动物病毒进入细胞的主要方式是靠细胞的"主动吞饮"作用来实现的。进入细胞内的病毒核酸利用宿主细胞的全套代谢系统，以病毒核酸为模板，进行病毒核酸的复制、转录并翻译形成病毒蛋白，然后装配成新一代的病毒颗粒，最后从细胞中释放出来，再感染其他细胞，进入下一轮病毒增殖周期。病毒在细胞内的增殖过程是病毒与细胞相互作用的复杂过程，离开活细胞后，病毒无法增殖扩增。

2. 极简主义

病毒的完美寄生促使病毒崇尚极简的生活方式，一个病毒只需要拥有一套帮助自己进入宿主细胞的识别系统和一套能够告诉宿主细胞如何帮助自己繁殖后代的最小指令系统，就可以轻易复制自身和繁衍后代。

3. 破坏规则

分子中心法则在几乎所有的地球生物体内都是成立的，但是，病毒却例外。在分子中心法则失效的病毒世界，不同种类的病毒会使用不同类型的化学物质记录遗传信息，而它们对遗传物质的利用方式也千差万别（图4-1）。在生存和繁衍这两个生命现象的核心要素上，病毒成了不折不扣的规则破坏者，给生物学家增添了无数的麻烦，也给普通人理解病毒增加了不少认知障碍。

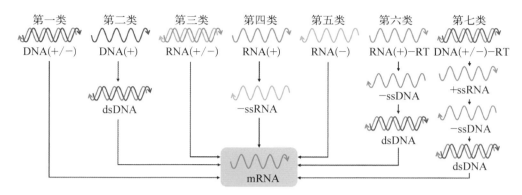

图 4-1 病毒世界的"去中心法则"：基于巴尔的摩病毒分类

二、病毒的来源

病毒构成了一个庞大而隐秘的生命世界，它的起源关系到整个地球生命的发展脉络，在病毒生命如何进化而来这一深刻的话题上，我们迄今尚未找到令人信服的答案。

（一）两个竞争性假说

两个思辨性的类似"先有鸡还是先有蛋"的竞争性假说或许可以帮助我们理解病毒的形成。

第一个假说认为，病毒是由细胞形态的退化形成的。按照这种假设，病毒可以说是细胞的后代，那么，病毒应该在某些方面和它的细胞祖先相似才对。但是，到目前为止，人类发现的所有病毒，没有任何一种在任何方面长得像细胞，它们完全就是一个规则破坏者的模样。

第二个假说则截然不同，认为病毒可能是先出现的生命形态，之后才进化出了细胞生命。这种假设认为，与细胞生命相比，病毒的结构和功能要简单得多，有更大的概率在自然界先出现。那么，问题来了，我们在前文中提到，病毒是完美的寄生者，病毒孤独存在时并不能进行复制和繁衍，他们靠什么为生，又是如何进化成更复杂的生命的呢？

从上面的争论我们可以看出，病毒的最初起源至今仍是一个无法解释的科学问题。特别是考虑到在病毒世界内部，不同病毒的形态也有着天壤之别，所以有很多科学家认为，病毒很有可能有多个不同的起源。

科学界的主流说法是：人类世界里流行的各种病毒，不管能不能找到清晰的源头，可能都来自我们身边的各种动物。之所以得出这个假设，部分原因在科学证据的积累。比如，天花病毒（smallpox）可能是在几万年前由老鼠这样的啮齿类动物传播给人类的；流感病毒（influenza virus）的源头可能更加多样，主要源头可能是像野鸭这样的野生水鸟，而鸭、鹅、猪、马、狗、猫等被人类驯化的动物，甚至海豹，都有可能成为流感病毒的中间宿主。

从人类社会发展的历史来看，1 万多年前，人类祖先进入了农业社会。一方面，人类驯化了大量的家禽家畜，长期的近距离接触，为病毒跨越物种屏障进入人类世界提供了便利；另一方面，农作物的驯化为人类提供了丰富而稳定的食物来源，人口规模不断扩大，逐步形成了高密度的人群聚居区，这给病毒在人群之中传播、进化和流行提供了天然温床。病毒在人群中的传播在很大程度上改写了人类社会的历史。

（二）用科学的方法发现病毒来源

我们通常把人体解剖学、生理学、病理学这三门基础学科的建立，看作是现代医学诞生的标志，现代医学逐步建立了一整套寻找病因的科学方法。对于新进入人类世界的病毒，我们可以通过研究它们的生物学特征，特别是基因组序列信息，探寻病毒传播的源头，搞清楚它们从何而来以及如何进入人类世界。比如，科学家们运用了现代医学的绝大多数技术手段，足足用了 15 年时间，主要通过以下五个步骤，终于找到了 SARS 病毒传播的确切路径。

第一步：找发病部位（这个过程相对比较容易）。给患者拍的 X 线片和计算机断层扫描（computer tomography，CT）结果都显示病变以肺部为主。

第二步：找病毒（这个过程最难）。研究人员在患者体内和痰液、血液中，甚至死者的肺内，不断寻找是否存在细菌或病毒。最终，研究人员找到了一种冠状病毒，但并不能确认该病毒就是致病因子。

第三步：给动物接种"嫌疑"病毒。研究人员发现，动物在感染这种冠状病毒后，发病症状和人类似。同时，研究人员在死者的肺内发现了大量的这种病毒，但是正常人的肺内是不存在的。这就验证了 SARS 的致病因子是这种病毒，我们把它称为 SARS 冠状病毒。至此，研究的关键一步就完成了。

第四步：扩大搜索范围，进行地毯式搜查。研究人员发现果子狸携带的一种病毒和 SARS 病毒最接近，基因组序列的相似度高达 99.8%。研究人员也证明，果子狸体内的病毒只需要非常少的基因变异，就能高效率地感染人类，具备了跨越物种屏障传播的能力。

第五步：追根溯源。研究人员发现，大部分果子狸体内并没有这种病毒，这说明此种病毒与果子狸的共生并不是自古以来就有的，果子狸并不是真凶。2017 年，研究人员在偏远地区山洞里的蝙蝠体内找到了一种病毒，这种病毒和 SARS 冠状病毒的基因组序列相似程度高达 96%，就连入侵细胞和自我复制的生物学特征也非常相似。自此，从蝙蝠到果子狸再到人的跨物种传播真相终于大白。

三、病毒对人类社会的影响

在人类的发展史中，不起眼的病毒发挥着相当重要的作用，不仅影响了整个地球生命进化的历程，也深刻影响了今天的人类世界。

（一）病毒影响了人类物种的形成

人类的基因组由大约 30 亿个碱基对构成，其中直接负责生产蛋白质的序列，也就是所谓的编码序列只占全部序列长度的 2% 左右。其他 98% 的 DNA 序列不直接参与蛋白质的生产，因此被人们称为人类基因组中的"暗物质"，其功能和重要性长期以来都面目模糊。但是近年来，特别是在"人类基因组计划"完成之后，基因组"暗物质"的价值逐渐显现了出来。人们发现，许多不直接参与蛋白质生产的序列，与蛋白质的生产、人体细胞的命运、人类的健康和疾病都密切相关。

　　与关注焦点直接相关的是，人类基因组序列中高达 8% 的部分是所谓的
"内源性逆转录病毒序列"，病毒曾经长期、反复入侵了人类的遗传物质，并且
留下了数以万计的永恒印记（图 4-2）。人类基因组上的这些病毒序列影响了
人类的进化轨迹，塑造了生物学意义上的人类物种。比如，对于哺乳动物大
类来说，胎盘是一个至关重要的身体器官，能够在胎儿和母亲之间形成高效
交换氧气和营养物质的物理屏障。而胎盘的形成，离不开一类蛋白质合胞素
（syncytin）的刺激。2000 年，科学家们发现，合胞素基因正是某个逆转录病毒
基因序列进化的产物，换句话说，没有数千万年前的某次逆转录病毒入侵，可
能就不会有合胞素基因，也就可能不会有整个哺乳动物家族，更不会有今天的
人类。

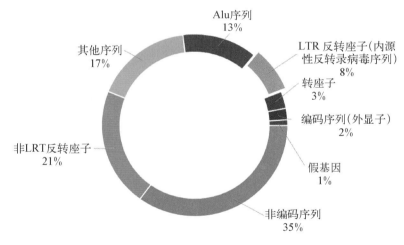

图 4-2　人类基因组 DNA 的序列构成

（二）病毒影响了人们的生活方式

　　病毒的传播在很大程度上影响了当今人们的生活习惯和生活方式。在美
国，20 世纪 80 年代艾滋病（acquired immunodeficiency syndrome，AIDS）的

流行，让兴起于 20 世纪 60 年代末的以性自由和吸毒为标志的嬉皮士运动（Hippie movement）销声匿迹，美国重新出现了性保守运动。

病毒的传播甚至影响了人类社会的组织形式和价值观。直到 20 世纪初，很多西方的社会精英都信奉简单粗暴的社会达尔文主义（social Darwinism），认为体弱的人被淘汰是天经地义的事情，不值得同情和救助。1918 年席卷全球的"西班牙大流感（Spanish flu）"之后，人们开始意识到，在传染病面前，没有人能够完全置身事外。世界各国的精英开始反思曾经的优胜劣汰思想，政府开始投入资源建设公共系统，争取为公民提供更多的基础医疗服务。传染病的上报系统，以及医疗保险的概念，也是在那个时候开始出现的。

（三）病毒影响了当今世界的格局

在人类文明史上，人类从朝夕相伴的动物那里接触、感染了大量病毒。这些病毒造成了直接的疾病和破坏，也帮助塑造了大航海时代以来的政治格局。

著名学者贾雷德·戴蒙德（Jared Diamond）在他的名著《枪炮、病菌与钢铁：人类社会的命运》（Guns, Germs and Steel: The Fates of Human Societies）中提出，绝大多数可以被驯化的动物都曾经生活在亚欧大陆，而北美洲、南美洲和大洋洲的土地上则没有什么动物能够被驯化。这就产生了文明层面的不公平现象：亚欧大陆的居民天然就有开启农业文明的优越条件，而北美洲、南美洲和大洋洲一带的原住民就算再聪明、再勤奋，也找不到能够驯化的动物资源。文明层面的不公平引发了病毒层面的不公平：亚欧大陆的居民从 1 万年前就开始饱受病毒入侵的折磨，也因此形成了一定程度对病毒的免疫力。而受限于北美洲和大洋洲的自然资源，当地土著居民并没有大规模驯化诸如牛、羊、猪、鸡这样的动物，因此，他们对于来自动物的病毒缺乏抵抗力。

哥伦布到达新大陆之后，印第安人数量的减少一方面与殖民者的驱赶和屠杀有关，但是天花病毒的传播则起到了毁灭性的作用；在南美洲，天花病毒的传播也起到了类似的作用；在大洋洲大陆，天花、流感和麻疹的反复暴发，也几乎消灭了那里的原住民。微小的病毒在欧洲殖民者的侵略史中，发挥了巨大的杠杆作用。

类似的案例还有很多，比如前文中提到的"西班牙大流感"对世界格局的影响一直持续至今。很多人都会关注疾病对世界格局、经济发展和全球化进程的影响。这些，尚需我们进一步深入地观察和思考。

四、病毒的工作机制

（一）病毒的入侵机制

病毒本身不会导致疾病，病毒只有在识别并入侵了宿主细胞后才会导致各种各样的疾病，在绝大多数时候，如果病毒无法进入人体细胞，就算被我们碰到了或者吃进肚子，也不会引发疾病。对于绝大多数病毒来说，它们只会入侵特定物种的特定细胞。比如，乙肝病毒（hepatitis B virus，HBV）只会识别和入侵人体的肝脏细胞、艾滋病病毒只会识别和入侵人体的某种特殊免疫细胞、狂犬病病毒只会识别某些哺乳动物的神经细胞、非洲猪瘟不会识别并入侵人体细胞等，这些称为病毒的"宿主选择性（host selection）"。

大家不禁要问，病毒在进入宿主细胞之前毫无生命迹象，处于绝对的静默状态，那么，它们又是如何识别并入侵宿主细胞的呢？病毒真是一种神奇的存在。病毒会在自己的蛋白质外壳或外层的薄膜上面安排一个或几个特殊的蛋白质，明显地突出在病毒的最外侧，以帮助处于完全静默状态的病毒寻找合适的宿主细胞，来完成识别并入侵宿主细胞的过程。

在整个识别和入侵的过程中，病毒完全是被动的，不需要消耗任何能量。病毒只需要借助蛋白质之间的吸引、结合和细胞膜的融合等纯粹的物理过程，就能找到宿主细胞并成功入侵。

进一步地，我们再来探讨"宿主的选择性"，这种选择性是指，它们到底依靠自己表面的什么蛋白质，结合宿主细胞表面的什么蛋白质，才能够进入细胞。比如，导致艾滋病的人类免疫缺陷病毒（human immunodeficiency virus，HIV）能够结合分化抗原4（cluster of differentiation 4，CD4）这种蛋白质，而这种蛋白质只在人体的某些免疫细胞表面才有，那么艾滋病病毒自然也只能识别和入侵这些细胞。

（二）病毒的致病机制

每个健康人的身体内都潜伏着多种病毒，在大多数时候，这些病毒都能够与人体细胞和平相处，人体的免疫系统也能将它们的数量和活动水平控制在一个较低的程度，不会对人造成明显的伤害。甚至，有不少科学家认为，病毒可控、温柔的入侵能够刺激人体的免疫系统，增强人体的免疫功能。

但是，如果某些特殊的病毒在人体细胞内过分活跃，或者人体的免疫系统比较弱，以至于无法压制那些原本可能无害的病毒，人就可能会生病。生病的具体原因大致可以分为 3 类。

第一类，病毒入侵宿主细胞之后，可能会通过直接杀死宿主细胞导致疾病。比如，会引起病毒性肺炎的腺病毒（adenovirus）、会引发脊髓灰质炎的脊髓灰质炎病毒（poliovirus），这些病毒在人体细胞完成自我复制后，新的病毒就要寻找新的宿主细胞，这时，它们会简单粗暴地命令宿主细胞启动自杀程序，使得细胞破碎分解，这样病毒就可以被直接释放出去。可见，如果病毒在短时间内入侵和分解了大批量的人体细胞，人就会生病。

第二类，在很多时候，病毒本身并不会杀伤宿主细胞，反而是宿主细胞过度的防御反应导致了细胞的死亡，从而引发了疾病。比如，对于艾滋病患者来说，体内的宿主细胞防御措施做得很好，不仅杀死了已经被病毒感染的免疫细胞，就连没有被病毒感染的免疫细胞也顺便清除了。这样，人体的免疫系统就会彻底瘫痪，使人体暴露在危险病原体和自身癌变细胞的威胁之下。所以，艾滋病患者如果得不到有效治疗，往往会死于各种病原体感染或肿瘤。

第三类，人体的免疫细胞攻击人体自身感染病毒的细胞，导致生病甚至死亡。当人体细胞被病毒入侵时，免疫系统将被自动激活，专门在体内寻找病毒的踪迹并狠狠打击，如果此时很多细胞已经被病毒感染了，这些细胞就会成为免疫系统的攻击对象。比如，乙肝病毒在慢性感染人体后，人体的大部分肝脏细胞内部都会长期存在乙肝病毒的踪迹，人体免疫系统会持续猛烈攻击肝脏，从而导致肝炎、肝硬化或者肝癌的发生。

（三）病毒的传播机制

病毒的传播从一个细胞走向更多细胞，从一个生物走向一群生物，从一个物种走向多个物种，构成了病毒传播的 3 个层次。

第一层次：细胞之间的传播，这是最容易实现的一种传播。在同一宿主内部，可能聚集着大量的同类细胞，只要有一个病毒进入并完成自我复制，就能入侵更多的细胞。比如，流感病毒依靠自身表面的 2 种蛋白质，血凝素蛋白（hemagglutinin，HA）和神经氨酸酶（neuraminidase，NA）来寻找宿主细胞，也就是呼吸道表面的上皮细胞。简单地说，血凝素蛋白负责识别和入侵，而神经氨酸酶蛋白负责协助新复制出来的病毒离开宿主细胞，开启新一轮的入侵。在同一人体内，流感病毒会完成无数个入侵呼吸道细胞、自我复制并扩散的循环。平均而言，一个呼吸道上皮细胞能够在短时间内产生出 500～1 000 个全新的流感病毒。然后，这些病毒会一起离开孕育它们的细胞，借助呼吸道里的黏液流动，扩散到更多的细胞周围，展开新一轮的入侵、复制和扩散，每一轮新入侵的完成，都只需要短短 6 小时。这也就是说，流感病毒能够以每 6 小时增殖数百倍的速度在人体中疯狂传播，很快感染足够数量的人体细胞，从而导致疾病。

仅有同一宿主体内不同细胞之间的传播，还不足以让病毒真正繁荣昌盛，宿主一旦死亡，体内的所有病毒也失去了生存的土壤。

第二层次：宿主个体之间的传播，这种传播形式相对困难一些。要想实现生物个体之间的传播，病毒需要找到一个使大批量病毒离开原宿主的方法，并且在原宿主的帮助下尽可能地接近下一个宿主。比如，流感病毒、SARS 病毒。为了传播需要，这些病毒会巧妙地和宿主完成"合谋"，通过咳嗽和打喷嚏等方式实现"飞沫传播"。再比如，狂犬病病毒，它的主要传播途径是动物在撕咬时造成伤口，然后宿主体液中的病毒就可以通过伤口进入受伤者的肌肉和血液，入侵附近的神经细胞，开始新一轮的传播。狂犬病病毒一旦进入大脑，就会大大改变宿主的行为习惯，诱发狂躁和攻击性行为，增加被感染的动物撕咬其他动物的可能性，为病毒的传播创造条件。

有了细胞之间和个体之间的传播能力，病毒就真正具备了大规模传播的可能。几乎所有的疾病大流行，其缘由都是如此。同时，对于病毒而言，大规模的传播有着双重含义：繁殖和变异。繁殖和变异的叠加，赋予了病毒无可比拟的进化速度和适应能力，因此，这也是在一种病毒性传染病暴发的早期，患病人数还不太多的时候，我们要尽可能提早防控的原因。

第三层次：物种之间的传播，这种传播形式难度更大。大部分病毒不会也不能随意跨越物种之间的生物学屏障，但也有例外。比如，狂犬病病毒能够感染蝙蝠、狗、猫等多种哺乳动物，甚至能感染鸟类和昆虫。正如前文中所说的一样，很多科学家认为人类世界里肆虐的很多病毒，都有着天然的动物来源。

五、病毒的防控

（一）隔离

隔离是一种古老而有效的防范手段。

1. 隔离的工作原理

隔离的工作原理，是基于"传染病的数学规律"：任何一种传染病要持续传播以致大流行，都必须能够由一个患者传染给不止一个健康人才行。如果一个患者在被感染期间平均只能传染 0.5 个人，那么每过一段时间，等原来的患者痊愈或者死亡，新患者的总数就会减少一半。久而久之，这种传染病就会慢慢消失。一个患者能够传染的健康人越多，就说明这种疾病的传播能力越强，就越有可能发展成为大规模的流行病。这就是流行病学研究中常用的基本传染数（R_0）的概念。R_0 衡量的是在没有任何措施的情况下，一个患者在感染期间能够传染的人数，对于具备流行能力的病毒性传染病来说，它的 R_0 肯定是大于 1 的。

相对于 R_0，实际传染数 R 更有意义，它衡量的是人类能够采取哪些措施，将疾病的流行限制到什么程度。不管一种疾病的 R_0 有多高，只要我们把实际传染数 R 降到 1 之下，就可以有效消除这种疾病，这也为隔离提供了理论依据。

2. 如何提升隔离效果

实际感染数 R 由 3 个相互独立的因素决定：（1）疾病的感染周期；（2）患者和其他人的接触频率；（3）每次接触过程中传播疾病的概率。疾病的感染周期往往属于疾病自身的特性，这个因素一般无法轻易改变；但在接触频率和感染概率这两方面，我们是可以采取措施的，这也恰恰是隔离措施能够发挥作用的地方。

采取隔离措施，往往需要进行 3 个操作，通过这些操作，可以有效降低传染病的扩散速度。

第一个操作：尽快发现新患者，并将他们隔离在专门的医疗机构或空间里。

第二个操作：限制人群的大规模流动和集会，实现健康人之间的隔离。

第三个操作：养成良好的个人卫生习惯，降低在接触中被感染的概率。

在现实中，我们能不能将实际传染数 R 降到 1 以下从而彻底消灭传染病，还受到 2 个重要限制因素的影响。一个因素是疾病本身的特性，比如，冠状病毒和流感病毒之间就存在差异，我们很难通过隔离措施有效控制流感病毒的传播；另外一个因素是国家或地区的公共管理能力，强有力的公共管理能力有助于有效增强传染病防控效果。

（二）疫苗

疫苗（vaccine）是人类医学史上最伟大的医学成就之一，是医学发展的里程碑。疫苗不仅挽救了数以亿计的生命，更重要的是，它还开启了对抗病毒的新思路——预防。

1. 疫苗的技术原理

疫苗的技术原理可以分为三层。

第一层：生小病，预防大病。比如，人类为什么用接种牛痘预防天花？牛痘病毒（vaccinia virus）和天花病毒在某一段结构上具有相似的抗原性。人在感染牛痘病毒后,人体针对牛痘病毒产生的免疫力同时也能抵抗天花病毒。而且,人体在感染牛痘病毒后,仅会产生轻微不适,是"生小病",但是可以预防大病——天花。小病是代价,预防大病是收益。

第二层:不生小病,也能预防病。比如,新型乙肝病毒疫苗接种后,可刺激免疫系统产生保护性抗体,这种抗体存在于人的体液之中,乙肝病毒一旦出现,抗体会立即作用,将其清除,阻止感染,并不会伤害肝脏,从而使人体具有了预防乙肝的免疫力,从而达到预防乙肝感染的目的。

第三层:不仅防病,还能治病。比如,接种人乳头状瘤病毒(human papilloma virus,HPV)疫苗后可以有效预防 HPV 感染(表 4-1 和表 4-2 分别列示了当前全球已上市以及国内在研的 HPV 疫苗),进展较快的 HPV 治疗性疫苗临床试验表明,这种疫苗可以控制病毒的发展,有些已经发生的病变甚至可以得到逆转。

2. 疫苗的技术路线

从疫苗的技术路线来看,主要包括灭活疫苗、减毒疫苗、重组蛋白疫苗、核酸疫苗等。

(三)药物

不得不承认的是,针对肆虐人类世界的各种病毒,甚至对大多数疾病而言,我们迄今没有发明出多少特效药。对于大多数常见疾病、慢性病,目前的药物最多能做到有效改善症状、防止疾病恶化,还远远谈不上治愈。迄今为止,人类能够拍着胸脯说找到了治疗某类疾病的特效药的情况,有且仅有一次,那就是在 20 世纪 40 年代大规模应用抗生素,有效治疗了曾让人类束手无策的很多细菌感染类疾病。针对病毒,地球生命还没有进化出像抗生素那样药到病除的神奇工具。

病毒是一类特立独行的生命,它们的结构、遗传物质与其他地球生命截然不同,这些不同恰好为人类研发抗病毒药物提供了切入点。前文中提到,病毒的传播过程包含了入侵、复制、逃逸 3 个步骤,如果我们能够对任何一个步骤进行阻断,那么病毒就无法疯狂繁殖和传播了。

表 4-1　全球已上市 HPV 疫苗产品

商品名	佳达修（Gardasil）9	佳达修（Gardasil）	希瑞适（Cervarix）	馨可宁（Cecolin）	沃泽惠
厂家（国别）	默沙东（美国）	默沙东（美国）	葛兰素史克（英国）	万泰生物（中国）	沃森生物（中国）
价型	九价	四价	二价	二价	二价
预防 HPV 类型	6/11/16/18/31/33/45/52/58	6/11/16/18	16/18	16/18	16/18
表达系统	酿酒酵母	酿酒酵母	杆状病毒 /Hi5 Rix4446 细胞	大肠埃希菌	毕赤酵母
佐剂	无定型羟基、磷酸铝、硫酸盐	无定型羟基、磷酸铝、硫酸盐	AS-04	氢氧化铝	磷酸铝
适用年龄	16～26 岁	9～45 岁	9～45 岁	9～45 岁	9～30 岁
接种方法	每针 0.5 mL，肌内注射（首选上臂三角肌）				
免疫程序	第 0/2/6 月，三针	第 0/2/6 月，三针	第 0/1/6 月，三针	9～14 岁 月两针 第 0/6；15～45 岁 6 月三针 第 0/1	9～14 岁 月两针 第 0/6；9～30 岁 6 月三针 第 0/2
批准机构	FDA/EMA/NMPA*	FDA/EMA/NMPA	FDA/EMA/NMPA	NMPA	NMPA
全球上市时间	2014 年 12 月 #	2006 年 6 月	2007 年 9 月	—	—
中国上市时间	2018 年 4 月	2017 年 5 月	2016 年 7 月	2019 年 12 月	2022 年 3 月
中标价	1 298 元 / 支	798 元 / 支	580 元 / 支	329 元 / 支	—
全程价格	3 894 元	2 394 元	1 740 元	658～987 元	—

* 注：美国食品药品监督管理局（Food and Drug Administration，FDA）、欧洲药品管理局（European Medicines Agency，EMA）、中国国家药品监督管理局（National Medical Products Administration，NMPA）。

注：2018 年 10 月美国 FDA 批准默沙东九价 HPV 疫苗可用于 9～45 岁女性；2020 年 11 月中国药监局批准默沙东四价 HPV 疫苗应用于 9～19 岁女性。

统计日期：2022 年 5 月 3 日。

表 4-2 中国 HPV 疫苗在研产品

价型	企　业	覆盖类别	适用人群	表达体系	临床进展
九价	万泰生物	6/11/16/18/31/33/45/52/58	18～45 岁女性	大肠埃希菌	临床Ⅲ期（2020）
	上海博唯	6/11/16/18/31/33/45/52/58	9～45 岁女性	汉逊酵母	临床Ⅲ期（2020）
	康乐卫士	6/11/16/18/31/33/45/52/58	20～45 岁女性	大肠埃希菌	临床Ⅲ期（2020）
	江苏瑞科	6/11/16/18/31/33/45/52/58	9～45 岁女性	汉逊酵母	临床Ⅲ期（2021）
	沃森生物	6/11/16/18/31/33/45/52/58	9～30 岁女性	毕赤酵母	临床Ⅰ期（2020）
四价	成都所	6/11/16/18	18～45 岁女性	汉逊酵母	临床Ⅲ期（2018）
	上海博唯	6/11/16/18	9～45 岁女性	汉逊酵母	临床Ⅲ期（2021）
	上海所	16/18/52/58	20～45 岁女性	毕赤酵母	临床Ⅱ期（2019）
二价	江苏瑞科	16/18	9～45 岁女性	汉逊酵母	临床Ⅱ期（2019）
	江苏瑞科	6/11	18～45 岁女性	汉逊酵母	临床Ⅱ期（2021）
三价	康乐卫士	16/18/58	18～45 岁女性	大肠埃希菌	临床Ⅲ期（2020）
十一价	中生集团	6/11/16/18/31/33/45/52/58/68	18～26 岁女性	汉逊酵母	临床Ⅲ期（2022）
十四价	神州细胞	6/11/16/18/31/33/35/39/45/52/56/58/59	18～45 岁女性	昆虫细胞	临床Ⅱ期（2021）
十五价	康乐卫士	6/11/16/18/31/33/35/39/45/52/56/58/59/68	9～45 岁女性	大肠埃希菌	临床Ⅰ期（2022）

统计日期：2022 年 5 月 3 日。

1. 药物开发的类型

我们可以根据上文提到的 3 个步骤将抗病毒药物分成 3 种类型。

类型一：针对入侵宿主细胞步骤研发的药物。比如，如果能够设计一种药物，插在病毒蛋白和 CD4 蛋白之间，应该就能够治疗艾滋病，恩夫韦地（enfuvirtide）就是以这种设想为基础开发的抗艾滋病药物。

类型二：针对自我复制步骤研发的药物。病毒自我复制的环节很多，不仅涉及遗传物质的复制，还包括病毒的各种蛋白质的合成、蛋白外壳的组装等，这也给人类研发药物提供了很多合适的机会。被广泛采用的抗艾滋病药物、乙肝药物等都属于这一类。

类型三：针对离开宿主细胞步骤研发的药物。比如，如果一种药物能够干扰神经氨酸酶蛋白发挥功能，就有可能阻止流感病毒的扩散，达菲®（Tamiflu®）就是一个很好的例子。

迄今为止，针对病毒入侵细胞的这些具体步骤，人类已经研发了大量的药物，有些只能作用于某种特定的病毒，有些则具备了一定程度的广谱性，毕竟很多病毒的感染过程较为类似。

2. 抗病毒药物的疗效

抗病毒药物的陆续上市实实在在帮助了患者，让他们有了更多的机会更快恢复。但是，我们必须承认和要面对的是，绝大部分抗病毒药物确实能部分延缓病毒的感染过程、减轻症状，但还做不到彻底消灭病毒、治愈疾病。从防控疾病流行的角度来说，至少在今天抗病毒药物的价值还比不上隔离和疫苗接种，我们也不应该对特效药的发明抱有不切实际的期待。

但是，这条路是值得坚持走下去的。人类对病毒了解得越多，研发的药物越多，就越有机会实现对病毒的全面围剿。欣喜的是，在某些抗病毒药物领域，比如，科学家研发出的抑制丙肝病毒（hepatitis C virus，HCV）复制的药物，已经能够彻底治愈绝大多数的丙肝患者，索非布韦就是一个非常好的例子。

六、展望

1979 年 10 月 25 日，世界卫生组织宣布人类彻底消灭了天花，这是人类有史以来消灭的第一种病毒，导致脊髓灰质炎的脊髓灰质炎病毒，也距离被人类彻底消灭不远了。大量的证据表明，全球协作和大规模接种疫苗，确实能够消灭很多曾经肆虐人类的危险病毒。全球抗病毒药物的研究进展也在不断取得一个又一个里程碑。

人类想要取得辉煌的胜利，彻底消灭危险的病毒，需要具备一些基本的前提，包括：（1）这些病毒只会在人类世界传播和潜伏；（2）这些病毒不会产生无症状携带者或者我们能够有效切断这些携带者的传播链条；（3）我们不会从自然界继续获得新的病毒。这些前提条件是很难被满足的，人类在消灭病毒的征程上还有很长的道路要走。

基因测序技术、移动互联网技术和人工智能技术有助于帮助我们对新型病毒、新型传染病的暴发进行预警，有助于尽早采取措施阻止疾病的流行。合成生物学的发展有助于我们制造出更多的"人造肉"，不仅能节约饲养家禽、家畜的大量资源和场地，减少温室气体排放，而且能帮助人类远离很多病毒的源头。

病毒并不只是人类的敌人，如果我们小心利用，病毒也能够成为人类手中创造未来的工具，溶瘤病毒、病毒载体已经被用来治疗肿瘤和各种疾病，这些都让我们看到了胜利的曙光。

科学永存，希望永在！

参 考 文 献

［1］ 王立铭.给忙碌者的病毒科学［M］.杭州：浙江教育出版社，2021.
［2］ 薄世宁.医学通识讲义［M］.北京：中信出版社，2019.
［3］ 陈誉华，陈志南.医学细胞生物学（第 6 版）［M］.北京：人民卫生出版社，2018.
［4］ 贾雷德·戴蒙德.枪炮、病菌与钢铁：人类社会的命运（修订版）［M］.谢延光译，上海：上海译文出版社，2014.

第五篇

诱导多功能干细胞简述

主要作者：杨　光

2022 年 2 月 28 日

诱导多功能干细胞（induced pluripotent stem cell，iPSC）是一种从成熟体细胞重编程而来的多能干细胞，最初由日本科学家山中伸弥（Shinya Yamanaka）制备，山中伸弥也因此获得 2012 年诺贝尔生理学或医学奖。目前产业界主要通过仙台病毒（Sendai virus, SeV）或酿酒酵母蛋白表达载体（episomal）向体细胞转染重编程转录因子制造 iPSC。由于 iPSC 可以分化成为几乎所有类型的细胞，因此应用十分广泛，在临床上主要用于细胞免疫治疗（代表公司菲特治疗公司 Fate Therapeutics）和再生医学（代表公司西纳塔治疗公司 Cynata Therapeutics）。国内在该领域的创业和投融资也十分活跃。

一、iPSC 简介

iPSC 是从成熟体细胞重编程而来的未成熟细胞，并已恢复分化为体内任何类型细胞的能力，俗称"干性（stemness）"。iPSC 于 2006 年由日本京都大学山中伸弥教授团队首次报道，他们通过向小鼠成纤维细胞转染 Oct3/4、Sox2、Klf4 和 c-Myc 4 种转录因子实现对已分化细胞的重编程。重新编程的细胞在功能和形态上与胚胎干细胞（embryonic stem cell，ESC）相似，可以分化成所有 3 个胚层（图 5-1）。

2012 年山中伸弥与英国科学家约翰·伯特兰·格登爵士（Sir John Bertrand Gurdon）凭借将成熟分化细胞重编程为多能细胞的成果，共享 2012 年度的诺

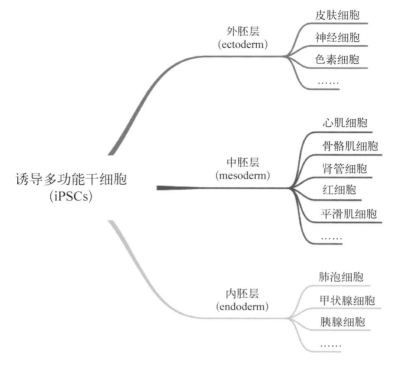

图 5-1　诱导多功能干细胞的分化潜能

贝尔生理学或医学奖。

细胞重编程的历史

　　我们的生命开始于一个受精卵的分裂增殖，最初这些细胞是完全一致的，但随着时间的推移，这些细胞会变得越来越多样化。正常的胚胎发育，包括细胞分化，长期以来一直被认为是一条单行道，从未分化的干细胞或祖细胞状态到生理成熟的细胞，成熟细胞或祖细胞不能再回归到未分化状态，随着生命科学的发展，上述观点被证明并不正确。

　　1962 年，格登爵士去除了青蛙受精卵的细胞核，并用蝌蚪肠道细胞的细胞核取而代之。这个经过调整的卵细胞长成了一只新的青蛙，这证明成熟的细胞仍然含有形成所有类型细胞所需的遗传信息。这一事实在结合表观遗传学理念后，首次形成了细胞命运重编程的概念。20世纪末多利羊的诞生证明了卵母细胞对表观遗传信息的清除和对细胞的重编程不受种系影响。1987年，Robert Davis发现在成纤维细胞中表达肌源分化1（myogenic differentiation 1，MYOD1）可以直接将成纤维细胞重编程为成肌细胞，该项研究的结果表明成熟的体细胞可以通过重编程直接分化为另一系细胞。2006年，山中伸弥通过筛选在早期胚胎中起到关键作用的24个基因，从中发现了4个重要的因子：*Oct3/4*（octamer-binding transcription factor 3/4）、*Sox2*（sex determining region Y-box2）、*Klf4*（Kruppel like factor 4）和*c-Myc*，可以有效地将鼠胚胎成纤维细胞重编程为多能干细胞，然后将这4个因子导入成年鼠的成纤维细胞中，这些细胞也被重编程为多能干细胞。再将这些多能干细胞接种到裸鼠中，都长成了畸胎瘤，并形成了3个胚层。该项研究首次诱导生成了多能干细胞。

2007年，山中伸弥和James Thomson两个小组分别报道了通过4个因子将人成纤维细胞诱导成iPSC，山中课题组采用了与在小鼠成纤维细胞上相同的策略，而Thomson课题组则采用了两个不同的因子：*Oct4*、*Sox2*、*Nanog*和*Lin28*。两组科学家诱导产生的iPSC都能有效分化出3个胚层。自此以后iPSC的发展进入了快车道，各种iPSC诱导、培养的策略应运而生，包括主流的通过仙台病毒或Episomal进行转染等。同时iPSC分化与应用的方向也逐渐清晰，主要包括细胞免疫治疗、再生医学和科研服务。

二、诱导 iPSC

从2006年山中伸弥报道通过逆转录病毒在小鼠成纤维细胞中表达四个重要因子首次诱导出iPSC，距今已经超过15年，在此期间，多种诱导方法被陆续发现。

（一）转基因诱导

转基因诱导主要是通过病毒、质粒、核糖核酸（ribonucleic acid，RNA）等方式，向细胞转染相关的转录因子等，从而使细胞完成表观遗传学重编程，诱导成为多能干细胞。目前常用的转录因子主要包括 *Oct4*、*Sox2*、*Klf4*、*c-Myc*、*Nanog* 与 *Lin28*（表 5-1）；由于 *Klf4*、*c-Myc* 和 *Lin28* 都是肿瘤相关基因，在临床应用中必须要在重新编程效率和肿瘤发生之间寻找平衡点。

表 5-1　用于诱导 iPSC 的常见转录因子

因子	简　　介
Oct4	*Oct4* 也被称为 *Pou5f1*，定位于人类染色体 6p21.33，属于 *POU* 转录因子家族第 V 亚家族。*Oct4* 通过与启动子或增强子区域内的八聚体元件（ATGCAAAT）结合来调控靶基因的表达。这些靶基因主要包括 *Yes1*、*Fgf4*、*Utf1*、*Zfp206* 等控制哺乳动物胚胎发育相关的基因。通过调控其下游的靶基因而参与正常发育过程，尤其在早期胚胎发育中起重要作用。此外，*Oct4* 的表达与干细胞的多能性有关
Sox2	*Sox2* 是 *Sox* 基因家族的成员分子之一，其与 *Sox1*、*Sox3* 属于 *Sox* 家族 B 组中的 B1 亚组，*Sox2* 转录因子定位于染色体 3q26.33。其编码产物 SOX2 蛋白由 317 个氨基酸构成，参与早期的胚胎形成和发育、神经发育、性别决定、血细胞生成等重要的生物学过程。近年来研究发现转录因 *Sox2* 在肿瘤的发生、发展等方面发挥关键的作用
Klf4	*Klf4* 编码一种属于 *Kruppel* 家族的锌指蛋白，定位于染色体 9q31.2。*Klf4* 编码的蛋白质被认为通过调节 p53 来调控 *Nanog* 基因的表达和 DNA 损伤后细胞周期转换。同时 *Klf4* 能通过激活 p21 抑制细胞的增殖
c-Myc	*c-Myc* 是 *myc* 基因家族的重要成员之一，基因定位于染色体 8q24。*c-Myc* 编码的蛋白具有相当多的下游靶标，在生理学上，*c-Myc* 基因的表达一般与细胞的生长状态有关，在细胞分化时 *c-Myc* 表达降低，*c-Myc* 与组氨酸乙酰转移酶相关，能够调控基因组乙酰化水平，促进 *Oct4* 和 *Sox2* 与相应基因结合。*c-Myc* 能与 *Klf4* 产生拮抗效应，这 2 个因子的平衡对产生 iPSC 至关重要
Nanog	*Nanog* 是一种参与内细胞团和胚胎干细胞增殖和自我更新的转录调节因子，定位于人类染色体 12p13.31。该基因有助于维持细胞的多能干性，抑制细胞分化，在分裂旺盛的细胞中，*Nanog* 基因高表达，而随着细胞分化程度的加深 *Nanog* 基因的表达量逐渐降低，直至在完全分化的细胞中不表达。当过表达 *Nanog* 时，促进细胞进入 S 期并增殖
Lin28	*Lin28* 编码一种 RNA 结合蛋白，主要参与胚胎干细胞自我更新和发育时间调节，定位于染色体 1p36.11。*Lin28* 编码的蛋白质通过与目标 mRNA 的直接相互作用并通过破坏参与胚胎发育的 microRNA 的成熟来发挥作用。LIN28 能阻止 LET7 家族 microRNA 的末端加工，LET7 家族 microRNA 是细胞生长和分化的主要调节剂。*Lin28* 的异常表达与多种组织中的癌症进展有关

（二）化合物和重组蛋白诱导

2008 年，Douglas Melton 课题组报道向被转染了 Yamanaka 四因子的细胞加入组蛋白去乙酰化酶抑制剂，能够有效增加 iPSC 诱导效率。其中组蛋白去乙酰化酶抑制剂丙戊酸（valproic acid，VPA）效果最为显著，能够增加 Yamanaka 四因子诱导效率 100 倍，根据之前的报道，*Oct4*、*Sox2*、*Klf4* 三个因子也能够以极低效率诱导 iPSC，在转染了三因子的第二天加入 VPA 孵育一周，三因子的诱导效率被提高了 50 倍，高于单纯的 Yamanaka 四因子诱导效率。同年著名华人科学家丁胜发表文章，报道了通过 G9a 组蛋白甲基转移酶抑制剂 BIX-01294（BIX）和 L 型钙离子激动剂 Bayk8644（BayK）的组合，可以诱导仅转染了 *Oct4*、*Klf4* 双因子的成纤维细胞重编程为 iPSC，其诱导效率达到了部分四因子的水平。2009 年，丁胜课题组发表文章报道了通过向 Yamanaka 四因子蛋白 C 末端增加 11 个精氨酸，提高重组蛋白的跨膜能力，然后隔日以该四因子重组蛋白孵育细胞进行转导，重复四次，也成功地诱导了 iPSC。

2013 年，北京大学邓宏魁课题组发表文章报道了通过全化学试剂，不进行因子转换，成功诱导 iPSC，这七种化学试剂分别为：丙戊酸、GSK3 抑制剂 CHIR99021、ALK5 抑制剂 616452、单胺氧化酶抑制剂强内心百乐明（tranylcypromine）、腺苷酸环化酶激活剂毛喉素（forskolin）、组蛋白甲基转移酶抑制剂 DZNep 和核视黄酸受体激动剂芳维酸 TTNPB（合称"VC6PFDT"）。2015 年，中科院谢欣课题组发表文章报道了经过筛选，仅通过四个化学试剂（5-溴脱氧尿苷 BrdU、CHIR99021、616452、Forskolin）也能成功诱导了 iPSC。

（三）微 RNA（microRNA）诱导

2009 年，加州大学旧金山分校 Robert Blelloch 发表文章报道了，向细胞递送三个属于胚胎细胞周期调节因子的 microRNA 组合（miR-291-3p、miR-294 与 miR-295），可以弥补 *cMyc* 的作用，提高三因子诱导 iPSC 的作用。

2011 年，美国科学家 Edward Morrisey 发表文章报道通过病毒转染的方式向细胞导入 miR-302 家族和 miR-367 并配合 VPA 可以诱导 iPSC，并且诱导效率高于原始的 Yamanaka 四因子方法，同年日本科学家 Masaki Mori 发表文章报道直接向细胞转染成熟的 microRNA 组合（miR-200c、miR-302 家族和 miR-369 家族）也可以对细胞进行重编程，制造 iPSC，但效率不如 Edward 的方法。

（四）常用诱导方式

目前在实验室和工业界最常用的方式还是通过转录因子诱导辅以化学制剂"鸡尾酒"（cocktail）提高诱导效率。转录因子诱导通常需要通过递送系统，将相关基因递送到细胞内进行表达，Yamanaka 早期是使用逆转录病毒进行基因递送，Thomson 则采用的是慢病毒，但是都存在外源基因对目标细胞基因组的整合风险。因此 piggyBac 转座子系统、非整合的腺病毒转染、裸质粒转染等方法陆续问世，但均未能解决诱导效率低的问题。目前较为广泛使用的 iPSC 诱导的递送系统是 Episomal 重编程载体或仙台病毒。

Episomal 重编程载体由三种质粒的组合而成，最初由 Thomson 课题组开发，并由细胞动力国际公司（Cellular Dynamics International）进一步优化，这些质粒包含 *Oct4*、*Sox2*、*Nanog*、*Lin28*、*Klf4* 和 *L-Myc* 6 个因子。这些质粒通过电转进入细胞，以附加体的形式存在于核内，每个周期随细胞分裂复制一次。

仙台病毒又称日本血凝病毒，是 1950 年代初在日本仙台首次分离到的一种小鼠和大鼠呼吸道病毒。该病毒被归类为小鼠副流感病毒 I 型，属于副黏病毒科。仙台病毒是一种包膜病毒，直径 150 ~ 250 nm，其基因组是单链反义 RNA（15 384 个碱基）。该病毒通过附着在许多不同细胞表面的唾液酸受体来感染细胞，因此能够感染各种动物物种的多种细胞类型。商品化的仙台病毒被敲除了 *F* 基因，从而抑制了其作为病原体所需的传播能力，但依旧有能力感染细胞。由于仙台病毒是一种 RNA 病毒，被转入的基因不需要进入细胞核进行转录，大幅降低了整合风险。

三、应用 iPSC

（一）iPSC 的分化

由于 iPSC 具有分化为体内任何类型细胞的能力，因此 iPSC 可以应用于再生医学、疾病建模、药物筛选、毒性测试、个性化医疗和生物基础研究。当完成诱导 iPSC 并成功维持干细胞特性后便可以着手将细胞定向分化为目的细胞，这种分化可以简单地使用不同的生化试剂和生长因子混合或表达特定基因来完成。

（二）iPSC 的应用领域

在再生医学的应用中，iPSC 产生功能性组织的潜力使其能运用于退行性疾病的治疗，再生医学常规治疗手段是采用健康的供体组织替换受损组织，但供体组织的供应有限以及相关的免疫并发症限制了这种治疗实施。而 iPSC 分化的组织有望克服这些限制，可以采用从同基因或人类白细胞抗原（human leukocyte antigen，HLA）匹配供体来源的细胞制备 iPSC。多项研究证明了用 iPSC 分化的组织替代受损组织的可行性，其中一些已成功进入临床试验，包括糖尿病、帕金森病、心肌梗死和脊髓损伤的治疗。第一项临床试验在 2014 年启动，使用人 iPSC 分化的视网膜色素上皮细胞（retinal pigment epithelial cell，RPE）治疗黄斑变性（degeneration of macula）。迄今为止，已在 clinical trials 网站（www.clinicaltrials.gov）上注册了 30 项涉及干细胞疗法的临床试验。

在疾病建模的应用中，iPSC 正在成为有吸引力的药物发现工具。目前人类疾病是在动物模型中研究的，这提供了研究病理机制的体内环境。然而，人类和常用啮齿动物模型之间的巨大种间差异通常不能反映人类疾病病理生理学真实状况。因此，在动物模型上开发的治疗策略在临床上经常失败，因此需要开发人类特异性疾病模型来补充当前的动物模型。人 iPSC 在模拟遗传疾病方面特别有用，使用 iPSC 进行疾病建模涉及构建具有致病突变的 iPSC 或直接采用来自患者体细胞重编程的 iPSC，然后将 iPSC 分化为疾病相关细胞。迄今为止，已经有多个关于使用 iPSC 开发疾病模型的报道。最突出的是阿尔茨海默病和帕金森病已使用源自 iPSC 的神经元进行建模。使用星形胶质细胞与神经元的共培养来模拟肌萎缩侧索硬化症的病理学。此外，从患者细胞中制备的 iPSC 和随后衍生的分化细胞与患者共享相同的基因组，从而可以提供患者的体细胞库，为罕见病或个性化诊断和治疗提供可能。

基于上述人 iPSC 疾病模型，研究人员探索疾病的发展并且从中寻找病程早期的生物标志物或功能性靶点，有助于寻找预防性药物，这是其他早期药物研发工具无法达到的。

安全性也是药物研发非常重要的一环，许多药品尽管通过了动物试验，但由于对人类的意外不良反应而未能上市。如果在药物开发的早期阶段就能预测其对人体的毒性作用将显著降低成本，但由于缺乏丰富且稳定的人体样本而变得十分困难，而人 iPSC 为这个问题提供了解决方案。

致死性心律失常是药物退出市场的主要原因之一。QT 延长通常可以在致命性心律失常发生之前观察到，因此，QT 延长被用作预测致命性心律失常风险的替代指标。用于评估 QT 延长率的标准测试是 hERG 测试。目前通常使用过表达 hERG 钾通道的非肌细胞系，尽管简单有效，但 QT 间期和心律失常不是单独由 hERG 通道引起的，而是复杂的多离子通道相互作用的最终结果。而 iPSC 使我们能够研究实际肌细胞中的离子通道行为，而不是在过表达通道的细胞系中。

当然，尽管 iPSC 技术具有优势，但仍然存在许多挑战。最关键的因素之一是细胞成熟度。尽管存在许多将 iPSC 分化为心肌细胞的方案，但由此产生的心肌细胞不成熟，更类似于胚胎中的心肌细胞，成人和胚胎心肌细胞具有不同的特性。另一个问题是心脏的细胞异质性。在天然组织环境中，细胞暴露于由多种其他细胞类型和细胞外基质（extracellular matrix，ECM）支持的复杂、异质性的 3D 环境。这种动态相互作用被认为是 iPSC 分化细胞展现成熟功能所必需的。

上述这一技术被称为类器官（organoid），能表现出其代表器官的一些关键特性，与对应的器官拥有类似的空间组织并能够重现对应器官的部分功能，这不仅能将药物筛选、毒性检验从细胞水平提升到器官水平，还有助于在时空背景下研究疾病的生理病理发展，提高生物医学基础研究效率。

（三）iPSC 主要临床研究及进展

通过检索 clinical trials 网站，可以找到 144 项与 iPSC 相关的临床试验，筛选其中与治疗相关的条目共 30 项，其中 14 项是细胞免疫治疗肿瘤相关的，16 项为再生医学相关。主要涉及的疾病包括心力衰竭、肿瘤、视网膜病变、糖尿病等（表 5-2）。

四、iPSC 行业情况

（一）iPSC 主要政策

尽管制备 iPSC 的目的就是为了获得类似于 ESC 的多能干细胞，但 iPSC 和 ESC 制备流程和工艺存在较大的差异，ESC 本身就具备分化成多种目标体细胞的潜力，无需体外任何生物工程修饰，而 iPSC 需要转入基因完成重编程并且在后续培养和扩增中维持细胞多能性，基因突变及致瘤性等风险问题依旧存在。但鉴于 iPSC 的临床应用尚属于新生事物，在政策上主要向干细胞靠拢（表 5-3）。

（二）iPSC 市场规模

从目前的临床申报情况可以看到，iPSC 的市场主要由两块构成，一块是细胞免疫治疗，另一块是基于干细胞的应用。

根据弗若斯特沙利文（Frost & Sullivan）报告，中国细胞免疫治疗产品市场规模预计于 2021—2023 年由人民币 13 亿元升至人民币 102 亿元，复合增长率 181.5%，预计于 2030 年达到人民币 584 亿元，2023 年至 2030 年的复合年增长率为 28.3%（图 5-2）。

表 5-2 iPSC 相关的临床试验

NCT 号码	状态	适应证	干预手段	合作者	阶段	人数	开始年月	地点
NCT03403699	招募	糖尿病视网膜病变	iPSC	阿拉巴马大学伯明翰分校（University of Alabama at Birmingham）	—	20	2018年1月	美国
NCT04696328	招募	心肌缺血	同种异体 hiPSC 分化的心肌细胞片	大阪大学（Osaka University）/科里普斯公司（Cuorips Inc.）	I 期	10	2019年12月	日本
NCT04339764	招募	老年黄斑变性	自体 iPSC 分化 RPE 移植	美国国家眼科研究所/美国国立卫生研究院临床中心	I 期 II 期	20	2020年9月	美国
NCT03407040	终止	黑色素瘤、肺癌、胃肠道癌、乳腺癌、胰腺癌	hiPSC 分化抗原特异性 T 细胞	美国国立癌症研究所/美国国立卫生研究院临床中心	—	98	2018年1月	美国
NCT02464956	—	老年黄斑变性	自体 iPSC 分化 RPE 移植	莫菲尔德眼科医院（Moorfields Eye Hospital）	—	10	2015年7月	英国
NCT04982081	招募	心血管疾病、充血性心力衰竭、扩张型心肌病	hiPSC-CM	艾尔普/西京医院	I 期	20	2021年8月	中国

（续　表）

NCT号码	状态	适应证	干预手段	合作者	阶段	人数	开始年月	地点
NCT04396899	招募	心脏衰竭	工程化心肌细胞植入	哥廷根大学医学院（University Medical Center Goettingen）/德国心血管研究中心（Deutsches Zentrum für Herz-Kreislauf-Forschung）/弗莱堡大学医学中心（University Medical Center Freiburg）	Ⅰ期Ⅱ期	53	2020年2月	德国
NCT03222453	—	β-地中海贫血	iPSC分化HSC移植	南方医科大学/中科院广州/中大三院/广医三院	—	2	2015年1月	中国
NCT04945018	启动	心脏衰竭、缺血性心脏病	HS-001 iPSC分化心肌细胞	心脏种子公司（Heartseed Inc.）	Ⅰ期Ⅱ期	10	2021年8月	日本
NCT04106167	招募	实体瘤	FT500 iPSC分化NK	菲特治疗公司（Fate Therapeutics）	—	76	2019年6月	美国
NCT04537351	招募	ARDS	CYP-001 iPSC分化MSC	西纳塔治疗公司（Cynata Therapeutics）/澳大利亚脑瘫联盟（Cerebral Palsy Alliance）	Ⅰ期Ⅱ期	24	2020年8月	澳洲

（续 表）

NCT 号码	状态	适应证	干预手段	合作者	阶段	人数	开始年月	地点
NCT03841110	招募	实体瘤	FT500 单独或联合纳武利尤单抗（nivolumab）、帕博利珠单抗（pembrolizumab）、阿替利珠单抗（atezolizumab）、环磷酰胺（cyclophosphamide）、氟达拉滨（fludarabine）或白细胞介素-2（IL-2）	菲特治疗公司	I 期	37	2019 年 2 月	美国
NCT02923375	完成	类固醇抵抗的 GvHD	CYP-001	西纳塔治疗公司	I 期	16	2017 年 3 月	澳洲 英国
NCT04363346	未招募	COVID-19	FT516 FT500 增强 CD16	明尼苏达大学共济会癌症中心（Masonic Cancer Center, University of Minnesota）	I 期	5	2020 年 5 月	美国
NCT04630769	招募	卵巢癌、输卵管腺癌、原发性腹膜腔癌	FT516 联合依诺妥珠单抗（enoblituzumab）和 IL-2	明尼苏达大学共济会癌症中心	I 期	31	2021 年 4 月	美国
NCT03763136	招募	心脏衰竭	人类多能干细胞衍生的肌细胞（hPSC-CM）	艾尔普/南京鼓楼医院/南京医科大学第一附属医院	I 期 II 期	20	2021 年 8 月	中国
NCT05069935	启动	实体瘤	FT538（FT516 敲除 CD38）联合环磷酰胺或氟达拉滨	菲特治疗公司	I 期	189	2021 年 10 月	—

（续　表）

NCT 号码	状态	适应证	干预手段	合　作　者	阶段	人数	开始年月	地点
NCT05182073	招募	MM	FT576（FT538 加 BCMA - CAR）联合环磷酰胺、氟达拉滨或达雷妥尤单抗（daratumumab）	菲特治疗公司	I 期	168	2021 年 11 月	美国
NCT04629729	招募	BCL、CLL、B-ALL	FT819（CD19-CAR-u-iT）联合环磷酰胺或氟达拉滨或 IL-2	菲特治疗公司	I 期	297	2021 年 7 月	美国
NCT04614636	招募	AML、MM	FT538 联合环磷酰胺、氟达拉滨、达雷妥尤单抗或埃罗妥珠单抗（elotuzumab）	菲特治疗公司	I 期	105	2020 年 10 月	美国
NCT04551885	未招募	实体瘤	FT516 联合阿维单抗（avelumab）、环磷酰胺、氟达拉滨或 IL-2	菲特治疗公司	I 期	12	2020 年 9 月	美国
NCT04245722	招募	BCL、CLL	FT596（FT538 加 CD19-CAR）联合环磷酰胺、氟达拉滨或利妥昔单抗或奥滨尤妥珠单抗（obinutuzumab）	菲特治疗公司	I 期	285	2020 年 3 月	美国
NCT04093622	招募	恶性血液瘤	基因编辑 NK	菲特治疗公司	—	72	2019 年 10 月	美国

（续 表）

NCT 号码	状态	适应证	干预手段	合作者	阶段	人数	开始年月	地点
NCT04023071	招募	AML、BCL	FT516 联合利妥昔单抗、奥滨尤妥珠单抗、环磷酰胺、氟达拉滨，IL-2 或苯达莫司汀（bendamustine）	菲特治疗公司	I 期	234	2019 年 10 月	美国
NCT03824951	—	复发 BCL	CD19-iCAR-NK	呈诺医学 / 北大肿瘤	I 期 早期	10	2019 年 2 月	—
NCT03815071	—	PD	iPSC 分化的 NSC	呈诺医学 / 云南省人民医院 / 新昆华医院 / 河南省人民医院 / 北京医院	I 期 早期	10	2019 年 2 月	—
NCT03728322	—	地中海贫血	iPSC 分化的 HSC	呈诺医学	I 期 早期	12	2019 年 1 月	—
NCT03728296	—	I 型糖尿病	iPSC 分化的胰岛细胞	呈诺医学	I 期 早期	20	2019 年 1 月	—
NCT03726814	—	缺血性卒中	iPSC 分化的 EPC	呈诺医学	I 期 早期	12	2018 年 12 月	—
NCT03725865	—	缺血性卒中（中风）	iPSC 分化的 NSC	呈诺医学	I 期 早期	12	2019 年 3 月	—

统计日期：2022 年 2 月。

表 5-3　与 iPSC、干细胞有关的国内监管政策

发布时间	发布部门	政策名称
2003 年 12 月	科学技术部、卫健委	《人胚胎干细胞研究伦理指导原则》
2015 年 7 月	国家卫健委	《干细胞临床研究管理办法（试行）》
2015 年 7 月	国家卫健委、食品药品监督管理总局	《干细胞制剂质量控制及临床前研究指导原则（试行）》
2017 年 12 月	食品药品监督管理总局	《细胞治疗产品研究与评价技术指导原则（试行）》
2018 年 3 月	药品审评中心	《细胞治疗产品申请临床试验药学研究和申报资料的考虑要点》
2019 年 3 月	药品审评中心	《体细胞治疗临床研究和转化应用管理办法（试行）》（征求意见稿）
2020 年 8 月	药品审评中心	《人源性干细胞及其衍生细胞治疗产品临床试验技术指导原则》（征求意见稿）
2021 年 8 月	药品审评中心	《人源性干细胞产品药学研究与评价技术指导原则》（征求意见稿）
2022 年 1 月	食品药品监督管理总局	《药品生产质量管理规范——细胞治疗产品附录》（征求意见稿）

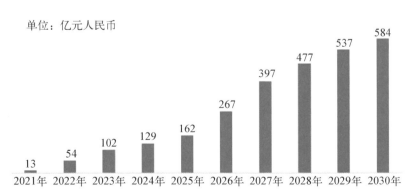

单位：亿元人民币

图 5-2　中国细胞免疫治疗产品市场规模预测（2021—2030）

根据 QYResearch 最新调研数据，中国干细胞医疗产业市场规模在全球市场规模中的占比由 2016 年的 18.8% 上涨至 2020 年的 21.9%。结合全球干细胞医疗市场规模进行测算，2020 年，中国干细胞医疗市场规模约为 20.57 亿美元，折合人民币约 140 亿元，复合增长率 12.35%，预计 2030 年达到人民币 566 亿人民币，2021 年至 2030 年的复合年增长率为 15%（图 5-3）。

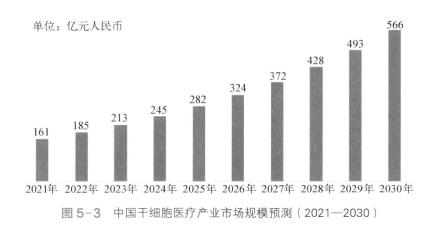

图 5-3 中国干细胞医疗产业市场规模预测（2021—2030）

（三）iPSC 海外领先企业

菲特治疗公司（Fate Therapeutics，NASDAQ：FATE）成立于 2007 年，总部位于加利福尼亚州，是一家临床阶段的生物制药公司，致力于为癌症患者开发一流的细胞免疫疗法。FATE 使用专有的 iPSC 产品平台对 iPSC 进行扩增与基因改造，分化生产免疫系统的细胞，FATE 的细胞治疗产品候选管线由免疫肿瘤学项目组成，包括现成的 NK 和 T 细胞候选产品，针对广泛的液体和实体肿瘤。目前 FATE 共有 17 项注册的临床试验，其中 10 项是与 iPSC 分化的免疫细胞相关。

西纳塔治疗公司（Cynata Therapeutics）是一家澳大利亚干细胞和再生医学公司，平台技术 Cymerus™ 源自威斯康星大学麦迪逊分校（University of Wisconsin-Madison，UWM）。Cymerus 平台基于间充质成血管细胞（mesenchymal angiogenesis cell，MAC），是间充质干细胞（mesenchymal stem cell，MSC）的前体，MSC 正在

被研究用于治疗骨关节炎、克罗恩病和心脏病等疾病。西纳塔治疗公司的专有技术利用来自成人供体的 iPSC 作为起始材料来生成 MAC，进而制造 MSC 治疗产品。

世纪治疗公司（Century Therapeutics，NASDAQ：IPSC）是一家创新生物技术公司，开发转化性异基因细胞疗法，以创造用于治疗实体瘤和血液系统恶性肿瘤的产品，同时满足大量未满足的医疗需求。公司已经创建了一个全面的异基因细胞治疗平台，其中包括行业领先的 iPSC 分化技术，包括 iPSC 分化产生免疫细胞的技术、规律间隔成簇短回文重复序列（clustered regularly interspaced short palindromic repeat，CRISPR）介导的精确基因编辑，使公司产品能够整合多种转基因和基因敲除技术，防止移植物抗宿主病（graft-*versus*-host disease，GvHD），优化细胞产品性能。

萨纳生物科技公司（Sana Biotechnology，NASDAQ：SANA）正在开发体内和体外细胞工程平台，以彻底改变尚未满足的临床需求，包括肿瘤、糖尿病、中枢神经系统、心血管疾病和遗传疾病等。虽然其目前的候选产品都处于临床前开发阶段，但其目标是在 2022 年和 2023 年提交多个研究性新药申请。

（四）iPSC 部分国内标的

在国内，iPSC 领域的投融资十分活跃（表 5-4）。

五、小结

由于 iPSC 具有分化成几乎所有类型细胞的多能干性，可以广泛地应用于细胞免疫治疗、再生医学、疾病建模、药物筛选和个性化诊疗的方方面面。同时 iPSC 不受限于来源，并且具有几乎可以无限扩增的能力，为提升药物可及性提供了可能。

然而作为行业问题，iPSC 应用的规范性、安全性还处于探讨与摸索阶段，在 2019 年，Doss 和 Sachinidis 报道提出了临床级 iPSC 及其分化产品所需的 10 项最低质量标准：（1）无菌；（2）作为终末分化产品不能检测到多能性相关标记的表达；（3）分化标志物的表达必须是产品所独有的；（4）核型正常且无染

表 5-4　国内 iPSC 项目投融资概况

名称	融资金额	估值	日期	阶段	简介
艾尔普	数亿元人民币	—	2021年11月	C轮	艾尔普是一家干细胞再生领域研发机构，其研发团队运用诺奖级技术，结合公司特有专利，将人体血液中单核细胞重编程到的iPSC或进一步高效稳定地分化成心肌细胞。公司将陆续展开肝脏、胰腺、神经等相关细胞的再生服务，定制化开发以及再生医学的临床化研究
赛元生物	近亿元人民币	—	2022年2月	B轮	赛元生物长期专注于iPSC来源先天性免疫细胞药物研发。团队与浙大药学院、浙大附属第一医院紧密合作，于2020年在国际上首次报道了基于iPSC分化的表达嵌合抗原受体的巨噬细胞（CAR-iMac）在肿瘤的免疫细胞治疗中的应用
霍德生物	数亿元人民币	—	2021年11月	B轮	霍德生物是一家神经干细胞技术及药物研发商，专注于神经领域疾病的干细胞治疗。另外，面向科研院校以及国内外药企的研发部门等，提供多种创新性的科研产品和服务，包括高成熟度人神经细胞和国际领先的脑类器官产品，以及iPSC重编程、临床级iPSC定向分化细胞产品共同开发与授权、人体外疾病模型、药物筛选、神经毒性测试等
睿健医药	近亿元人民币	—	2022年1月	A+轮	睿健医学是国内专注于iPSC再生领域、集新技术研发、技术服务、再生医学产品生产、销售于一体的高科技创新型公司。公司目前的主营业务包含为科研院所及药物研发机构提供工业化性化的疾病模型服务，其中包含了iPSC诱导特异性工业重级成体细胞（神经祖细胞、神经元、心肌细胞等），以及基因组编辑的近等基因系
星奕昂生物	4000万美元	—	2021年7月	天使轮	星奕昂生物专注于免疫细胞药物的研发和产业化，通过自主创新研发和全球领先公司机构的合作引进相结合，开发iPSC-CAR-NK通用型现货免疫细胞产品，致力于为全球肿瘤患者提供有效的治疗药物

（续　表）

名　称	融资金额	估值	日　期	阶段	简　　介
再凌生物	4 500万美元	—	2021年9月	天使轮	再凌生物旨在加速患者获得转化细胞疗法和免疫疗法的机会，解决癌症中儿个最具挑战性的未满足医疗需求。再凌生物专注于自然杀伤细胞生物学，并将精密工程应用于iPSC，以开发安全、有效且广泛可用的现成自然杀伤细胞疗法。作为抗癌的第一道防线。再凌生物专有的多特异性抗体平台已被定制为在肿瘤部位接合和激活NK细胞。这两个平台都为临床医生提供了可选性，也可以协同使用
中盛溯源	1.55亿元人民币	5.2亿元人民币	2016年3月	战略投资	中盛溯源已掌握全球极少数工业化大规模GMP iPSC及人体功能细胞的制备技术；通过建立与中国人群HLA配型的iPSC细胞系与特定疾病的iPSC细胞系，产业化制备各种人体功能细胞，用于新药筛选，药物疗效与安全性评估，细胞医疗、癌症治疗及其他再生医学领域
三启生物	—	—	—	—	三启生物是一家研发驱动型生物技术公司，专注于开发用于药物造和开发平台以及临床医学的细胞产品
土泽生物	近亿元人民币	—	2022年1月	Pre—A+轮	土泽生物致力于为帕金森病等一系列尚无临床解决方案的重大疾病提供规模化。低成本的干细胞治疗方案。人类多能干细胞具有在体外无限增殖以及体外药物筛选，不仅可用于疾病发生发展机理的研究以及新的可能。而且为细胞替代治疗人类多能干细胞提供了更多细胞类型。用于细胞移植替代治疗人类重大疾病的细胞类型，有望利用细胞替代手段解决人类重大疾病
未来智人	2 000万元人民币	—	2021年2月	Pre—A轮	未来智人是一家定位于干细胞领域的全产业链研发机构和生物制药新药研发平台，以iPSC为底层架构，着力发展再生医学、新型肿瘤药物、衰老生物学、遗传大数据等核心生物医学领域，致力于开发"超一流"的iPSC疗法，治愈多种目前人类无法攻克的疾病

（续 表）

名 称	融资金额	估值	日 期	阶段	简 介
跃赛生物	数千万元人民币	—	2021年8月	天使轮	跃赛生物创立于2021年，是一家专注于开发新一代基于人iPSC技术的细胞治疗药物的企业，利用其拥有自主知识产权的人iPSC制备、培养、分化和基因编辑技术平台，致力于细胞治疗领域的技术研发和产品开发，研发管线覆盖神经退行性疾病、罕见病及肿瘤等
天河生物	250万美元	5 000万美元	2014年1月	天使轮	天河生物是一家糖尿病创新疗法研发商，研发的多能干细胞教育疗法经过临床研究证著，特别是在1型糖尿病的临床治疗方面取得了突破
爱姆斯坦	—	—	—	—	爱姆斯坦是一间专注于开发人全能性干细胞（人胚胎干细胞与iPSC）治疗产品的生物科技企业
呈诺医学	—	—	—	—	呈诺医学致力于干细胞和基因技术研究和临床转化，为临床提供创新的细胞治疗和基因检测产品，为广大客户群体提供高效、安全的个人干细胞存储业务和多种干细胞、免疫细胞应用业务
爱萨尔	近亿元人民币	—	2020年11月	B+轮	爱萨尔是一家以2012年诺贝尔医学奖获得者发明的iPSC技术为核心、以提供正常人和患者自身的多种组织器官细胞为主要业务的生物科技公司。公司宗旨为基础医学研究、临床疾病治疗、新药筛选及药效评估提供一个最接近于人体的研究模型
博生吉	数亿元人民币	—	2022年1月	B轮	博生吉专注于开发具有国际领先水平的突破性first-in-class和best-in-class CAR-T细胞药物，已有多个细胞产品进入POC临床验证阶段，涵盖大部分血液肿瘤和部分实体肿瘤

（续　表）

名　称	融资金额	估值	日　期	阶段	简　介
荣创生物	—	—	—	—	荣创生物成立于 2018 年，是一家专注于人 iPSC 产品及其相关产品研究、开发，生产及销售的高科技企业
艾凯生物	—	—	—	—	艾凯生物一直致力于开发 iPSC 来源的通用型细胞治疗药物，现已完成临床级细胞库的建设，并与普米斯生物达成了全球战略合作，共同开发多款针对实体瘤的 iPSC-CAB-NK 细胞治疗产品，实现了两科研级产品向工业级产品的研发转化
门罗生物	—	—	—	—	门罗生物是基于斯坦福大学及清华大学药学院团队在第三代基因编辑技术及 iPSC 干细胞技术研究转化成果上建立起来的新型免疫治疗及基因治疗企业
华卫恒源	数千万元人民币	—	2021 年 6 月	Pre-A 轮	华卫恒源是一家生物医学科技企业，致力于利用细胞重编程技术体外制备 Sertoli 细胞（具备免疫豁免功能），主要应用于自身免疫疾病（如类风湿关节炎）、生殖辅助治疗，人体慢性疾病（如帕金森）、器官 / 组织移植（如皮肤异体移植）
华益生物	数千万元人民币	—	2021 年 4 月	A+ 轮	华益生物由清华大学医学院科研团队领衔创建，公司基于自主知识产权的原创性 3D 微组织工程技术，推出了系列仿生 3D 细胞技术产品，专注于解决定制化、规模化、自动化、高质量的干细胞培养扩增工艺；致力于研发基于原位局部注射用的干细胞 3D 微组织治疗新药
泽辉辰星	数亿元人民币	—	2019 年 12 月	A 轮	泽辉辰星成立于 2018 年，是一家专注于干细胞药研发与生产的生物制药企业，2020 年 2 月开展临床药物治疗肺炎急性呼吸窘迫综合征追获得国家药监局批准，同年 4 月获批推开展干细胞药物治疗肺纤维化相关的药物临床试验，2021 年 9 月获得干细胞药物治疗半月板损伤的新药临床试验批件

色体畸变；（5）经体内畸胎瘤测定、全基因组和外显子组测序以及流式细胞术证实，最终细胞药物产品中不存在未分化的 iPSC，并且没有致瘤性；（6）治疗性细胞产品没有任何污染的外来谱系细胞类型；（7）在临床前体内模型显示产品的有效性；（8）全基因组或外显子组测序无法检测到残留的重编程转基因和载体；（9）自体 iPSC 的基因分型可以通过短串联重复（short tandem repeat，STR）分析来证明；（10）临床级干细胞产品必须具有活力。

尽管还存在种种阻隔，但我们相信在业内专家不断探索，参考海外先例，与监管部门充分沟通，在保证安全、有效、质量可控、患者可及的前提下，iPSC 及衍生产品必将运用于人类健康领域。

参 考 文 献

［1］ Takahashi K., Yamanaka S. Induction of pluripotent stem cells from mouse embryonic and adult fibroblast cultures by defined factors[J]. Cell, 2006, 126(4): 663－676.

［2］ Ohnuki M., Takahashi K. Present and future challenges of induced pluripotent stem cells[J]. Phil. Trans. R. Soc. B., 2015, 370(1680): 20140367.

［3］ Takahashi K., Tanabe K., Ohnuki M., et al. Induction of pluripotent stem cells from adult human fibroblasts by defined factors[J]. Cell, 2007, 131(5): 861－872.

［4］ Yu J. Y., Vodyanik M. A., Smuga-Otto K., et al. Induced pluripotent stem cell lines derived from human somatic cells[J]. Science, 2007, 318(5858): 1917－1920.

［5］ Liu G. L., David B. T., Trawczynski M., et al. Advances in pluripotent stem cells: history, mechanisms, technologies, and applications[J]. Stem Cell Rev. Rep., 2020, 16(1): 3－32.

［6］ Huangfu D. W., Maehr R., Guo W. J., et al. Induction of pluripotent stem cells by defined factors is greatly improved by small-molecule compounds[J]. Nat. Biotechnol., 2008, 26(7): 795－797.

［7］ Shi Y., Desponts C., Do J. T., et al. Induction of pluripotent stem cells from mouse embryonic fibroblasts by *Oct4* and *Klf4* with small-molecule compounds[J]. Cell Stem Cell, 2008, 3(5): 568－574.

［8］ Zhou H. Y., Wu S. L., Joo J. Y., et al. Generation of induced pluripotent stem cells using recombinant proteins[J]. Cell Stem Cell, 2009, 4(5): 381－384.

［9］ Hou P. P., Li. Y. Q., Zhang X., et al. Pluripotent stem cells induced from mouse somatic cells by small-molecule compounds[J]. Science, 2013, 341(6146): 651－654.

［10］ Long Y., Wang M., Gu H. F., et al. Bromodeoxyuridine promotes full-chemical induction of mouse pluripotent stem cells[J]. Cell Res., 2015, 25(10): 171-174.

［11］ Judson R. L., Babiarz J. E., Venere M., et al. Embryonic stem cell-specific microRNAs promote induced pluripotency[J]. Nat. Biotechnol., 2009, 27(5): 459-461.

［12］ Anokye-Danso F., Trivedi C. M., Juhr D., et al. Highly efficient miRNA-mediated reprogramming of mouse and human somatic cells to pluripotency[J]. Cell Stem Cell, 2011, 8(4): 376-388.

［13］ Yu J. Y., Hu K., Smuga-Otto K., et al. Human induced pluripotent stem cells free of vector and transgene sequences[J]. Science, 2009, 324(5928): 797-801.

［14］ Fusaki N., Ban H., Nishiyama A., et al. Efficient induction of transgene-free human pluripotent stem cells using a vector based on Sendai virus, an RNA virus that does not integrate into the host genome[J]. P. Jpn. Acad. B., 2009, 85(8): 348-362.

［15］ Karagiannis P., Takahashi K., Saito M., et al. Induced pluripotent stem cells and their use in human models of disease and development[J]. Physiol. Rev., 2019, 99(1): 79-114.

［16］ Kimbrel E. A., Lanza R. Current status of pluripotent stem cells: moving the first therapies to the clinic[J]. Nat. Rev. Drug Discov., 2015, 14(10): 681-692.

［17］ Wiegand C., Banerjee I. Recent advances in the applications of iPSC technology[J]. Curr. Opin. Biotechnol., 2019, 60: 250-258.

［18］ Mungenast A. E., Siegert S., Tsai L. H. Modeling Alzheimer's disease with human induced pluripotent stem (iPS) cells[J]. Mol. Cell Neurosci., 2016, 73: 13-31.

［19］ Koh Y. H., Tan L. H., Ng S. Y. Patient-derived induced pluripotent stem cells and organoids for modeling alpha synuclein propagation in Parkinson's disease[J]. Front. Cell Neurosci., 2018, 12: 413.

［20］ Shi Y. H., Inoue H., Wu J. C. Induced pluripotent stem cell technology: a decade of progress[J]. Nat. Rev. Drug Discov., 2017, 16(2): 115-130.

［21］ Kim C. iPSC technology-powerful hand for disease modeling and therapeutic screen[J]. BMB Rep., 2015, 48(5): 256-265.

［22］ Peinkofer G., Burkert K., Urban K., et al. From early embryonic to adult stage: comparative study of action potentials of native and pluripotent stem cell-derived cardiomyocytes[J]. Stem Cells Dev., 2016, 25(19): 1397-1406.

［23］ Gattazzo F., Urciuolo A., Bonaldo P. Extracellular matrix: a dynamic microenvironment for stem cell niche[J]. Biochim. Biophys. Acta., 2014, 1840(8): 2506-2519.

［24］ Doss M. X., Sachinidis A. Current challenges of iPSC-based disease modeling and therapeutic implications[J]. Cells, 2019, 8(5): 403.

第六篇

"老树开新花"

——NK 细胞疗法的生物机制、临床进展和展望

主要作者：何　垚　郭祖浩

2022 年 3 月 25 日

The Convergence of Biotechnolgy Breakthroughs and Engineering Advances Gives New Life to Old Soldier NK Cell

随着近年来对生命机制探索的深入，大量新兴生物技术纷纷涌现，在道阻且长的癌症"攻坚战"中为我们增添了几分底气。如今治疗癌症的临床手段已拥有"组合招式"，包括"外力干预拳法"——手术、化疗、放疗、靶向治疗、蛋白降解疗法等，以及"内力增强心法"——免疫疗法（immunotherapy）、细胞疗法（cell therapy）、基因疗法（gene therapy）等。细胞疗法是近年来研发和临床转化的热门方向，其中嵌合抗原受体（chimeric antigen receptor，CAR）修饰的 T 细胞（CAR-T）创新疗法已率先获批作为药品用于临床治疗。受此启发，研究者们沿袭相似的工程化改造技术以探索其他免疫细胞的临床转化可能性，代表性的包括肿瘤浸润淋巴细胞（tumor infiltrating lymphocyte，TIL）、自然杀伤细胞（natural killer cell，NK cell）、恒定自然杀伤 T 细胞（invariant natural killer T cell，iNKT cell）、调节性 T 细胞（regulatory T cell，Treg）、γδ T 细胞、巨噬细胞（macrophage）、树突状细胞（dendritic cell，DC）等。

NK 细胞作为一类无需抗原预先致敏即可非特异性杀伤肿瘤细胞的先天淋巴细胞，不少研究者和创业团队已躬身入局推进基于 NK 细胞的创新疗

法，特别是 CAR-NK 细胞疗法；据 Market Research Guru 咨询机构的调研，全球 NK 细胞疗法市场规模 2021 年达到 3.4 亿美元，预计 2028 年将增长至 10.09 亿美元，复合年均增长率（compound annual growth rate，CAGR）将达 16.8%。当下 NK 细胞疗法多数仍处于临床前及临床研究阶段，虽然挑战多多但却充满希望，本文以 NK 细胞疗法为主题，观今朝以望未来，以享诸君。

一、NK 细胞及其生物学特征、功能和调控

（一）NK 细胞概述

NK 细胞是一种固有淋巴样细胞（innate lymphoid cell，ILP），是紧随 T 细胞、B 细胞之后的第三大类淋巴细胞；其形体较大，含有胞浆颗粒，通常采用"麻子脸"呈现 NK 细胞这种特征形态（图 6-1）。NK 细胞是一个与生俱来的杀手，无需抗原预先致敏即可快速反应并非特异性产生杀伤效果，由此冠名"自然杀伤"。

NK 细胞源自 $CD34^+$ 造血祖细胞（hematopoietic progenitor cell，HPC），发育为淋系共同祖细胞（common lymphoid progenitor，CLP）后，逐渐下调 CD34、上调 CD56，进而发育为 NK 细胞。NK 细胞主要存在于淋巴结、骨髓、外周血、肺、脾脏、肝脏等器官内；根据 CD56 在细胞表面表达密度的多少，NK 细胞包括 $CD56^{bright}$ 和 $CD56^{dim}$ 两个亚群，其中 $CD56^{dim}$ NK 细胞占体内 NK 细胞数量的 90% 以上（图 6-2）。

（二）NK 细胞的表型及特征

基于细胞表面蛋白表达对细胞进行免疫分型是生物医学研究中的常用方法，实践中多采用流式细胞技术（flow cytometry），分型依据是免疫荧光检测信号的有无（采用"+/-"或"positive/negative"表示）以及相对强度（采用"+/++/+++"或"bright/moderate/dim/variable"表示）。对于 NK 细胞一般采用 CD56（有的研究会同时采用 CD56 和 CD16）进行免疫分型，根据荧

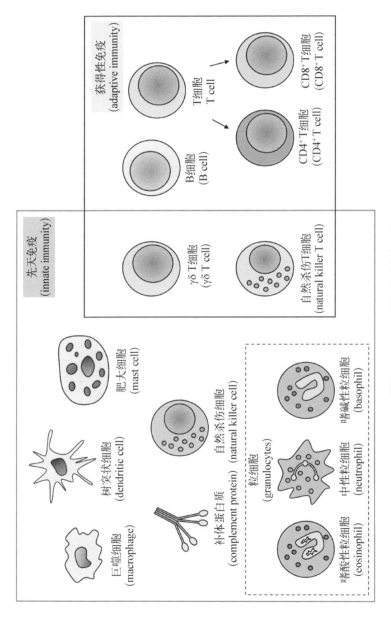

图 6-1　NK 细胞与其他免疫细胞

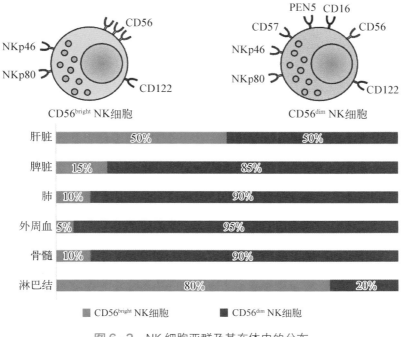

图6-2　NK 细胞亚群及其在体内的分布

光亮度差异，将其分为 CD56^{bright} 和 CD56^{dim} 2 个亚群；进一步的研究表明，CD56^{bright} 亚群的细胞表面 CD56 高表达、CD16 和杀伤细胞抑制受体（killer-cell immunoglobulin-like receptors，KIRs）低表达，而 CD56^{dim} 亚群则与之相反，呈现 CD56 低表达、CD16 和 KIRs 高表达的特征。由于表型不同，NK 细胞的 CD56^{bright} 和 CD56^{dim} 亚群具有不同的生物学功能。

　　CD56^{bright} NK 细胞是未成熟的 NK 细胞，其生物学功能有两方面，不仅是 CD56^{dim} NK 细胞的祖细胞，同时也是效应细胞。CD56^{bright} NK 细胞的细胞毒作用较弱，主要依靠分泌细胞因子（cytokine）、生长因子（growth factor）、趋化因子（chemokine）等发挥其免疫调节作用，例如干扰素 γ（interferon-γ，IFN-γ）、肿瘤坏死因子 α（tumor necrosis factor-α，TNF-α）、TNF-β、白细胞介素 10（interleukin-10，IL-10）和粒细胞巨噬细胞刺激因子（granulocyte-macrophage colony-stimulating factor，GM-CSF）。CD56^{dim} NK 细胞的细胞

因子分泌能力较弱，但是具备天然细胞毒作用和抗体依赖细胞介导的细胞毒作用（antibody dependent cellular cytotoxicity，ADCC），具有更强的杀伤力。

（三）NK 细胞的功能及调控

作为人体抗击癌症的第一道防线，NK 细胞在防线中的作用主要包括：

（1）NK 细胞分泌穿孔素（perforin）、颗粒酶（granzyme）、颗粒溶素（granulysin）等具有细胞毒性的溶解性颗粒，诱导靶细胞凋亡。

（2）NK 细胞表达 TNF 超家族成员结合相应受体诱导靶细胞凋亡，例如 FAS 结合 FAS 配体（FAS ligand，FASL），肿瘤坏死因子相关凋亡诱导受体（TNF-related apoptosis-inducing ligand，TRAIL）结合 TRAIL 受体（TRAIL receptor，TRAILR）。

（3）NK 细胞分泌大量细胞因子（如 IFN-γ、TNF-α、TNF-β、IL-10），生长因子（如 GM-CSF）和趋化因子（如 CCL3、CCL4、CCL5、XCL1），招募巨噬细胞、树突状细胞、T 细胞等友军协同抗战。

（4）表达 Fc 受体（CD16），介导 ADCC 效应。

由于 NK 细胞缺乏特异性抗原识别受体，在防线中要如何做到不误伤"队友"，其"防误伤机制"与 T 细胞、B 细胞不同。NK 细胞功能的调控依赖于表面杀伤活化受体和杀伤抑制受体（表 6-1），两者结合靶细胞相应的表面配体后分别起到激活 NK 细胞杀伤与抑制 NK 细胞杀伤的作用。在正常生理情况下，2 个受体同时与正常细胞表面配体主要组织相容性复合体（major histocompatibility complex，MHC）Ⅰ 类分子（MHC-Ⅰ）结合，此时抑制信号占主导，NK 细胞不杀伤正常细胞；在感染或肿瘤的病理情况下，MHC-Ⅰ 缺失或下调，非 MHC-Ⅰ 异常表达或上调，此时抑制信号缺失，活化信号占主导，从而激活 NK 细胞杀伤靶细胞（图 6-3）。形象地理解，NK 细胞基于"有罪推论"：首先假定靶细胞有问题，若靶细胞可以出示"身份证"，则将其判定为正常细胞，不予以杀伤；若靶细胞不能出示正确有效的证件，则将其判定为感染或肿瘤细胞，NK 细胞便投入战斗。

表 6-1 常见的 NK 细胞表面受体

效 果	NK 细胞表面受体	肿瘤细胞表面配体
激 活	NKG2D	MICA、MICB 与 ULBP1-6
	DNAM1	CD15、CD112
	LFA1	ICAM1
	CD2	CD58
	NKp30	B7-H6
	NKp44	HLA-DP
	NKp46	HA……
	NKG2C	HLA-E
抑 制	KLRG1	cadherin
	CD161	LLT1
	NKG2A	HLA-E
	KIR2DL1-3	HLA-C
	TIGIT	CD155、CD112

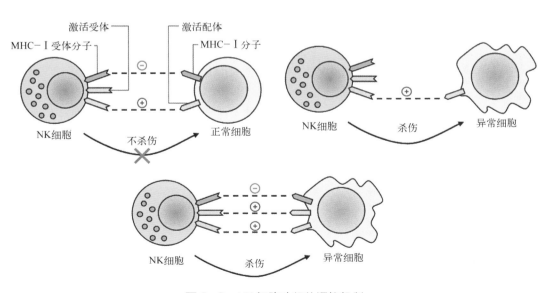

图 6-3 NK 细胞功能的调控机制

二、基于 NK 细胞的创新疗法

（一）基于 NK 细胞的创新疗法策略概述

NK 细胞最早发现于 20 世纪 70 年代，至今人们对其生理学机制及应用仍在不断探索。近年来肿瘤免疫疗法、细胞疗法、基因编辑等新技术不断获得突破，其中基于 NK 细胞的创新疗法也显现巨大的临床转化潜力。根据设计思路的不同，基于 NK 细胞的创新疗法分为激活杀伤活化受体和阻断杀伤抑制受体两条路径，可细分为五种策略。

（1）细胞因子疗法。向患者输注 IL-2、IL-15 等细胞因子以激活体内 NK 细胞活性。

（2）NK 细胞的过继性细胞疗法（adoptive cell therapy，ACT）。向患者输注健康的经活化的 NK 细胞，其中回输的 NK 细胞在体外经过 IL-2、IL-15 等细胞因子的活化处理。

（3）基因工程化 NK 细胞疗法。向患者输注基因改造的 NK 细胞，例如 CAR 修饰的 NK 细胞（CAR-NK）。

（4）单克隆抗体（monoclonal antibody，mAb）疗法。根据抗体的靶向不同，可以分为两类：① 采用靶向肿瘤相关抗原的治疗性抗体，例如靶向表皮生长因子受体（epidermal growth factor receptor，EGFR）的西妥昔单抗（cetuximab）、靶向 CD20 的利妥昔单抗（rituximab），通过 NK 细胞诱导 ADCC 效应达到治疗目的；② 采用直接靶向 NK 细胞抑制受体的抗体，例如靶向 NKG2A 的莫那利珠单抗（monalizumab），活化 NK 细胞对肿瘤细胞进行杀伤。

（5）NK 细胞衔接器（engager）。衔接器一般是双特异性抗体或三特异性抗体（如德国生物技术公司 Affimed），可以同时靶向肿瘤细胞抗原以及 NK 细胞活化受体，将 NK 细胞和肿瘤细胞"拉拢"在一起，进而引发 NK 细胞杀伤肿瘤细胞。

根据输注有效物质的属性进行分类，策略（1）、（4）和（5）归为生物药，策略（2）和（3）归为细胞疗法，本文以下内容对 NK 细胞疗法重点展开介绍。

（二）NK 细胞疗法

1. NK 细胞疗法技术流程及要点

NK 细胞疗法与其他免疫细胞疗法的技术流程相似，概括起来主要包括三大环节：获得细胞、扩增生产、临床使用。

（1）获得细胞

获得细胞这个环节还涉及 NK 细胞来源、分离富集、活化、改造等若干步骤，本小节仅对 NK 细胞来源和 CAR-NK 细胞展开讨论。

1）NK 细胞来源

如何获得合适的 NK 细胞是 NK 细胞疗法的万里长征第一步，目前主要来源于以下 3 类细胞，优劣各有不同。

① 原代 NK 细胞，主要通过采外周血（peripheral blood，PB）、脐带血（umbilical cord blood，UCB 或 CB）后分离获得。外周血来源的 NK 细胞（PB-NKs）细胞具有安全性高、杀伤活性强的优点，但是细胞纯度低且难以大量扩增、低温保存会影响细胞活性，给规模化生产带来较大挑战；脐带血来源的 NK 细胞（CB-NKs 或 UCB-NKs）可分化扩增且获得不错的临床数据（e.g. 美国 MD Anderson 癌症中心），但是缺点在于未完全分化、杀伤力有限且有致瘤性风险。

② NK 细胞系，NK 细胞有许多成熟的细胞系，包括 NK-92、NKG、YT、NK-YS、HANK-1、YTS、NKL 等，目前临床试验中主要采用 NK-92 细胞系，是从一位患有急进性非霍奇金淋巴瘤的 50 岁男性外周血单核细胞衍生来的一株 IL-2 依赖型 NK 细胞株。NK-92 细胞系相较于原代 NK 细胞最大的优势在于不涉及分选纯化步骤、体外扩增得到的细胞群体一致性更好、其表面的杀伤抑制受体表达很低从而具有更优异的杀伤能力，但是 NK-92 细胞系的缺点也很明显，主要表现在需要辐照处理、存在致瘤性以及体内存活时间极短。

③ 由干细胞定向分化所得的 NK 细胞，目前临床试验中选用的干细胞为人胚胎干细胞（human embryonic stem cell，hESC）和诱导多功能干细胞（induced pluripotent stem cell，iPSC）。iPSC 定向分化的 NK 细胞（iNKs）的研究热度很高，是目前国内外众多公司主要采用的一个 NK 细胞来源。iNKs 综合了原代 NK 细胞和 NK-92 细胞系的优点，表型与原代 NK 细胞更为接近，生长能力强，有利于获得充足且同质的细胞，更容易满足临床应用要求。不过 iNKs 技术难度较高，安全性和临床有效性仍需面临监管挑战；也存在潜在的致癌风险，已有大量研究从表观遗传修饰、染色质组织、代谢重编程等途径来抑制其致癌潜能。另外，也有研究采用 CD34$^+$ HPC 向 NK 细胞定向诱导分化的方式获得 NK 细胞。

2）CAR-NK 细胞

CAR-NK 细胞需要在 NK 细胞基础上"加装"CAR，对于原代 NK 细胞、NK 细胞系而言，仅需对其直接改造"加装"CAR；对于源于干细胞定向分化的 CAR-NK 细胞，其技术路径还可以分为 2 种：一种是对干细胞改造"加装"CAR，然后定向分化为可以表达 CAR 的 NK 细胞；另一种是干细胞先定向分化为 NK 细胞，然后再改造"加装"CAR。

给 NK"加装"CAR 的目的可以使得 NK 细胞具有靶向性，同时新建一条活化 NK 细胞的激活通路并增强其抗肿瘤效应。CAR 结构的设计以及转导对于 CAR-NK 的治疗功效至关重要。

CAR-NK 借鉴传承了 CAR-T 的基本结构框架和转导方式，早期的 CAR-NK 构建更多基于参与 T 细胞激活的共刺激域（costimulatory domain），现在人们越来越重视 NK 特异性信号转接器，例如一些研究发现，DAP10、DAP12 和 2B4 发挥着特别重要的作用，这些细胞内信号转接器在与它们各自的上游受体结合后介导 NK 细胞活化。

基因转导（gene transduction）的稳定性是实现效应细胞稳定表达 CAR 的前提。当前常用的 CAR-NK 转导技术包括病毒载体和非病毒载体两类，其中常用的病毒载体包括逆转录病毒（retrovirus）、慢病毒（lentivirus）和腺相关病毒（adeno-associated virus，AAV），常用的非病毒载体包括利用电穿孔（electroporation）、睡美人转座子（sleeping beauty transposon）、脂质体（liposome）等方式转导 DNA、mRNA。与 CAR-T 类似，CAR-NK 的基因转导也面临效率低的技术困境，开发具有更高转导效率和安全性的载体是 CAR-NK 未来走向临床应用的关键。

（2）扩增生产

细胞疗法在临床应用时需要大量效应细胞，有研究表明适合临床应用的 NK 细胞数量范围在 $5 \times 10^6 \sim 1 \times 10^8$ 细胞数量 / 体重（kg）。在获得 NK 细胞（包含 CAR-NK 细胞）后，如何在体外高效扩增成为产业转化中需要面临的又一挑战，需要考察扩增能力、适配 NK/CAR-NK 细胞的生长特点、安全性、便捷性、生产周期、生产成本等诸多因素，同时还要考虑生产工艺不能引致效应细胞发生非预期或异常的变化。

目前不同研究机构或开发企业各自拥有不同的 NK 细胞扩增技术，根据培养工艺的特点，概括起来主要分为 2 类：

1）滋养细胞（feeder cell）+ 细胞因子的培养工艺（feeder-dependent）

该类方法广为采用的滋养细胞为 K562 细胞或经基因改造的 K562 细胞，该细胞表面可以稳定表达多种细胞因子受体，在多种细胞因子协同作用下，外周血单个核细胞中的自然杀伤细胞得到定向激活和扩增。

该类培养工艺的优点在于细胞扩增活率高、速度快，CD56^{bright} NK 细胞纯度高，CD16 等受体表达比例高，所收获的 NK 细胞具有较强的杀伤性。有研究报道，经过这样的培养方式可以收获扩增超过 300 倍的 NK 细胞。不过该方法引入的细胞为肿瘤细胞，其潜在风险难以完全消除；将正常细胞与肿瘤细胞共培养，然后将收获所得的 NK 细胞回输体内存在难以克服的伦理障碍；引入滋养细胞后，对细胞来源、历史培养情况、安全性等方面需要建立管理标准和质控体系，进一步增加了 NK 细胞产品的报批难度。

2）纯因子培养工艺（feeder-free）

该类培养工艺使用 IL-2、IL-12 等细胞因子刺激，向 NK 细胞方向诱导或激活，同时配合相应的细胞培养基，使 NK 细胞大量增殖。

该类培养工艺的优点在于安全性，其所用的细胞因子在体内原本就存在，整个培养过程相当于在体外模拟体内环境；由于无活细胞成分，较添加滋养细胞的培养方法而言，降低了产品报批难度。但是纯因子培养技术的生产效率较低，在培养过程中需要消耗大量的细胞因子，细胞因子研发成本及价格都很高，所以导致该类工艺的生产成本居高不下；另外，该类工艺所收获的 NK 细胞纯度不及添加滋养细胞的培养工艺，存在脱靶效应，杀伤效果偏弱。

在以上的分类基础上，根据培养基是否含有血清和动物源成分，可以作进一步地细分。

（3）临床使用

NK 细胞产品的冻存（cryopreservation）复苏（thaw）是回输人体前的最后一个技术环节，对该环节工艺的摸索是 NK 细胞产品走向大规模临床应用的必修课。有研究发现，NK 细胞对冻存复苏极为敏感，复苏后的 NK 细胞存活率和细胞毒作用显著降低；进一步研究发现加入 IL-2 等细胞因子孵育后可以再次激活 NK 细胞功能。

冻存复苏环节一般遵循"慢冻快融"原则。慢冻可使细胞逐步脱水，以避免细胞内产生大量冰晶；快融则是使冻存时产生的胞外冰晶迅速融化，避免其缓慢融化后进入细胞再结晶而造成的损害。在冻存环节，冰晶结构与降温速率密切相关，有研究结果表明，1℃/min 或更慢的降温速率对 NK 细胞是较为合适的；而在复苏环节，合适的复苏速率对最终回输人体的 NK 细胞状态至关重要。

2. NK 细胞疗法的优势

T 细胞疗法是各类细胞疗法中发展较为成熟的，从 2017 年开始美国食品药品监督管理局（Food and Drug Administration，FDA）已经陆续批准了 6 款 CAR-T 与 1 款 TCR-T 细胞疗法产品，国家药品监督管理局（National Medical Products Administration，NMPA）也批准了两款 CAR-T 细胞疗法产品。T 细胞疗法给血液肿瘤患者带来了治愈的希望，但是脱靶效应（off-target effect）、细胞因子释放综合征（也称"细胞因子风暴"，cytokine release syndrome，CRS）、对实体瘤效果有限、治疗费用十分昂贵等缺陷，也制约了 T

细胞疗法的应用。

相对 T 细胞疗法而言，NK 细胞疗法具有以下几个优势。

（1）更广泛的细胞来源。与 T 细胞疗法目前主要依赖患者自体 T 细胞不同的是，NK 细胞疗法可以采用多种不同来源的 NK 细胞。截至目前，进入临床阶段的 NK 细胞疗法的细胞来源主要包括外周血、脐带血、NK-92 细胞系、iPSC 和 hESC。

（2）更广泛的适应证。NK 细胞疗法被广泛用于各种癌症治疗，包括血液肿瘤（hematological malignancy）和实体瘤（solid tumor），其中 CAR-NK 疗法有望突破 CAR-T 疗法难以治疗实体瘤的瓶颈。

（3）更多的杀伤途径。NK 细胞疗法具有更多的肿瘤杀伤途径，包括分泌穿孔素、颗粒酶，激活凋亡途径以及介导 ADCC。

（4）更好的安全性。异体 NK 细胞不会引起移植物抗宿主病（graft-*versus*-host disease, GvHD），供者 NK 细胞 KIR 与受者人白细胞抗原（human leukocyte antigen，HLA）不匹配而诱导的异体反应（alloreactivity）亦可改善肿瘤治疗或干细胞移植的治疗效果。对于 CAR-NK 细胞疗法而言，其安全性主要体现在 CAR-NK 细胞不分泌炎症因子（inflammatory cytokine），一般不诱发细胞因子风暴；同时体内存活周期短，不易产生长期毒性。

（5）可作为通用（universal）即用（off-the-shelf）产品。基于 NK 细胞的高安全性，NK 细胞疗法的一个巨大价值在于可作为通用即用产品，适用于不同个体、可长期冻存，能为危重患者提供及时的治疗，同时还能有效降低生产成本和终端售价，进而降低患者自费以及医保支付压力。

3. 注册路径分析

（1）目前的监管情况

目前中国对于细胞治疗采用"双轨制"：一种轨道是将细胞疗法产品作为药品管理，NMPA 及其下属部门对临床试验以及产品注册进行审批监管；另一种轨道则是将细胞疗法作为医疗技术管理，由国家卫生健康委员会（national health commision，NHC）及其下属部门进行监管审批，准予在医疗机构实现临床技术应用。

（2）监管政策动态

2019 年 3 月，NHC 发布了《体细胞治疗临床研究和转化应用管理办法（试行）》征求意见稿，该办法表明对体细胞临床研究进行备案管理，并允许临床研究证明安全有效的项目经过备案在相关医疗机构进入转化应用。相比药品注册，医疗技术备案更为简单快捷，由此也吸引研发机构与医疗机构联合开展研究者发起的临床试验（investigator-initiated trial，IIT）。然而，时至今日，该办法仍未落地，意味着细胞治疗通过第三类医疗技术进入临床应用的路线暂未获得官方支持。

2021 年 2 月和 12 月，NMPA 药品审评中心（Center for Drug Evaluation，CDE）分别发布了《免疫细胞治疗产品临床试验技术指导原则（试行）》和《基因修饰细胞治疗产品非临床研究技术指导原则（试行）》这两部技术指导原则，分别对免疫细胞治疗产品和基因修饰细胞治疗产品的开发做了规范。2021 年 2 月，NHC 在官网上发布了《对十三届全国人大三次会议第 4371 号建议的答复》，答复函中明确提出："我委一直鼓励和支持干细胞、免疫细胞等研究、转化和产业发展。干细胞、免疫细胞等细胞制剂具有明显的药品属性。国家药品监管部门已经为相关制剂通过药品审批制定配套政策，审批后可以迅速广泛应用，既有利于保障医疗质量安全，又有利于产业化、高质量发展。"2022 年 1 月，NMPA 发布《药品生产质量管理规范-细胞治疗产品附录（征求意见稿）》和《嵌合抗原受体 T 细胞（CAR-T）治疗产品申报上市临床风险管理计划技术指导原则》两项与细胞治疗产品密切相关的法规。

基于以上一系列政策和意见的颁布，将细胞疗法产品作为药品管理"似乎"更契合我国监管的发展方向，也许在未来可能从"双轨制"变为以药品管理的"单轨制"，与以美国、欧盟为代表的国际主流做法接轨。

（3）当前 NK 细胞疗法注册的建议

NK 细胞与 T 细胞均为免疫细胞，由此 NK 细胞疗法可以模仿 CAR-T 的注册路径，按照新药方式在国内注册申报。2021 年 11 月 11 日，CDE 批准了第一款我国自主研发的针对"晚期上皮性卵巢癌治疗的靶向间皮素（mesothelin，MSLN）嵌合抗原受体 NK 细胞（CAR-NK）注射液"的临床试验申请。通过众多 CAR-T 与 CAR-NK 项目的审评审批，CDE 专家在细胞治疗领域也逐步积累了丰富经验，建议 NK 细胞疗法的开发者与 CDE 保持紧密沟通，争取获得更多协助与指导。

三、NK 细胞疗法的临床在研格局及融资进展

目前海内外已有多家科研机构及初创企业布局 NK 细胞疗法赛道，其中 NK 细胞 ACT 疗法用于肿瘤治疗的效果相对有限，而用于增强免疫力以及抗衰老方向的研究较多；相比之下，CAR-NK 疗法在肿瘤治疗领域表现了更好的潜力，已有多家药企的 CAR-NK 管线进入临床试验阶段。以下主要针对 CAR-NK 疗法的临床在研格局与融资进展进行简要介绍。

（一）临床在研格局

目前，美国 MD Anderson 癌症中心（合作方 Takeda 武田制药）与菲特治疗公司（Fate Therapeutics，NASDAQ: FATE）公布了 CAR-NK 的相关临床数据。

2020 年 2 月，美国 MD Anderson 癌症中心在知名医学期刊《新英格兰医学杂志》（*The New England Journal of Medicine*）上公布了关于 CAR-NK 治疗 CD19 阳性淋巴瘤的 I/II 期临床研究（NCT03056339）数据。临床试验结果显示，对 11 例复发性 / 难治性非霍奇金淋巴瘤（non-hodgkin lymphoma，NHL）患者和慢性淋巴细胞白血病（chronic lymphocytic leukemia，CLL）患者分别给予不同剂量的脐带血 HLA 不匹配的抗 CD19 CAR-NK 细胞，大多数患者显现出临床疗效，而且未观察到重大毒性反应。参与该研究的 11 名患者中，有 8 名（73%）对治疗有反应，其中 7 名（4 名 NHL 患者和 3 名 CLL 患者）达到了完全缓解，5 名有反应的患者缓解后继续接受治疗。治疗反应迅速，且注入的 CAR-NK 细胞扩增并以低水平持续至少 12 个月。该疗法安全性良好，受试者未出现细胞因子释放综合征、神经毒性以及移植物抗宿主病，并且 IL-6、TNF-α 等炎症细胞因子与基线水平相比均未见升高。

该产品（编号 TAK-007）已于 2019 年由美国 MD Anderson 癌症中心与

Takeda 达成独家许可和研究协议，Takeda 于 2021 年 11 月启动了一项关键的 II 期开放标签多中心临床研究（NCT05020015）来评价 TAK-007 在治疗成人复发 / 难治性 B 细胞非霍奇金淋巴瘤中的安全性和有效性。该试验将在全球范围内进行，预计将招募约 242 名患者。

菲特治疗公司是 NK 细胞疗法的全球引领者，目前有多款 NK 细胞疗法产品进入临床试验阶段，菲特治疗公司关于 CAR-NK 疗法最新的临床数据报道是在 2021 年 12 月美国血液学会（American Society of Hematology，ASH）年会上。菲特治疗公司展示了针对复发 / 难治性 B 细胞淋巴瘤（B-cell lymphoma，BCL）患者 FT596 项目的临床 I 期中期数据，FT596 是该公司多抗原靶向、iPSC 源性的 CAR-NK 候选产品。摘要展示了截至 2021 年 10 月 11 日的临床数据，包含了来自 3 个剂量队列（分别为 3 000 万、9 000 万和 3 亿细胞）的 25 名可评估患者（单药组 n=12；联合组 n=13；联合给药利妥昔单抗），其中 24 名患者的疗效也可评估（单药治疗组 n=12；联合治疗组 n=12），这 25 名患者的前期中位治疗线数为四线。在 ASH 报告的数据截止日期之后，联合组第三个单剂量队列中的另一名患者出现了初始抗肿瘤反应。在共 26 名患者的单药治疗和联合治疗的高于 9 000 万剂量队列中，18 名患者（69%）在第 29 天实现了客观反应，其中 12 名患者（46%）单剂量 FT596 后实现了完全缓解。其中 9 名之前接受过自体 CD19 靶向 CAR-T 细胞疗法的患者中有 6 名在单剂量 FT596 治疗后的第 29 天达到了客观反应（67%）。在总共包括 12 名患者的联合组中，9 名患者（75%）在单次给药后的第 29 天实现了客观缓解，其中包括 7 名患者（58%）实现了完全缓解。FT596 表现出良好的安全性，所有患者没有观察到免疫效应细胞相关神经毒性综合征（immune effector cell-associated neurotoxicity syndrome，ICANS）与 GvHD，仅有 3 次细胞风暴报告（均为一、二级）。主要的不良反应是中性粒细胞计数下降、呕吐、贫血、白细胞总数减少、疲劳和血小板减少等，未观察到 B 细胞或 T 细胞介导的排斥反应。

除了以上已公布的 CAR-NK 临床结果以外，还有多家企业也在积极推进，此处对目前已经进入临床研究阶段的代表企业和 CAR-NK 管线进行了梳理（表 6-2）。

表 6-2 主要临床在研的 CAR-NK 产品

公司	产品管线	靶点／特点	适应证	临床阶段	细胞来源	市值（亿美元）
菲特治疗公司（Fate Therapeutics）	FT-516	CD20, PD-L1	AML、BCL、实体瘤	I 期	iPSC	36.6
	FT-596	CD19, CD20	BCL	I 期		
	FT-538	CD38	AML、MM、实体瘤	I 期		
	FT-576	BCMA、CD38	MM	I 期		
基亚迪斯制药（Kiadis Pharma）	K-NK002	PM21-NK	预防血液瘤 HSCT 移植后复发	II 期	外周血	3.08 亿欧元被赛诺菲收购
	K-NK003	PC21-NK	复发难治性 AML	I 期		
	KNK-ID101	PM21-NK	治疗 COVID-19	I 期		
免疫生物公司（ImmunityBio）	PDL1.t-haNK	PD-L1	胰腺癌、实体瘤	II 期	NK-92	24.0
恩卡塔疗法（Nkarta Therapeutics）	NKX-101	NKG2D	AML、MDS	I 期	外周血	3.6
	NKX-019	CD19	B 细胞血液瘤	I 期		
武田制药（Takeda）	TAK-007	CD19	复发／难治性 B 细胞非霍奇金淋巴瘤	II 期	脐带血	—
赛乐力斯公司（Celularity）	CYNK-101	HER-2	胃癌	I 期	造血干细胞	8.8

（续　表）

公司	产品管线	靶点/特点	适应证	临床阶段	细胞来源	市值（亿美元）
恩凯时代生物科技（NKGen Biotech）	SNK01	未知	NSCLC、实体瘤	I/II期	自体NK细胞	—
阿思科力	BCMA-CAR-NK 92	BCMA	MM	I/II期	NK-92	—
阿思科力	ROBO1-CAR-NK	ROBO1	实体瘤	I/II期	NK-92	—
国健呈诺	靶向间皮素嵌合抗原受体NK细胞注射液	间皮素	卵巢癌	I期	外周血	—

注：统计日期截至美国时间2022年3月22日；其中Takeda为跨国大药企，此处未统计其市值。

多形性胶质母细胞瘤（glioblastoma multiforme, GBM）；急性髓系白血病（acute myeloid leukemia, AML）；多发性骨髓瘤（multiple myeloma, MM）；骨髓增生异常综合征（myelodysplastic syndrome, MDS）；B细胞淋巴瘤（B cell lymphoma, BCL）；慢性淋巴细胞白血病（chronic lymphocytic leukemia, CLL）；急性淋巴细胞白血病（acute lymphoblastic leukemia, ALL）；非小细胞肺癌（non-small cell lung cancer, NSCLC）；B细胞成熟抗原（B cell maturation antigen, BCMA）。

（二）重磅交易与融资进展

美国 MD Anderson 癌症研究中心与菲特治疗公司临床数据的公布，进一步坚定了大家开发 CAR-NK 产品的信心。CAR-NK 在肿瘤治疗领域的巨大潜力，获得了科学界和资本市场的广泛认可，海外已有 Fate Therapeutics（NASDAQ：FATE）、Century Therapeutics（NASDAQ：IPSC）、Caribou Biosciences（NASDAQ：CRBU）、Cytovia Therapeutics（NASDAQ：CYTX）等多家 CAR-NK 技术公司登陆纳斯达克。此外，多家跨国药企也积极参与布局该赛道，达成了多笔重磅合作协议（表 6-3）。

2021 年 NMPA 连续批准了两款 CAR-T 疗法上市，大大鼓舞了国内细胞治疗领域的企业。近两年，国内的 CAR-NK 疗法开发呈现百舸争流的景象，投融资进展也十分活跃，多家初创 Biotech 公司都获得大手笔的早期投资（表6-4）。随着资本的涌入，相关产品研发工作得以进一步提速，其中国健呈诺的 CAR-NK 产品已顺利获得 IND 批件，多家企业的产品也进入 IIT 临床研究阶段。另有多家主要从事 CAR-T 疗法的公司也有 CAR-NK 管线的布局如科济生物（2171.HK）、恒润达生、博生吉等。加科思药业（1167.HK）通过投资 Hebecell，百济神州（688235.SH）通过与 Shoreline Biosciences 达成战略合作也都快速实现在该领域的布局。

四、小结及展望

NK 细胞疗法作为细胞疗法领域的一名老兵，随着相关技术领域的突破和资本的大力加持，正在焕发"第二春"的路上高歌猛进，特别是以 Fate Therapeutics 为代表的 iPSC 源 NK 疗法逐步进入主赛道，市场对 NK 疗法的热情也进一步高涨，使得 CAR-NK 赛道成为当下国内投融资市场的一个风口。

人们往往倾向于高估一项新技术的短期效应，而低估它的长期影响。近几年，随着 CAR-T 与 TCR-T 为代表的 T 细胞疗法的陆续获批，细胞疗法在肿瘤治疗领

表 6-3　CAR-NK 领域重磅交易

时间	药企	技术转让方	合作协议
2019	武田制药	美国 MD Anderson 癌症中心	Takeda 武田制药和美国 MD Anderson 癌症中心宣布了一项独家许可协议和研究协议，以开发脐带血衍生的用 IL-15 "武装"的 CAR-NK 细胞疗法，用于治疗 B 细胞恶性肿瘤和其他癌症。武田将获得 MD 安德森的 CAR-NK 平台的访问权，并拥有其已商业化的多达 4 个程序的专有权，其中包括针对 CD19 的 CAR-NK 细胞疗法和针对 BCMA 的 CAR-NK 细胞疗法
2020	强生	菲特治疗公司（Fate Therapeutics）	强生为多达 4 个与肿瘤相关的抗原靶标贡献专有的抗原结合结构域，利用 Fate 的 iPSC 产品平台来研究和临床前开发新的 iPSC 衍生的嵌合抗原受体 CAR-NK 和 CAR-T 细胞候选产品。Fate 获得 5 000 万美元首付与 5 000 万美元股权投资，有资格获得最高为 18 亿美元的研发和监管里程碑付款，以及产品在全球商业销售中的两位数提成
2020	赛诺菲	基亚迪斯制药（Kiadis Pharma）	赛诺菲以 3.08 亿欧元（3.58 亿美元）收购 Kiadis。此次收购将使赛诺菲获得 Kiadis "即用的" NK 细胞平台，开发基于细胞的免疫治疗产品
2021	默沙东	阿蒂瓦生物治疗（Artiva Biotherapeutics）	Artiva 与默沙东签订了全球独家合作和许可协议，利用其现货型同种异体 NK 细胞制造平台及专有的 CAR-NK 技术，开发针对实体瘤相关抗原的新型 CAR-NK 细胞疗法。Artiva 将获得前 2 个项目的 3 000 万美元预付款，如果默沙东行使第三个项目的选择权，Artiva 还将获得 1 500 万美元的额外付款。Artiva 也有资格获得每个项目高达 6.12 亿美元的开发和商业里程碑付款，以及合作产生的任何产品的全球销售版税
2021	百济神州	海岸线生物科学（Shoreline Biosciences）	百济神州斥资 4 500 万美元现金，以里程碑付款和特许权使用费的方式与 Shoreline 达成了独家全球战略合作，双方将利用 Shoreline 的 iPSC-NK 细胞技术开发并商业化一系列基于 NK 细胞疗法的产品组合，用于治疗各类恶性肿瘤。在满足特定条件的情况下，百济神州有权在 Shoreline 下一轮股权融资时收购 Shoreline 部分股权

（续　表）

时间	药企	技术转让方	合作协议
2021	吉利德/凯特（Kite）	海岸线生物科学	Shoreline 将收到一笔预付款，并有资格获得总额超过 23 亿美元的额外付款以及基于某些开发和商业里程碑的特许权使用费。将利用 Shoreline 在 iPSC 分化和基因重编程方面的专长，结合 Kite 的细胞疗法开发、商业化和生产方面的专长，为一系列血液系统恶性肿瘤开发新型同种异体候选药物。合作最初将侧重于 CAR-NK 靶标

表 6-4　国内 CAR-NK 企业融资进展

公司	融资轮次	最新融资	投资机构	简介
英百瑞	A 轮	2022 年 2 月	瑞享源基金、中南创投、隆门资本、龙磐投资等	英百瑞成立于 2014 年，从事肿瘤和免疫类疾病的治疗，2016 年开始专注于创新型通用现货 CAR-NK 细胞疗法的开发，通过其原创的技术平台，研发出一系列细胞和抗体药物，致力于解决临床未满足的疾病，多个产品管线正在同步推向临床
星奕昂生物	天使轮	2021 年 7 月	礼来亚洲、IDG 资本、夏尔巴投资	星奕昂生物于 2021 年 5 月成立，专注于免疫细胞药物的研发和产业化，通过自主创新研发和引进相结合，开发 iPSC-CAR-NK 通用型现货免疫细胞产品，致力于为全球肿瘤患者提供有效的治疗药物
贝斯生物	天使轮	2021 年 7 月	弘晖资本、弘励创投、瑞伏创投、横琴金投	贝斯生物于 2021 年 4 月创立，在 NK 细胞领域和基因编辑领域拥有一系列自己的核心技术、专利和 know-how，已经建立了完备的 NK 细胞基因工程改造平台，并且完成了概念验证。目前研发管线包括多个全球首创的 first-in-class 通用型细胞治疗产品，适应证包括肺癌、肝癌、脑胶质瘤等多种实体肿瘤，以及血液肿瘤中的未被满足的治疗需求

（续　表）

公司	融资轮次	最新融资	投资机构	简介
景达生物	天使轮	2022 年 1 月	德源药业	景达生物是一家创新型生物细胞药物研发商，致力于通用型 NK/CAR-NK 细胞药物研发。公司由科学家、生物制药公司高管与新药审评专家联合创立，在 NK 细胞大规模培养及病毒转导方面具有丰富经验，实现 CAR-NK 细胞药物从筛选、构建、扩增、转导、检测的全闭环开发流程
再凌生物	天使轮	2021 年 9 月	泰福资本、云锋基金、博远资本、瑞华资本	再凌生物由 Cytovia 和投资机构泰福资本创立，与 Cytovia 合作在大中华地区推进多个 NK 治疗项目，首先将协调美国和中国肝细胞癌 GPC3 靶向治疗项目的临床开发。此外，再凌生物获得了 Cytovia 的技术许可，将能够在中国开发其他 NK 疗法并实现全球商业化
阿思科力	未见公开融资报道	—	—	阿思科力是 CAR-NK 的早期入局者，成立于 2013 年，位于苏州，是一家致力于免疫细胞治疗和抗肿瘤蛋白药物的生物科技公司
优凯瑞	未见公开融资报道	—	—	优凯瑞成立于 2019 年，是由瑞典、新加坡等海外科学家为核心团队创立的高科技医药公司。优凯瑞的产品管线主要包括以 NK 细胞为中心应用非病毒电转技术制备脐带血、外周血和 iPSC 来源的 CAR-NK，力争以极低的成本开发针对血液肿瘤和实体肿瘤的下一代高效、安全、通用型细胞治疗产品
国健呈诺	未见公开融资报道	—	—	国健呈诺成立于 2019 年，由呈诺医学与国亦生命科技联合成立，是一家以基因和细胞治疗、人工智能为核心技术平台，专注于肿瘤治疗研发，尤其是 CAR-NK 细胞治疗实体肿瘤的新药研发的生物医药企业

域表现的"可能根治"的巨大潜力诱惑着诸多的从业者和资金向该领域涌进。但是 T 细胞疗法存在的 CRS 反应、实体瘤疗效欠佳、治疗费用昂贵等大大限制了其应用；NK 细胞疗法相比于 T 细胞疗法在某些方面确实有着天然的优势，因而也成为细胞治疗领域的一根"救命稻草"，众多细胞治疗研究机构和企业都快速将目光向 CAR-NK 领域靠拢，当然也包括多家从事 T 细胞疗法开发的企业。美国 MD Anderson 癌症中心与 Fate Therapeutics 临床数据的公布，对行业有很大的鼓舞，但是我们必须注意到这些都是小样本的、短期的数据，大样本、长期的安全性和有效性结论才是决定成败的关键，我们需要一直保持客观谨慎的态度。

我们也需要注意到 NK 治疗领域存在的众多技术问题，如 NK 细胞来源、NK 细胞体外扩增、冻融对 NK 细胞的损耗、NK 细胞治疗的持续时间、CAR-NK 细胞中 CAR 的转导等，这些问题都足以构成 NK 疗法发展的限速步骤或技术瓶颈，都需要投入大量的人力、资金和时间来解决。

同时对于从事 NK 细胞疗法的国内企业而言，对国产供应链必须提上战略高度，尤其是影响产品工艺、报批和转化的上游试剂耗材、生产纯化设备和相关生命科学工具。

-------------------------------- 参 考 文 献 --------------------------------

[1] Heipertz E. L., Zynda E. R., Stav-Noraas T. E., et al. Current perspectives on "off-the-shelf" allogeneic NK and CAR-NK Cell Therapies[J]. Front. Immunol., 2021, 12: 732135.

[2] Dranoff G. Cytokines in cancer pathogenesis and cancer therapy[J]. Nat. Rev. Cancer, 2004, 4(1): 11-22.

[3] Crinier A., Narni-Mancinelli E., Ugolini S., et al. SnapShot: natural killer cells[J]. Cell, 2020, 180(6): 1280-1281.

[4] Kundu S., Gurney M., O'Dwyer M. Generating natural killer cells for adoptive transfer: expanding horizons[J]. Cytotherapy, 2021, 23(7): 559-566.

[5] Xie G. Z., Dong H., Liang Y., et al. CAR-NK cells: A promising cellular immunotherapy for cancer[J]. EBioMedicine, 2020, 59: 102975.

[6] Meneghel J., Kilbride P., Morris J. G., et al. Physical events occurring during the cryopreservation of immortalized human T cells[J]. PLoS One, 2019, 14(5): e0217304.

［7］ Liu E. L., Marin D., Banerjee P., et al. Use of CAR －transduced natural killer cells in CD19-positive lymphoid tumors[J]. N. Engl. J. Med., 2020, 382(6): 545－553.

［8］ Wu S. Y., Fu T., Jiang Y. Z., et al. Natural killer cells in cancer biology and therapy[J]. Mol. Cancer, 2020, 19(1): 120.

［9］ Caligiuri M. A. Human natural killer cells[J]. Blood, 2008, 112(3): 461－469.

［10］ Koehl U., Kalberer C., Spanholtz J., et al. Advances in clinical NK cell studies: donor selection, manufacturing and quality control[J]. OncoImmunology, 2016, 5(4): e1115178.

［11］ 方芳，肖卫华，田志刚. NK 细胞肿瘤免疫治疗的研究进展［J］. 中国免疫学杂志，2019，35（9）：1025－1030.

［12］ 殷书磊，于益芝，曹雪涛. CAR－NK 抗肿瘤研究的现状与发展趋势［J］. 中国肿瘤生物治疗杂志，2016，23（1）：1－10.

第七篇

寻找下一个风口
——生物相分离？

主要作者：郭祖浩　何　垚
2021 年 10 月 8 日

细胞就像一台无比精细的机器，组织着各种复杂生化反应井然有序地发生，不论在时间上还是在空间上都确保生化反应发生的高效且互不干扰。为确保这些复杂生化反应时空受控地发生，实现细胞区室化（spatial compartmentation）是至关重要的。我们常见的区室化手段是通过生物膜形成有膜细胞器来执行特定的生物学功能，如包括线粒体、叶绿体（只存在植物中）在内的双层膜细胞器和内质网、高尔基体、溶酶体等单层膜细胞器，区室化存在的各类细胞器能确保相关性越大的反应在空间上也越为靠近。此外，细胞还存在多种无膜细胞器，如核糖体、纺锤体、中心体、应激颗粒（stress granules）、核仁等（图 7-1）。这些无膜细胞器虽然没有生物膜的包裹，但是同样都组织着多种生化反应的有序发生，维持着各类生理功能正常运转，如核糖体负责蛋白质的翻译、纺锤体参与有丝分裂。

什么机制驱使着无膜细胞器的形成和高效运转，是生物学家们多年来一直在探寻的问题；而近十年来逐渐发展成熟的生物液-液相分离（liquid-liquid phase separation，LLPS）理论或许能在一定程度给出解释。生物相分离领域如今已经成为生命科学领域研究的热点，相关的研究论文近年来也呈现井喷式增长，每一期的 CNS（*Cell*，*Nature*，*Science*）期刊都会有相关研究报告。

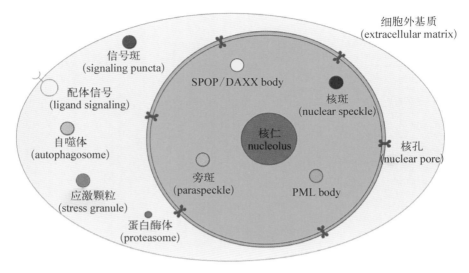

图 7-1　真核细胞中的无膜细胞器

一、生物相分离的发现与发展

（一）生物相分离的发现

相分离早期多是被用于物理化学研究中，用来描述两种混合液体后发生相互分离的现象。2009 年，马普研究所的 Hyman 教授与博士后 Brangwynne 在《科学》（*Science*）杂志发表了题为 "Germline P granules are liquid droplets that localize by controlled dissolution/condensation" 的论文，报道在秀丽隐杆线虫（*Caenorhabditis elegans*）胚胎中观察到有关 P 颗粒（P granules）相分离的现象。该研究提出细胞通过相分离，让细胞内的特定分子聚集起来，从而在"混乱"的细胞内部形成一定"秩序"，由此打开了生物大分子相分离研究的大门。近些年的研究也表明，生物相分离可能是无膜细胞器形成的主要驱动因素。

生物大分子之间（如蛋白质与蛋白质之间或蛋白质与 RNA 之间等）通过多价相互作用可以形成不断富集的聚集体，聚集体中分子的浓度不断提高，直至达到分子在溶液中的溶解极限，就会以相分离的形式从溶液中析出。对于生物大分子来说，这种相分离以一种液滴的形态存在，称为生物大分子"液-液相分离"（简称"生物相分离"），也有研究者将其称为"生物相变"（phase transition），形成的聚集体称为"生物分子凝聚体"（biomolecular condensates）。需要注意的是，生物相分离不仅能形成液滴状的结构，还能继续转变为胶状物的形式，液滴形式的相分离往往是可逆的，而凝胶状态的相分离通常是不可逆转的（可能与阿尔茨海默病致病物质β-淀粉样蛋白的产生相关）。生物相分离的发生与高分子相分离发生的机制类似，依赖溶液中生物大分子的种类、浓度，以及溶液所处的环境，比如：pH、温度、盐离子浓度等。当溶液中的大分子浓度低于一个特定的值时，这一体系无论在什么样的条件下都不能发生相分离。当高于这一浓度后，在合适的 pH 以及温度等条件下，才能形成相分离现象。

细胞内生物大分子的多价相互作用类型主要分为 2 种：一类是多个折叠的线性重复（tandem repeats）功能性的结构域相互作用，如富脯氨酸结构域（proline-rich motifs，PRM）和 SH3 结构域（Src homology domain 3）是一对可以相互作用的结构域，存在于多种胞内蛋白质中；另一类则以内在无序区域（intrinsically disordered regions，IDRs）或低重复性序列（low complexity regions，LCRs）驱动，其特点是序列重复度低且由特定的氨基酸组成（图 7-2）。IDRs 间相互作用的基础是 π-π 相互作用、阳离子-π 作用、静电相互作用、极性作用以及产生淀粉样纤维或其他潜在玻璃结构相互作用等，可利用算法预测蛋白质中的 IDRs 以分析其发生相分离的能力。一个典型的 LCR 是朊病毒样 LCR，富含极性不带电荷的氨基酸如丝氨酸、酪氨酸、谷氨酰胺、天冬酰胺等；另一个典型的 LCR 是 RNA 结合蛋白中常见的富含精氨酸残基的 RGG 结构域。

（二）生物相分离的发展

Brangwynne 等人在 2009 年发表了关于 P 颗粒相分离的研究成果，在 2011 年又于《美国科学院院刊》（PNAS）报道了核仁中存在着类似的相分离现象。2012 年，Michael Rosen 课题组和 Steven McKnight 课题组分别独立在体外重

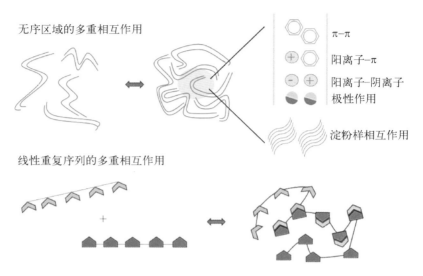

无序区域的多重相互作用

π-π

阳离子-π

阳离子-阴离子
极性作用

淀粉样相互作用

线性重复序列的多重相互作用

图7-2　相分离液滴形成的两种机制

现了生物大分子相分离这一过程，两项研究中在试管中观察到生物大分子可通过微弱的作用力形成小液滴或胶冻样小圆斑，这一突破为生物相分离的体外生化研究奠定了基础。位于马萨诸塞州的露点疗法公司（Dewpoint Therapeutics）作为首家专注于生物相分离相关药物研发的 Biotech 公司成立于 2018 年，并于次年 1 月宣布获得了 6 000 万美元的 A 轮融资。2018 年，生物相分离也被《科学》（Science）杂志评为年度十大科学突破。2019 年，Hyman 教授课题组在 bioRxiv（www.biorxiv.org）报道了首个针对相分离的小分子靶向化合物，该分子靶向会引起人类严重神经退行性疾病肌萎缩侧索硬化症的 FUS 蛋白，这一研究为神经退行性疾病的治疗带来了新的思路（图 7-3）。

　　随着国际生物大分子相分离研究的发展，我国越来越多的科研工作者开始进入这个新兴的研究领域，取得了多项重要研究成果，也发表了多篇顶级期刊。李丕龙研究员在 Michael Rosen 课题组参与了生物相分离的首次体外重现，后在清华大学继续围绕相分离与细胞自噬、染色质区室化等作用机制的阐述开展研究工作。香港科技大学张明杰院士发表了多篇神经细胞突触后致密区（postsynaptic density，PSD）形成与调控机制的重磅研究论文，为脑科学研究

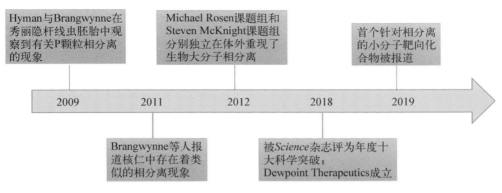

图 7-3 生物相分离发展的里程碑

领域的基础理论提供了重要支持。中国科学院生化与细胞研究所朱学良研究员揭示了 BuGZ（一种内在无序蛋白质，能够影响微管的组装）的相分离对纺锤体基质组装和纺锤体形成的促进作用。此外，复旦大学温文玉教授、中国科学院生物物理研究所张宏研究员、西湖大学杨培国研究员等学者也在该领域有重要研究发现。

二、生物相分离的生物学功能

生物相分离具有广泛的生物学功能，例如调控生化反应、感知和调节信号传导、参与基因表达调控、促进无膜细胞器的形成及与有膜细胞器的信号传递、缓冲生物大分子的胞内浓度等。本文仅对调控生化反应、调节信号传导、参与基因表达调控这三方面展开讨论。

（一）调控生化反应

生物相分离加速了细胞区室化的形成，使得时空特异性的生化反应可以高效有序地实现。当多种生物大分子通过相分离进入同一生物分子凝聚体中时，其中的某一个分子可能会进一步相分离形成更小的液滴，同时被完全包裹在大液滴中，使得多步生化反应能够依次有序发生。相分离实现了生物大分子在亚细胞内局部空间的高度富集，使得很多蛋白质之间的弱相互作用被剧烈放大；对于具有酶活的蛋白质来说，相分离的发生不仅能改变酶活反应动力学，还可能改变酶活反应的底物特异性。

（二）调节信号传导

多价结构域之间相互作用介导的相分离在细胞信号传导中扮演重要角色。很多信号通路的激活都与膜受体的寡聚密不可分，而这种多聚的膜蛋白与下游同样多聚的信号分子相互作用则很可能发生相分离。以膜上相分离为例，神经突触是神经信号传递的重要结构，突触后膜密集区的形成对于神经元之间信号的传递非常重要。突触后膜密集区的本质就是以 PSD-95、SynGAP 等分子相分离为基础，向上偶联膜蛋白 NMDAR，向下逐层招募 GKAP、Shank、Homer 等分子形成的相分离系统。

除了形成膜上相分离，一些信号转导分子也能发生相分离。Zhijian J. Chen 课题组发现外源性 DNA 与 cGAS 互作发生相分离能激活 cGAS 的环化腺苷鸟苷一磷酸合成酶活性，催化生成 cGAMP，cGAMP 作为第二信使进而能够激活 cGAS-STING 通路，引发固有免疫反应，抵御外源病毒的入侵。

（三）参与基因表达调控

基因表达受多层次的调控，表观遗传修饰、转录因子、非编码 RNA 等都可以从不同层面起到重要作用。这些调控模式中往往都会涉及多价相互作用，如表观修饰阅读器对表观修饰的识别、转录因子组成的复合体与 RNA/DNA 序列的相互作用等，探索相分离在基因表达调控中的作用也是相分离研究领域的热点。

美国麻省理工学院（Massachusetts Institute of Technology，MIT）Richard Young 研究团队的研究表明，转录共激活因子 BRD4 和 MED1（2 种超级增强子的重要组分蛋白）可以通过 IDRs 形成液液相分离，从复杂的细胞核隔离出转录组分 RNA 聚合酶Ⅱ。将转录组分聚集在超级增强子附近，实现转录过程的区室化反应，进而调控关键基因的表达，该研究为超级增强子通过相分离调控基因表达的模型提供了实验证据。

三、生物相分离与疾病的关系

错误或者异常的生物大分子相分离与多种疾病的发生密切相关，如神经退行性疾病、癌症与传染性疾病等（图7-4）。一般来说，异常生物相变导致疾病发生的机制大概有三种：（1）直接改变凝聚物组装的分子机制；（2）改变凝聚物关键调节剂的活性或浓度；（3）改变细胞内的物理化学环境。

神经退行性疾病是神经元结构或功能逐渐丧失甚至死亡而导致认知和运动缺陷的一类疾病，也是与相分离相关性研究最多的疾病，如阿尔茨海默病（Alzheimer's disease，AD）、肌萎缩侧索硬化（amyotrophic lateral sclerosis，ALS）

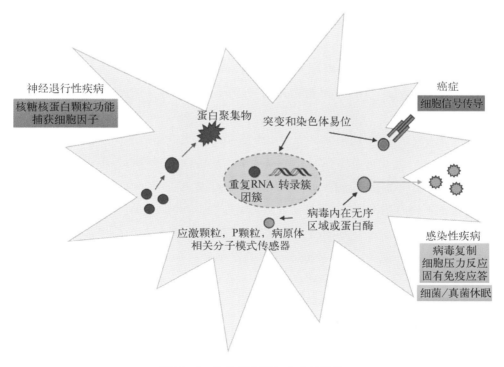

图7-4　生物相分离与疾病的发生

和额颞叶痴呆（frontotemporal degeneration，FTD）、帕金森病（Parkinson's disease，PD）等。在神经退行性疾病中，突变或重复扩增、异常的翻译后修饰、亚细胞定位的改变等都可以促进生物大分子凝聚物的形成以及从液态向固态的转变，导致病态的蛋白质聚集。这些改变可能损害核糖核蛋白颗粒的活力和功能，并捕获细胞因子，导致神经元功能障碍，最终致使神经元细胞死亡。多种神经退行性疾病包含特定致病蛋白的聚集，如阿尔茨海默病的 β-淀粉样蛋白与 Tau 蛋白，肌萎缩侧索硬化症的 FUS 蛋白，帕金森病的 α-突触核蛋白斑块等，相关基因的突变则会促进这种液体到固体的生物相分离发生。

在癌症中，IDRs 相关的信号受体突变或染色体易位可以促进转录或 DNA 损伤修复位点的信号簇或凝聚物的形成，进而改变细胞信号级联，驱动异常的转录程序或 DNA 损伤修复，从而促进细胞的增殖。例如，肿瘤抑制因子 SPOP（speckle-type BTB/POZ protein）通过影响泛素连接酶 CRL3，进入调节多种原癌基因蛋白的泛素化修饰和蛋白酶体降解。SPOP 自聚形成低聚体，而后与致癌底物蛋白结合促使发生相分离。致癌突变会破坏 SPOP 与底物蛋白相互作用，干扰 SPOP 发生相分离与致癌蛋白的降解，导致致癌蛋白的蓄积而促进细胞恶性增殖。此外，肿瘤密切相关的转录因子 Myc 和 YAP 也被证明能通过生物相分离发挥相应生理学作用。

大量研究表明生物相分离与传染性疾病的发生也存在密切联系。很多病毒在感染宿主后会在宿主体内形成无膜区室化的病毒复制中心（也被称为病毒工厂），并通过病毒 IDRs 的相分离介导病毒基因组复制或改变抗病毒免疫应答。有些病毒还通过蛋白酶诱导裂解如应激颗粒和 P 颗粒形成的生物大分子凝聚物，从而抑制细胞应激反应和固有免疫反应。此外，细菌和真菌的休眠也与其细胞质相分离有关，进入休眠状态的细菌和真菌则会对相应治疗药物产生耐药性。

四、生物相分离与药物研发

生物相分离为揭示或解释一些疾病的发生发展机制提供了全新的思路，也为开发有效的干预手段指明了新方向，吸引着更多的科研机构和药物（或疗法）开发公司将资金和资源投向这个全新的领域中来。目前，生物相分离的药物开发都还处在早期阶段，虽然部分临床化合物在尝试用生物相分离原理解释相关作用机制，但尚未有全新结构的作用于相分离调控机制的临床化合物报道。生物相分离相关药物的研发才刚刚起步，期待这个领域能为相关疾病的患者带来惊喜，也需要注意生物相分离领域的药物开发与传统药物开发的不同：

（1）生物相分离药物改变的是蛋白群的组织形态而不是单一蛋白的功能，因而生物评价体系的选择更具有挑战性；

（2）多个蛋白的 IDRs 参与相分离的发生，但是这类蛋白结构域难以获得晶体结构，对化合物作用模式的解析、SAR 的研究都提出了很大挑战；

（3）生物相分离药物针对的主要是分子间的弱相互作用，开发选择性抑制剂或激动剂难度系数更大。

2018 年开始，生物相分离领域的开拓者们（如 Anthony Hyman、Cliff Brangwynne、Richard Young、Michael Rosen 等）成立了多家致力于生物相分离药物开发的初创公司，包括辉瑞、诺华、礼来制药、艾伯维等在内的一些跨国药企也通过投资与合作参与其中。Dewpoint Therapeutics 是第一家专注于生物相分离的生物科技公司，由 Anthony Hyman 与 Richard Young 发起成立，已经完成了两轮 1.37 亿美元融资。近年来 Dewpoint Therapeutics 重磅合作消息频出：2019 年 11 月，基于其专有平台先后与拜耳签署了高达 1 亿美元的协议，开发心血管疾病相关治疗药物；2020 年 7 月与默沙东签署了高达 3.05 亿美元的协议，开发 HIV 新疗法；2021 年 1 月宣布与辉瑞达成一项总额有望高达 2.39 亿美元的研究合作，基于其生物分子凝聚体技术平台开发针对强直性肌营养不良症 1 型的潜在疗法。相变生物（Transition Bio）、奈瑞德疗法公司（Nereid Therapeutics）、法兹医学（Faze Medicine）都是由相分离领域科学家在 2020 年发起成立，并完成了数千万美金的 A 轮融资。奕拓医药由著名科学家朱继东博士发起成立，公司自成立以来已自主开发了动态液-液相分离技术平台，针对传统认为"不可靶向"靶点，致力于在肿瘤领域开发转录因子和磷酸酶的 LLPS 小分子药物。

表 7-1　生物相分离公司融资情况

公司名称	成立时间	融资进度	总融资金额	核心创始人	投资机构
露点疗法公司（Dewpoint Therapeutics）	2018	B 轮	1.37 亿美元	Anthony Hyman, Richard Young	Polaris Partner、Samsara BioCapital、通和毓承等
相变生物（Transition Bio）	2020	A 轮	8 000 万美元	David A. Weitx	Lifeforce Capital
奈瑞德疗法公司（Nereid Therapeutics）	2020	A 轮	5 000 万美元	Cliff Brangwynne	Apple Tree Partners
法兹医学（Faze Medicine）	2020	A 轮	8 100 万美元	Michael Rosen	Third Rock Ventures、Novartis Venture Fund、AbbVie Ventures 等
奕拓医药	2018	B 轮	数亿人民币	朱继东	杏泽资本、泰福资本、薄荷天使基金、高瓴创投、晨兴创投等

统计日期：2021 年 10 月。

五、小结与展望

生物相分离作为生命研究领域的前沿，近年来取得了突飞猛进的发展，其独特的研究视角和新颖的研究成果为解决生物科学领域的重要科学问题以及相关疾病的治疗提供了崭新的思路。生物相分离的本质是一种生物物理现象，需要在蛋白质三级结构更高的维度来理解细胞的工作机制。随着基础理论和研究技术手段的成熟，生物相分离领域的研究也将进一步深入，帮助我们在认识生命本质、改善生存质量、延长生存寿命的道路上实现突破。

虽然生物相分离现阶段的研究如火如荼，但是该领域依然存在诸多问题等待挖掘，如生物相分离的物理化学（包括热力学与动力学）的本质问题，生物相分离的精细调控机制，生物相分离相关生物学功能阐明与疾病关系探索。此外，与许多新兴的研究领域类似，生物相分离的研究对于概念的定义、实验的设计，以及实验方法还没有统一的标准和相关的指南，对该领域的发展造成了一定的困扰和阻碍，建立一个从基本概念定义到理论体系再到具体实验设计的统一标准是迫不及待的。完善生物相分离理论需要大力发展多学科交叉融合，高分子化学、物理化学、凝聚态物理学、计算辅助模拟与大数据人工智能分析等结合基础的生物化学将能更好地推进该领域理论的成熟。当然，生命科学前沿技术的应用也是必不可少的，冷冻电镜、单分子成像、液体／固体核磁共振、红外与拉曼光谱等技术将有助于在分子和原子层面剖析生物相分离的内部结构和动态特征。另外，目前相分离的主要研究方法是体外重组和细胞成像，两种方法呈现的结果可能与复杂的生理条件下真实存在的结果存在一定的差异，这是值得特别注意的。虽然 CNS 每一期都有相关工作的报道，但是也不排除部分科学家蹭热点急于将相分离现象与各种生物过程联系起来。

参 考 文 献

［1］ Boija A., Klein I. A., Young R. A. Biomolecular condensates and cancer[J]. Cancer Cell, 2021, 39(2): 174−192.

［2］ Brangwynne C. P., Eckmann C. R., Courson D. S., et al. Germline P granules are liquid droplets that localize by controlled dissolution/condensation[J]. Science, 2009, 324(5935): 1729−1732.

［3］ Alberti S., Gladfelter A., Mittag T. Considerations and challenges in studying liquid-liquid phase separation and biomolecular condensates[J]. Cell, 2019, 176(3): 419−434.

［4］ Zhang H., Ji X., Li P., et al. Liquid-liquid phase separation in biology: mechanisms, physiological functions and human diseases[J]. Sci. China Life Sci., 2020, 63(7): 953−985.

［5］ Hopfner K.−P., Hornung V. Molecular mechanisms and cellular functions of cGAS−STING signalling[J]. Nat. Rev. Mol. Cell Biol. 2020, 21: 501−521.

［6］ Sabari B. R., Dall'Agnese A., Boija A., et al. Coactivator condensation at super-enhancers links phase separation and gene control[J]. Science, 2018, 361(6400): 3958.

［7］ Alberti S., Dormann D. Liquid-liquid phase separation in disease[J]. Annu. Rev. Genet., 2019, 53: 171–194.

［8］ 江海燕，吴旻昊. 生物大分子相分离研究进展和发展建议［J］. 科学通报，2020，65（20）：2085–2093.

［9］ 郜一飞，李丕龙. 生物大分子"液–液"相分离：现状与展望［J］. 中国细胞生物学学报，2019，41（2）：185–191.

［10］ 高晓萌，张治华. 生物大分子"液–液相分离"调控染色质三维空间结构和功能［J］. 遗传，2020，42（1）：45–56.

第八篇

生物 3D 打印技术
——为再生医学插上翅膀

主要作者：何　垚
2021 年 8 月 20 日

长风破浪会有时，直挂云帆济沧海。

　　多种原因导致的组织器官缺损或功能障碍是危害人类健康的重要杀手，对组织器官缺损进行修复和功能重建在临床治疗中拥有巨大需求。低等生物的组织再生（organ/tissue regeneration）能力十分强大，然而，以人类为代表的高等哺乳动物的组织再生能力却极为有限。面对不同生物间组织再生能力存在巨大差异的客观事实，人类的好奇心驱使着我们不断地去探索其背后的生物学机制和潜在临床价值。

　　再生医学（regenerative medicine）是研究组织再生的重要技术方法，生物制造（biofabrication）作为其中的核心技术环节，近年来获得了巨大的发展，特别是生物 3D 打印技术（图 8-1）。较之"传统"的生物制造技术，生物 3D 打印技术在制备环节精确可控、尺寸功能个性化等方面具有显著优势，尤其擅长制备具有多细胞组织、复杂三维结构、复杂生理功能的仿生组织或器官。我们相信，生物 3D 打印技术在不久的未来即将迎来加速化的商业化进程，为再生医学的高速发展插上翅膀。

一、再生医学概览与生物制造方法

　　再生医学通过研究机体的组织特征与功能、创伤修复与再生机制，寻找有

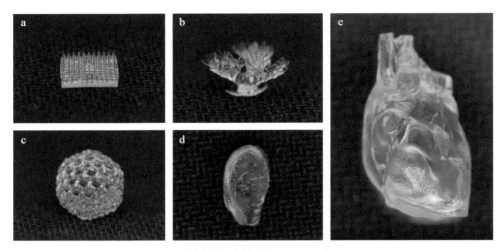

图片来源：赛箔生物（Cyberiad）
a. 微针　b. 树枝　c. 中空微球　d. 耳廓模型　e. 中空心脏模型

图 8-1　生物 3D 打印技术的应用展示

效的治疗方法，促进机体自我修复（self healing）与再生或构建新的组织与器官，以改善或恢复损伤组织和器官功能。再生医学不仅包括组织工程（tissue engineering）也包括身体组织系统的自我修复，目前主要探索的方向包括移植细胞悬浮体或聚合体替代受损组织、人工组织（artificial tissue）或人工器官（artificial organ）植入修复以及药物手段诱导损伤组织再生。

提到再生医学，绕不开组织工程这个概念。组织工程是再生医学的重要支柱，其概念最初于 20 世纪 90 年代初由美国麻省理工学院（Massachusetts Institute of Technology，MIT）Robert Langer 教授和美国哈佛大学医学院（Harvard Medical School）Joseph P. Vacanti 教授提出。组织工程充分应用了工程科学、生物科学、基础医学的原理，将具有特定生物学活性的正常组织细胞与生物材料（biomaterials）相结合，在体外（*in vitro*）或体内（*in vivo*）构建组织、器官或其生物性替代物，以维持、修复、再生或改善损伤组织和器官功能。由于组织工程与再生医学两者终极目标类似，这两个概念目前被大范围地混用。

种子细胞、支架材料（scaffold）和生长因子是再生医学和组织工程的核心要素（图8-2），而对于支架材料，采用何种生物制造方法至关重要。

在发展初期，支架材料的研究侧重于提供物理空间上的支持；而随着对再生医学更深的理解，支架材料的研究已开始侧重生物学"活性"。理想的支架材料可以模拟真实的细胞外基质（extracellular matrix，

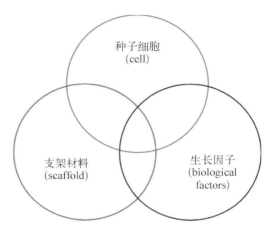

图8-2　再生医学和组织工程的核心要素

ECM）和细胞微环境（cell niche），这要求支架材料在支架基础功能之上还可以与细胞间发生相互作用，能够诱导细胞黏附、迁移、增殖及分化。笔者作为曾奋战于再生医学与组织工程的一线科研人员，亲身经历并见证了生物制造技术的高速发展。犹记得在笔者博士课题开展初期，当时业界广泛采用的生物制造技术包括模压-粒子浸出法（molding-particle leaching method）、热致相分离（thermally induced phase separation）、静电纺丝（electrospinning）等制备技术；在即将完成博士课题时，新兴的生物3D打印技术开始显现；而仅仅几年后的现在，基于不同技术原理、经过多轮迭代的生物3D打印技术已经涌现。

面对组织或器官具有多细胞组织、复杂三维结构、复杂生理功能的特点，生物3D打印技术在制备环节精确可控、功能个性化等方面具有显著优势，已成为当前生物制造方法的热门研究方向。

二、生物 3D 打印技术概览

生物3D打印技术主要面向生物医学应用，是增材制造技术中3D打印技术的一个子类。生物3D打印过程与普通3D打印技术类似，基于离散-堆积成型原理，其中电脑辅助设计（computer-aided design，CAD）或基于临床医学影

像的 3D 模型在打印过程中起到了重要作用。通常是将 3D 模型沿着 z 轴方向切割为若干个 xy 二维横截面，在 xy 平面上打印好某个横截面后逐层沿着 z 轴方向进行堆叠。生物 3D 打印技术融合了制造科学与生物医学，是一项具有交叉性和前沿性的新兴技术；与普通 3D 打印技术最大的不同之处在于所打印的介质通常包括生物材料、活细胞和生物活性因子，最终打印出具有生物活性的细胞三维结构、植入物或人工器官。

打印方法概览

根据打印原理对目前主流的生物 3D 打印方法进行分类，主要包括液滴式生物打印、挤出式生物打印和光固化生物打印这三类生物 3D 打印方法。简单来说，液滴式生物打印是将离散的生物墨水（bioink）液滴打印出来然后堆积成型，挤出式生物打印是将生物墨水挤出为连续纤维然后堆积成型，光固化生物打印的生物墨水由光敏材料构成，经紫外光照射后发生光交联反应而固化成型。

1. 液滴式生物打印（droplet-based/inkjet-based bioprinting）

液滴式生物打印是最早的生物 3D 打印技术，其打印特点为点序列（point-by-point）打印。依据不同的液滴成形原理，可以进一步分为喷墨式、电流体动力喷射式（electrohydrodynamic jetting，EHDJ）和激光辅助式（laser-assisted bioprinting，LAB）等（图 8-3）。其中，喷墨式生物打印常见的有热泡式、压电式等，而激光辅助式生物打印又可细分为激光引导直写（laser guidance direct writing，LGDW）和激光诱导前移（laser induced forward transfer，LIFT）。

液滴式生物打印有着成本低、精度高、速度快等优点，也可针对性地配备多个喷嘴，以满足在同一时间打印不同的细胞、生物材料或生长因子的需求。然而，偏小的驱动压力决定了用于打印的生物墨水黏度不能太高，由此可适用的生物材料有限，且低黏度材料决定了打印成型的结构强度偏低，难以开展体外培养和移植；其次，液滴式生物打印无法实现高浓度细胞（例如生理细胞密度）的打印；此外，液滴生物打印过程中可能会对细胞造成机械或热损伤，喷头也易损耗。这些缺点限制了液滴生物打印技术的广泛应用。

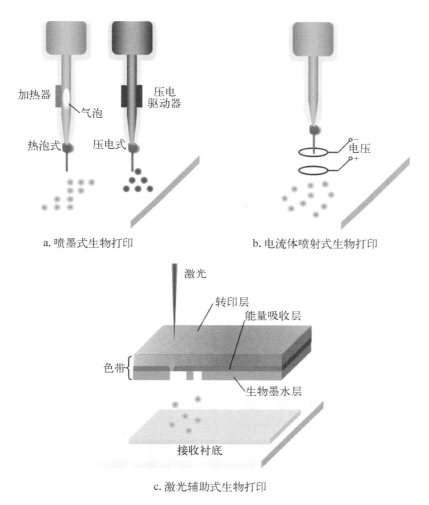

图 8-3　液滴式生物打印三种原理示意图

2. 挤出式生物打印（extrusion-based bioprinting）

挤出式生物打印是最常用的生物 3D 打印技术，其打印特点为线序列（line-by-line）打印。依据挤出的驱动方式不同，可以分为气动（pneumatic）方式和机械方式（活塞、螺杆）（图 8-4）。挤出后生物墨水有多种固化／交联成型方式，例如温敏固化、光固化、pH 固化、离子反应等方式。

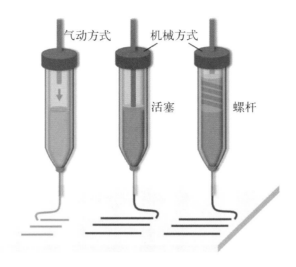

气动方式 机械方式

活塞 螺杆

图 8-4 挤出式生物 3D 打印原理示意图

挤出式生物 3D 打印最大的优势在于可打印的生物相容材料范围极为广泛（包括细胞团、载细胞水凝胶、微载体、脱细胞基质成分等），其黏度范围可以从 30 mPa·s 跨越至 6×10^7 mPa·s，其中具有剪切变稀（shear thinning）、快速交联特性的水凝胶材料是十分理想的生物墨水。其次，挤出式生物打印具有良好的经济性和易用性，与多材料、同轴生物打印可紧密结合。

挤出式生物打印也存在一些短板：首先，其打印精度受限于打印头的喷嘴大小，略逊于其他生物打印方式，一般在 100 μm 量级；其次，生物墨水的选择考虑的因素较多，需要同时兼顾凝胶化、固化、剪切变稀等性质；再此，挤出的剪切力对细胞可能造成损伤，在打印负载较高细胞密度的生物墨水时尤为明显。

3. 光固化生物打印（light-based bioprinting）

光固化生物打印预计会成为下一代主流的生物 3D 打印技术，其技术特点是利用光（主要是蓝光或紫外光）引发生物材料交联并逐层堆积，可以进行面序列（plane-by-plane）打印。根据光扫描方式的不同可分为立体光刻（stereolithography，SLA）、数字光处理（digital light processing，DLP）和计算轴向光刻（computed axial lithography，CAL）（图 8-5）。目前 SLA 技术主要

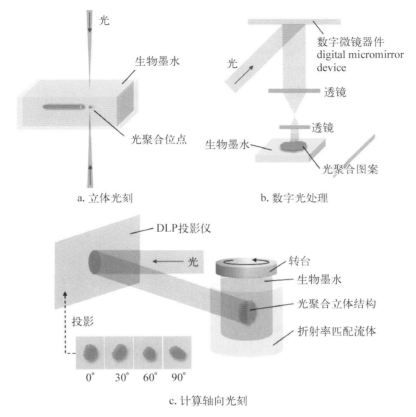

a. 立体光刻

b. 数字光处理

c. 计算轴向光刻

图 8-5　光固化生物打印三种原理示意图

应用于纯支架打印（通常不负载细胞），CAL 技术可用于高黏度的生物墨水打印，DLP 技术的研究热度最高。DLP 技术的打印原理决定了其面对无论多么复杂的结构，每一层的打印时间（由曝光时间决定）基本相同，从而在打印速度上有巨大优势。此外，较之液滴式生物打印和挤出式生物打印，DLP 技术打印的结构表面更为平滑，利于大幅提高结构完整性和力学性能。

　　首先，光固化生物打印相较于液滴式和挤出式的生物打印技术有着一个先天优势：光固化生物打印没有喷嘴结构，其打印模式直接规避了细胞/生物材料堵塞喷嘴的问题，同时也规避了生物墨水与挤出器件的直接接触，这种制造方法有效避免了剪切力可能导致的细胞损伤问题，从而使用光固化生物打印方法制备的细胞-生物复合体具有更高的细胞活性。其次，光固化生物打印可以适配较低黏度的生物材料，由此可以打印高细胞负载量的生物墨水。另外，光固化生物打印精度高，理论上可以精细到含单个细胞的生物墨水单元，而且，未发生固化的液态生物墨水可以为已打印结构提供良好的支撑，避免打印过程中水凝胶的坍塌变形。然而，光固化生物打印也存在一些缺点，例如：打印成本相对较高，缺乏商业化的打印设备，而且适合激光生物打印的水凝胶材料较为有限。不过总体而言，我们认为光固化生物打印技术在未来的再生医学中会扮演越来越重要的角色。

三、生物 3D 打印技术的下游应用

目前生物 3D 打印技术仍主要处于实验室阶段，未来随着技术成熟以及配套法规的相继出台，可以加速推进其产业化进程。基于当前生物 3D 打印技术的发展水平，主要包括以下应用场景。

（1）基于仿生的多尺度生物复杂结构设计和建模，通过生物 3D 打印技术建立具有多尺度复杂结构、并具备生物学功能的生物系统模型。

采用不同的种子细胞，利用生物 3D 打印技术可以构建不同的 3D 组织模型。较常规二维细胞培养而言，这种 3D 组织模型可以为机制研究提供更接近于体内真实的组织情况，同时可以为临床精准治疗提供新的研究手段。以药物筛选为例，通过生物 3D 打印可以构建仿生肿瘤组织，模拟多细胞、多材料、高度异质的仿生肿瘤微环境。基于这类 3D 组织模型的评价，会有效提高检测药物的准确性和效率；而且对于难以通过动物模型评价药物有效性和安全性的，3D 组织模型亦可以提供有用的补充信息。

（2）通过生物 3D 打印构建的组织工程和类组织结构体，包括普通组织工程支架（不负载细胞）、含细胞类组织结构体、用于再生医学和病 / 药理学研究的打印细胞 / 器官以及细胞 / 组织 / 器官-芯片等。

利用生物 3D 打印技术可以在体外构建皮肤、骨 / 软骨、神经、肌肉 / 肌腱、脂肪、脊髓、血管 / 血管化等。虽然目前从生物 3D 打印到理想的人造器官

之间还有巨大距离，但随着技术成熟和相关配套法规的健全，预计在不久的未来，使用定制化的 3D 人工器官进行缺损修复或替代有望在部分治疗领域得到突破。

四、生物 3D 打印的代表企业

不少企业都怀揣着打印功能性人造器官的美好梦想投身于生物 3D 打印的商业化进程中。笔者对当前从事生物 3D 打印的国内外企业做了不完全统计，除瑞典细胞墨水公司（Cellink）和美国器官创新公司（Organovo，NASDAQ：ONVO）已成功 IPO 以外，其余企业均处于早期发展阶段，详见表 8-1。

表 8-1　从事生物 3D 打印的国内外代表企业

地区	国　别	公　司　名　称	成立时间（年）
海外	瑞典	细胞墨水公司（Cellink）	2015
	美国	器官创新公司（Organovo）	2007
		先进方案公司（Advanced Solutions）	2011
		特维多生物设备（TeVido BioDevices）	2011
		奥莱维（Allevi，前身为 BioBots）	2014
	日本	赛福斯生物（Cyfuse Biomedical）	2010
	加拿大	阿斯佩生物系统（Aspect Biosystems）	2013
国内	中国	杭州捷诺飞	2013
		上普生物	2014
		苏州永沁泉（Engineering For Life）	2017
		诺普再生	2016
		赛箔生物（Cyberiad）	2020

五、小结

人体器官的结构、形态及生理功能是非常复杂的，同时器官的生长发育机制等方面对于人类而言依旧是个"盲盒"，依然还需要众多科研人员和创业者共同去推动。虽然面临诸多挑战，随着对多细胞、多材料、高度复杂体系背后机制的探索和理解，我们期待并相信快速进步及迭代的生物3D打印技术会加速推动再生医学的发展，进而为生物医药产业带来革命性突破。

参 考 文 献

［1］ Tang M., Rich J. N., Chen S. C. Biomaterials and 3D bioprinting strategies to model glioblastoma and the blood-brain barrier [J]. Adv. Mater., 2021, 33(5): 2004776.

［2］ Tang M., Tiwari S. K., Agrawal K., et al. Rapid 3D bioprinting of glioblastoma model mimicking native biophysical heterogeneity [J]. Small, 2021, 17(15): 2006050.

［3］ Sun W., Starly B., Daly A. C., et al. The bioprinting roadmap [J]. Biofabrication, 2020, 12: 022002.

［4］ Kang H. W., Lee S. J., Ko I. K., et al. A 3D bioprinting system to produce human-scale tissue constructs with structural integrity [J]. Nat. Biotechnol., 2016, 34: 312－319.

［5］ Murphy S. V., de Coppi P., Atala A. Opportunities and challenges of translational 3D bioprinting [J]. Nat. Biomed. Eng., 2020, 4: 370－380.

［6］ Heinrich M. A., Liu W. J., Jimenez A., et al. 3D bioprinting: from benches to translational applications [J]. Small, 2019, 15(23): 1805510.

［7］ Lim K. S., Galarraga J. H., Cui X. L., et al. Fundamentals and applications of photo-cross-linking in bioprinting [J]. Chem. Rev., 2020, 120(19): 10662－10694.

［8］ Levato R., Jungst T., Scheuring R. G., et al. From shape to function: the next step in bioprinting [J]. Adv. Mater., 2020, 32(12), 1906423.

［9］ Matai I., Kaur G., Seyedsalehi A., et al. Progress in 3D bioprinting technology for tissue/organ regenerative engineering [J]. Biomaterials, 2020, 226: 119536.

［10］ Zhou L. Y., Fu J. Z., He Y. A review of 3D printing technologies for soft polymer materials

[J]. Adv. Funct. Mater., 2020, 30(28): 2000187.

［11］ 池慧，欧阳昭连 . 中国组织工程与再生医学创新力发展报告［M］. 北京：科学出版
社，2019.

［12］ 付小兵，王正国，吴祖泽 . 再生医学转化与应用［M］. 北京：人民卫生出版社，2016.

［13］ 丁建东，等 . 生物医用高分子材料（上下册）［M］. 北京：科学出版社，2022.

［14］ 何垚 . 可降解聚酯多孔支架的羟基磷灰石修饰、体外研究和体内骨缺损修复［D］. 上
海：复旦大学，2014.

第九篇

未来可期的合成生物学

——从"格物致知"到"建物致知"

主要作者：何　垚

2021 年 6 月 30 日

　　MIT Technology Review 自 2001 年开始，每年遴选十项预计未来对世界会产生深远影响的突破技术（10 Breakthrough Technologies）。在 2004 年的榜单中，合成生物学（synthetic biology）赫然在列；同年入选的还有 RNAi 干扰疗法（RNAi interference）、分布式存储（distributed storage）、贝叶斯机器学习（Bayesian machine learning）等技术，后者在当下均已成为高度热门的研究和应用方向。

　　什么是合成生物学，其起源及当前发展情况是怎样的？合成生物学的基础原理是什么？合成生物学的应用场景有哪些？笔者抱着好奇心调研学习了合成生物学的"前世今生"，现将合成生物学的理念、理论、方法及应用概要整理成文，与大家共享。

一、合成生物学概述

（一）什么是合成生物学

　　合成生物学发展日新月异，其理论体系尚处于萌芽阶段，其内涵也在不断演化。当前学术界和工业界虽然对合成生物学如何定义还存在较大争论，但是关于合成生物学是一个多学科高度交叉融合的新兴工程学科已形成普遍共识。

根据清华大学、北京理工大学李春教授主编的《合成生物学》中的相关定义,合成生物学是在现代生物学和系统科学以及合成科学基础上发展起来、融入工程学思想和策略的新兴交叉学科,通过将自然界存在的生物元件标准化、去耦合和模块化来设计新的生物系统或改造已有的生物系统。

若把遗传物质脱氧核糖核酸(deoxyribonucleic acid,DNA)比喻为生命的"乐高(Lego)积木",合成生物学则是研究如何改变DNA乐高积木的排列组合方式对生命进行编程重构。

(二)合成生物学的发展历史

合成生物学"synthetic biology"这个名词的提出最早可追溯至1910年,由当时法国的物理化学家Stéphane Leduc在其著作《生命与自然发生的物理化学理论》(*Théorie physico-chimique de la vie et générations spontanées*)中首次提出。不过,赋予合成生物学的现代内涵则源于波兰遗传学家Wacław Szybalski在1973年一次学术会议上的专题讨论。

2000年被认为是合成生物学的创始元年,其标志性事件是《自然》(*Nature*)杂志上刊登的两篇学术论文:其一是Michael B. Elowitz与Stanislas Leibler探讨了大肠杆菌(*Escherichia coli,E. coli*)压缩振荡子(repressilator,一种人工合成的振荡性基因回路)网络及其基因调控机制;其二是Timothy S. Gardner、Charles R. Cantor与James J. Collins研究了大肠埃希菌基因拨动开关(gene toggle switch)的构建。

合成生物学发展的前10年(2000—2010),关于合成生物学的基础研究得到了长足发展(图9-1),前10年可以划分为2个小阶段:第一阶段(2000—2005),主要集中于基因电路(gene circuit)在代谢工程中的应用,例如,代表性的成果为利用大肠埃希菌合成青蒿素(Artemisinin)前体;第二阶段(2006—2010),基础研究得到快速发展,尤其是大量研究为工程化的技术平台、工程方法和工程工具积累了许多经验,其中代表性的成果有首个合成基因组的诞生。

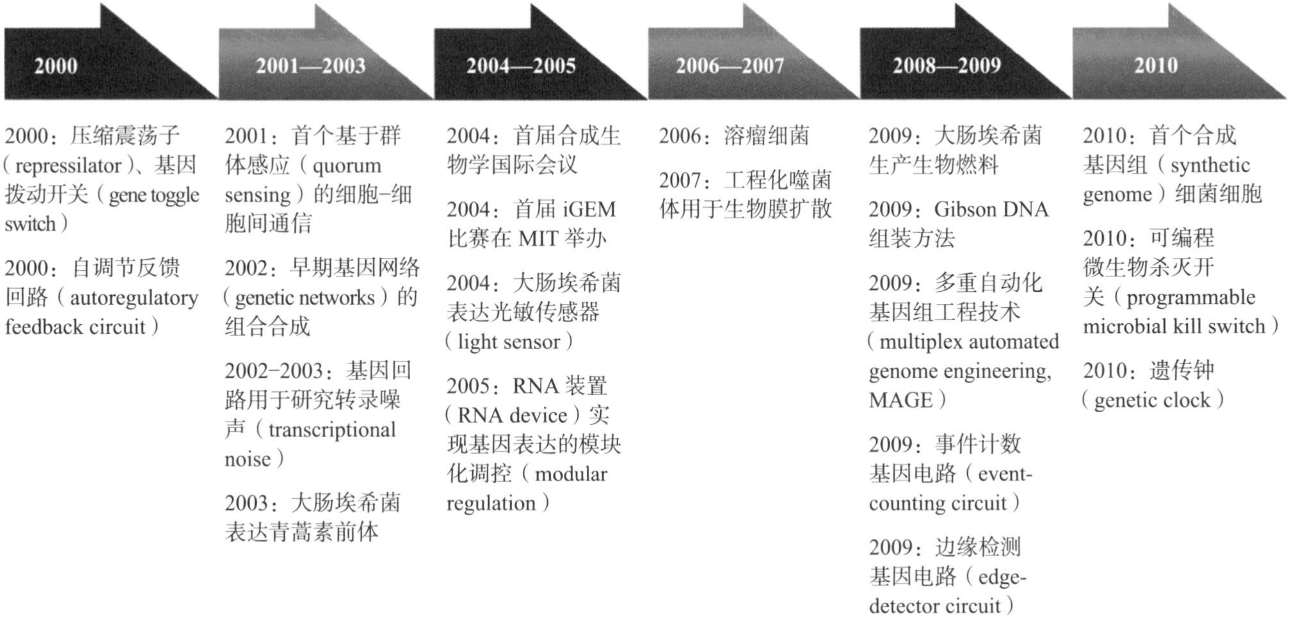

2000

2000: 压缩震荡子（repressilator）、基因拨动开关（gene toggle switch）

2000: 自调节反馈回路（autoregulatory feedback circuit）

2001—2003

2001: 首个基于群体感应（quorum sensing）的细胞-细胞间通信

2002: 早期基因网络（genetic networks）的组合合成

2002-2003: 基因回路用于研究转录噪声（transcriptional noise）

2003: 大肠埃希菌表达青蒿素前体

2004—2005

2004: 首届合成生物学国际会议

2004: 首届 iGEM 比赛在 MIT 举办

2004: 大肠埃希菌表达光敏传感器（light sensor）

2005: RNA 装置（RNA device）实现基因表达的模块化调控（modular regulation）

2006—2007

2006: 溶瘤细菌

2007: 工程化噬菌体用于生物膜扩散

2008—2009

2009: 大肠埃希菌生产生物燃料

2009: Gibson DNA 组装方法

2009: 多重自动化基因组工程技术（multiplex automated genome engineering, MAGE）

2009: 事件计数基因电路（event-counting circuit）

2009: 边缘检测基因电路（edge-detector circuit）

2010

2010: 首个合成基因组（synthetic genome）细菌细胞

2010: 可编程微生物杀灭开关（programmable microbial kill switch）

2010: 遗传钟（genetic clock）

图9-1 合成生物学的前十年（2000—2010）

合成生物学发展的近 10 年（2010—2020），基因编辑（gene editing）、DNA 合成等相关的工具和技术的进步推动了合成生物学的快速发展（图 9-2），近 10 年亦可划分为 2 个小阶段：第一阶段（2011—2015），基因编辑效率大幅提升，将合成生物学的应用推向医疗健康（如疾病诊断、药物和疫苗开发）、化学工业（如生物基化学品、生物能源）、食品农业（如作物育种）、节能环保（如环境监测）等多个领域；第二阶段（2015—2020），合成生物学与信息技术融合发展的趋势日益明显，例如合成生物学的设计-构建-测试（design-build-test，DBT）循环进化至设计-构建-测试-学习（design-build-test-learn，DBTL），同时不断涌现新的理念和课题，例如半导体合成生物学（semiconductor synthetic biology）、工程生物学（engineering biology）等。

二、合成生物学原理

合成生物学颠覆了以定性描述、偶然发现为主的生物学传统研究模式，转向可定量计算、可预测推演的工程化模式，其解析思路可以分为"自上而下（top-down）"的逆向工程（reverse engineering）以及"自下而上（bottom-up）"的正向工程（forward engineering）。

（一）基本思想

合成生物学研究充分借鉴了电子工程的思想（图 9-3）。基础层级：合成生物学的蛋白质、基因相当于电子工程的电阻、二极管、晶体管；第二层：基因调控、蛋白实施的生化反应（biochemical reaction）起到了各种逻辑门（gate）的作用；第三层：通路（pathway）相当于电子工程的模组（module）；第四层：细胞相当于计算机；第五层：生物组织则相当于互联网络。

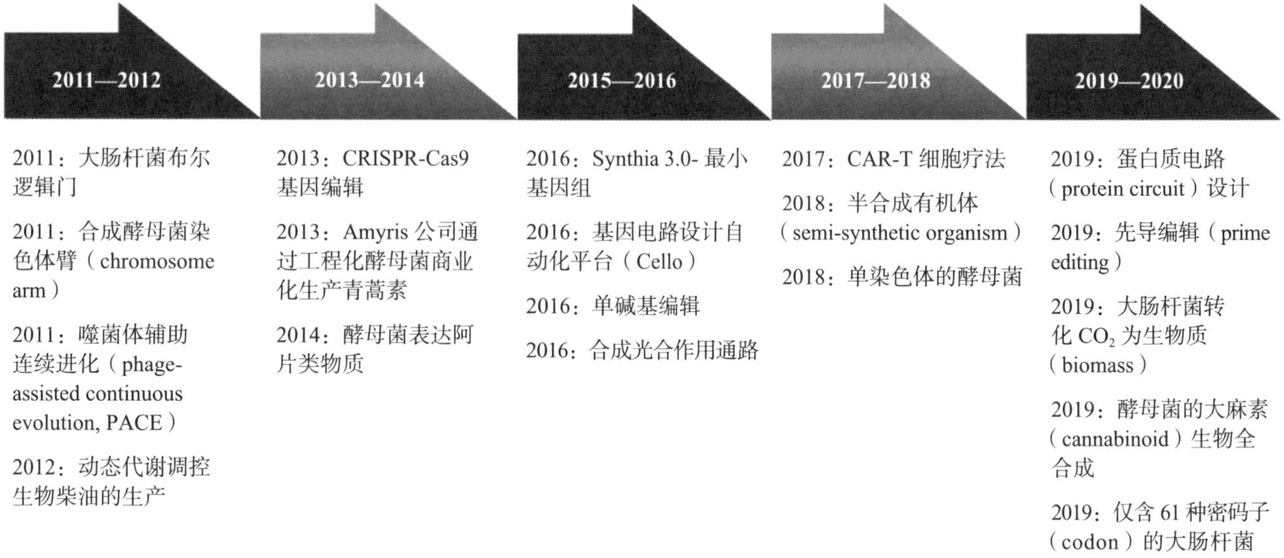

2011—2012

2011：大肠杆菌布尔逻辑门

2011：合成酵母菌染色体臂（chromosome arm）

2011：噬菌体辅助连续进化（phage-assisted continuous evolution, PACE）

2012：动态代谢调控生物柴油的生产

2013—2014

2013：CRISPR-Cas9基因编辑

2013：Amyris公司通过工程化酵母菌商业化生产青蒿素

2014：酵母菌表达阿片类物质

2015—2016

2016：Synthia 3.0- 最小基因组

2016：基因电路设计自动化平台（Cello）

2016：单碱基编辑

2016：合成光合作用通路

2017—2018

2017：CAR-T 细胞疗法

2018：半合成有机体（semi-synthetic organism）

2018：单染色体的酵母菌

2019—2020

2019：蛋白质电路（protein circuit）设计

2019：先导编辑（prime editing）

2019：大肠杆菌转化 CO_2 为生物质（biomass）

2019：酵母菌的大麻素（cannabinoid）生物全合成

2019：仅含 61 种密码子（codon）的大肠杆菌

图 9-2 合成生物学的近十年（2010—2020）

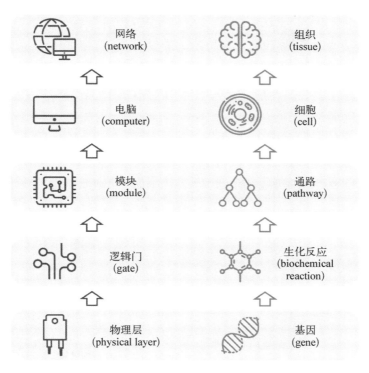

图9-3 电子工程（左列）与合成生物学（右列）的类比

（二）两个重要概念

1. 生物积块（biobrick）

生物积块是合成生物学中的一个重要概念，其包括基因模块、亚细胞模块、生物合成基因网络、代谢途径和信号转导通路、转运机制等。生物积块类似于乐高积木，其可大可小，但特征在于标准化。通过不同的排列组合方式连接生物积块可以实现不同的功能。

小型的生物积块可以是具有一定功能的 DNA 片段或蛋白质序列，也称作元件（part），例如启动子（promoter）、终止子（terminator）、操纵子（operon）等；稍上一层的可以是由若干个元件组成的基因调控线路，也称作模块（module），例如，报告基因（reporter gene）、转化器（inverter）、信号转导装置（signal transduction）、蛋白质生成装置（protein generator）等；再上一层是由不同功能的装置按照一定逻辑组成的级联线路、调控网络，也称作装置（device）；进一步地，由不同功能的装置组成的更加复杂的调控网络，也称作系统（system）。元件、模块、装置、系统构成了合成生物学的层级化结构。

2. 基因电路

基因电路是由各种调控元件和被调控的基因组合而成的装置，在给定条件下可感知输入信号并且行使输出功能（图 9-4），例如定时定量的表达基因产物；根据功能分类，基因线路包括逻辑基因线路和其他功能遗传线路。

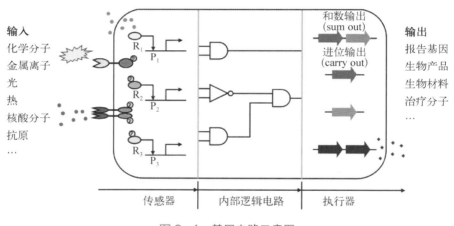

图 9-4　基因电路示意图

（三）合成生物系统的设计与组装

合成生物学的一个重要应用场景便是设计组装合成生物系统，利用"细胞工厂"去生产特定产品，例如化学品、药用分子、生物燃料等。在设计合成生物系统中，需考虑很多方面，例如特定代谢产物的合成路径、底盘细胞（chassis）的选择与改造、代谢途径的基因表达优化、合成生物系统性进化等方面。

1. 系统设计

（1）选择底盘细胞

在设计之初，需要根据产品特性，选择性状优良的底盘细胞。常用的底盘细胞包括细菌和真菌。在细菌中，大肠埃希菌因其具备生长速度快、遗传操作简便等优势，是最为常用的一种底盘细胞；在真菌中，酵母菌（yeast）因其遗传背景清晰、基因操作工具完备而被广为使用。

例如在合成生物学经典案例之青蒿素合成中，则综合使用了大肠埃希菌和酿酒酵母（*Saccharomyces cerevisiae*，*S. cerevisiae*）作为不同步骤的底盘细胞。其中，第一步重要的中间体甲羟戊酸以及黄花蒿（*Artemisia annua*）的紫穗槐二烯选择了大肠埃希菌作为底盘细胞，通过2个质粒（MevB 和 MevT）在大肠埃希菌中进行异源表达；而将紫穗槐二烯转化为青蒿酸的步骤由于难以在大肠埃希菌中实现，则采用酿酒酵母作为底盘细胞进行后续的合成步骤；最后一步青蒿酸转化为青蒿素则在体外通过化学合成实现。

（2）寻找生物元件

根据底盘细胞的基因组、转录组、蛋白质组学以及代谢途径进行分析后，寻找特定的生物元件，同时还需兼顾生物元件的模块化和定量化以提高可用性和通用性。

（3）计算机辅助设计与分析

由于生物系统的复杂性，生物元件在不同的底盘细胞中的表现是难以预测的，由此需要借助计算机软件辅助结合数学模型进行"bottom-up"的设计和优化。

2. 组装构建

完成设计后，需要采用一系列的方法对单个转录单元的合成组装至完整的合成生物系统，主要使用的方法包括常规的分子克隆方法、限制性内切酶依赖的组装技术、同源序列依赖的拼接技术、质粒载体、多重自动化基因组工程技术（multiplex automated genome engineering，MAGE）、接合组装基因组工程技术（conjugative assembly genome engineering，CAGE）、簇状规则间隔短回文重复序列技术（clustered regularly interspaced short palindromic repeats，CRISPR）等方法。

3. 系统优化

完成构建后，为了提高表达量、优化代谢途径，对合成生物系统进行优化是不可或缺的一步，主要包括单一基因的优化、多基因途径的组合优化、基因组简化重构等途径。

三、合成生物学行业概览

（一）行业规模及融资概览

未来合成生物学将会彻底变革医疗健康、工业化学品、食品饮料、农业、消费品等领域，具有广阔的市场空间。根据 CB Insights 的分析数据，2019年全球合成生物学市场规模达 53 亿美元，预计到 2024 年可到 189 亿美元，2019—2024 年期间的合成生物学市场规模复合年均增长率（compound annual growth rate，CAGR）将达到 28.8%（表 9-1）。

表 9-1　2017—2024 年全球合成生物学市场规模（单位：百万美元）

行业／方向	2017 年	2018 年	2019 年	2024 年	CAGR（%）（2019—2024）
医疗健康	1 704.7	1 897.4	2 109.3	5 022.4	18.9
科研	1 250.8	1 514.6	1 481.9	3 961.1	21.7
工业化学品	850.4	965.4	1 110.2	3 747.2	27.5
食品和饮料	90.8	127.5	213.1	2 575.2	64.6
农业	100.2	149.1	187.0	2 232.7	64.2
消费品	160.7	173.1	218.3	1 346.1	43.9
合计	4 157.6	4 827.1	5 319.8	18 884.7	28.8

（二）合成生物学商业化产品示例

2020 年 MIT 著名合成生物学学者 Chris Voigt 教授在《自然通讯》（*Nature Communications*）期刊上向大家介绍了六种正在改变世界的合成生物学商业化产品。

（1）人造肉汉堡。美国 Impossible Foods 公司利用巴斯德毕赤酵母生产大豆血红蛋白，然后将其添加到人造肉饼中来改善汉堡的风味。

（2）糖尿病药物西格列汀（Januvia）。西格列汀通过抑制二肽基肽酶-4

（dipeptidyl peptidase-4，DPP-4）活性二降低血糖水平，其分子结构中具有手性碳，使用化学方法较难合成。默克公司的研发人员最终通过具有 27 个氨基酸突变的右旋选择性氨基转移酶，使得最终实现产品纯度超过 99.95%。

（3）电子产品薄膜 Hyaline。美国 Zymergen 公司利用工程改造菌株生产的二胺单体合成并制备了聚酰亚胺（polyimide）薄膜 Hyaline，具有出色的机械性能和热/化学稳定性，可以用于柔性电子产品。

（4）玉米氮肥 PROVEN。Pivot Bio 公司开发了第一种基于 γ-变形杆菌（KV137）的玉米生物肥料，其可以表达固氮基因而减少其他肥料的用量。

（5）细胞疗法 Kymriah。诺华公司开发了全球首个 FDA 获批的 CAR-T 免疫治疗疗法 Kymriah。

（6）大豆油 Calyno。美国 Calyxt 公司利用转录激活因子样效应物核酸酶（transcription activator-like effector nucleases，TALENs）基因编辑技术对大豆基因组进行编辑，使其两个脂肪酸去饱和酶基因失活从而减少了不稳定亚油酸，该高品质大豆油 Calyno 是进入美国食品供应的首个经过基因组编辑的植物油产品。

（三）合成生物学产业链及代表公司

合成生物学产业链上游主要包括 DNA/RNA 合成、软件、生物体构建与自动化平台；下游主要包括医疗健康、农业、消费产品、食品饮品、能源、工业等各式各样的应用（图 9-5）。

海外开展合成生物学的公司较多，明星公司包括 Amyris、Ginkgo Bioworks、Zymergen 等。

Amyris（NASDAQ：AMRS）成立于 2003 年，是合成生物学领域的第一家纳

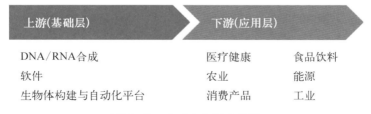

图 9-5　合成生物学产业链

斯达克上市公司，公司主要从事青蒿素、生物橡胶及萜类化合物的生产，其产品可以广泛用于化妆品、润滑油、香精香料、聚合物、消费品和运输燃料等领域。

Ginkgo Bioworks 成立于 2009 年，公司可以为客户定制用于生产高端化学材料的定制微生物。公司的自动化程度很高，可以同时测试数千种新设计。

Zymergen（NASDAQ：ZY）是一家合成生物学领域的平台型公司，掌握底层技术同时也将业务拓展至应用领域。Zymergen 上市的关键驱动力是其自研产品聚酰亚胺薄膜 Hyaline，该产品可以广泛用于可折叠电子产品中。

国内在合成生物学领域也涌现了一批明星公司，例如凯赛生物、蓝晶微生物、恩和生物。

凯赛生物（688065.SH）是一家利用合成生物学生产新型生物基材料的高科技企业，目前实现商业化的产品主要为聚酰胺的核心长链二元酸系列产品以及生物基戊二胺产品。公司于 2020 年 8 月 12 日正式登陆科创板。

蓝晶微生物是一家基于合成生物学技术进行分子与材料创新的企业，当前主要产品是可降解生物材料聚羟基脂肪酸酯（polyhydroxyalkanoate，PHA）。公司近期获得了高瓴资本和光速中国的投资，创下国内合成生物学领域初创企业单笔融资金额的新纪录。国内利用合成生物学从事可降解 PHA 的企业还包括珠海麦得发和北京微构工厂。

恩和生物（Bota Bio）是一家工业合成生物技术平台公司，根据公开资料，公司通过利用标准化、自动化的高通量湿实验平台（bio-foundry），结合生物信息计算和机器学习对生物体进行系统性、工程性编辑，可以为广泛的工业应用实现高价值产品的可持续、经济型生产。恩和生物曾获巴斯夫（BASF）、经纬中国、夏尔巴资本的投资。

（四）合成生物学的投融资动态

合成生物学由于应用范围广泛，具有巨大的市场空间，另外近年来关于合成生物学的新技术得到了爆发式地增长，由此近年来合成生物学领域也受到资本市场的密切关注。

根据 CB Insights 的调研，2010—2020 年合成生物学全球共计发生 391 起融资事件，其中 2017 年融资事件创历年最高，达 70 起；而 2018 年融资金额总额创最高纪录，约为 23 亿美元。据合成生物学创新平台（Synbiobeta）在 2021 年 4 月 7 日披露的 2021 年第一季度市场报告，第一季度该领域的投资总额总计 46.08 亿美元（图 9-6），预计 2021 年投资有望达到 360 亿美元。

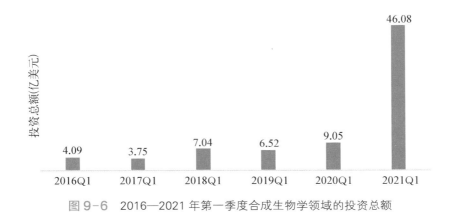

图 9-6　2016—2021 年第一季度合成生物学领域的投资总额

四、小结及展望

从公认的 2000 年诞生之时至今，合成生物学已走过近 21 年的发展历程。工程学概念的引入使得合成生物学把生命体类比为碳基计算机，由此能够基于工程化、系统化和标准化的思想去探索技术的边界。

目前合成生物学仍然面临很多挑战，例如，复杂生物系统的可预测性、工业界的供应链挑战、合成生物学可能引致的社会伦理学问题以及专业人才缺乏等问题。虽然如此，我们相信合成生物学的发展能够从源头驱动生物工业技术的进步，同时我们相信在多年以后，当下"高、大、上"的合成生物学将会和现在大众熟知的聚合酶链式反应（polymerase chain reaction，PCR）技术变为一种普通的生物技术。

合成生物学在多个领域已显现广阔的应用前景，在当下"碳中和（carbon neutral）"的发展大趋势下，未来合成生物学有望在局部带来一场新的产业变革，尤其在人类与健康、资源与环境、能源与材料等重大科学问题发挥重要作用。

第十篇

脑机接口：未来已来

主要作者：何　垚　高　茹

2022 年 8 月 29 日

　　脑可感知外部环境并控制身体活动，同时是人情绪、意识、学习、记忆等活动的物理载体。脑工作机制非常复杂，与之相关的脑科学（brain science）与类脑科学（brain-like intelligence technology）研究是当前公认的研究高地，令无数学者们为之痴迷。

　　脑机接口代表了一种新兴的、极具突破性的技术领域，不仅是探索脑科学的重要研究工具，也极具商业转化潜力。作为当前非常火热的前沿研究方向，我国也非常重视对脑机接口研究及产业的支持，2016 年我国便启动中国"脑计划"——脑科学与类脑科学研究，2017 年四部委联合印发的《"十三五"国家基础研究专项规划》中明确提出脑与认知、脑机智能、脑的健康三个核心问题，2021 年颁布的《"十四五"规划和 2035 年远景目标纲要》中明确指出作为国家战略科技力量的人工智能和脑科学需要集中优势资源攻关科技前沿领域。

　　脑机接口技术作为以脑为代表的生命科学与以电脑为代表的信息技术之间高度交叉融合的桥梁，其关键技术研发和产业发展将备受重视。由此笔者近期学习了脑机接口领域的相关知识，整理此文以飨大家。

一、脑机接口概述

（一）脑机接口简介

　　在介绍脑机接口之前，我们先简要看一下脑（brain）结构及其功能实现机制。脑由近 1 000 亿个神经元（neuron）构成，神经元对信息进行接收、处理和转发，神经元之间通过级联方式形成网络，这些网络进一步形成更复杂的交联网络。从解剖学角度，脑包括大脑（cerebrum）、小脑（cerebellum）与脑干（brainstem），其中大脑又包括额叶（frontal lobe）、顶叶（parietal lobe）、枕叶（occipital lobe）和颞叶（temporal lobe），分别具有相对独立的功能分区（图 10-1）。

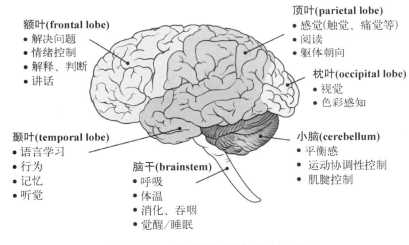

图 10-1　脑的解剖学结构及功能分区

通常情况下，脑中枢神经系统（central nervous system，CNS）的活动通过外周神经系统（peripheral nervous system，PNS）连接身体的感觉、运动、语言等信息收发器官实现身体内部与外部环境的信息交互，而脑机接口（brain-computer interface，BCI）是由"脑"+"机"+"接口"组成，是在脑与外界之间建立了一种直接通讯的方式，将采集的 CNS 活动直接转译为可被外界人工设备识别的信号或指令（图 10-2）。脑机接口既是全面解析认识脑的重要工具，也是神经修复领域的最有潜力的诊疗工具。

为了有效构建脑与外界直接信息交互的通路，脑机接口的技术需构建脑信号采集（signal acquisition）、脑信号处理（signal processing）、电脑与其他

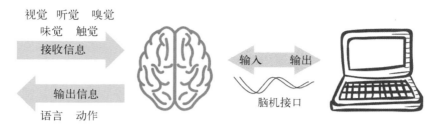

图 10-2　脑机接口理念示意图

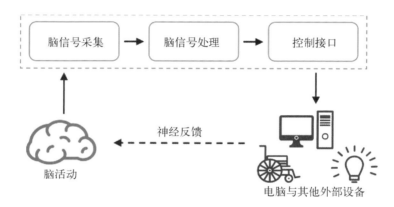

图 10-3　典型的脑机接口系统

外部设备的控制接口（device interface）以及神经反馈（feedback）的闭环系统（图 10-3）。

（二）脑机接口技术发展

　　脑机接口的发展与神经科学、脑科学的发展密切相关，其概念首次于 20 世纪 70 年代提出。在概念提出后，越来越多科研院所开展了相关领域的前沿研究；近年来，以 Elon Musk 创立的神经连接公司（Neuralink）为代表的企业开始推出概念产品（图 10-4）。以脑机接口的基础理论及应用里程碑为标准，将脑机接口发展分为以下 3 个阶段，分别为学术探索期（20 世纪 20 年代至 70 年代）、基础研究期（20 世纪 70 年代至 2000 年）以及应用试验期（2000 年至今）。

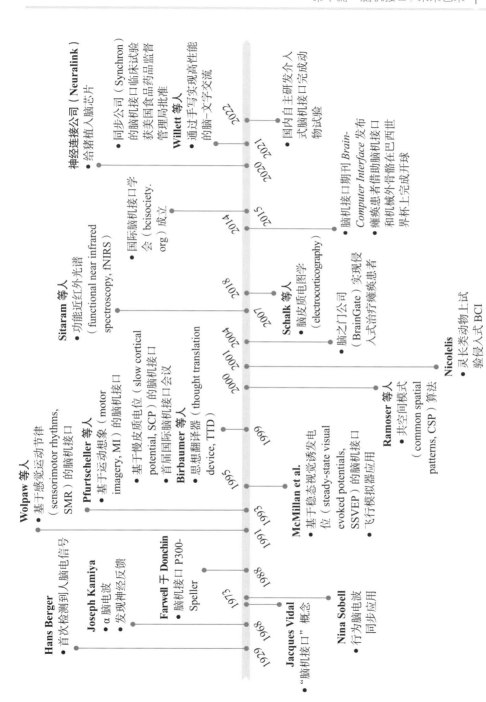

图 10-4　脑机接口技术发展重大事件年表

1. 学术探索期（20 世纪 20 年代至 70 年代）

1929 年，德国精神医学家 Hans Berger 首次检测发现了脑电图（electroencephalogram，EEG），为大脑研究奠定了基础。1968 年，Joseph Kamiya 发现了脑电波的 α 波以及神经反馈。伴随着脑科学的探索研究，Jacques Vidal 于 1973 年首次提出了脑机接口的概念，开启了脑机接口研究的序幕。

2. 基础研究期（20 世纪 70 年代至 2000 年）

在基础研究期，基于许多研究团队的努力，开发了几类业界常用的脑机接口研究范式。

第一类重要的研究范式是监测脑的事件相关电位（event-related potentials，ERP），最早由 Farwell 与 Donchin 团队于 1988 年开发。在他们的研究中，他们设计了 P300-speller 脑机接口及研究方法：被测试者心中想一个字母或数字，观看电脑屏幕上的 6×6 表格，在表格中会随机闪现不同的字母或数字；若被测试者心中所想的字母或数字出现在屏幕上，则被测试者在心中默默计数；在整个试验过程中 P300-speller 全程记录测试者的脑活动。这个试验的检测原理是利用脑对新奇视觉刺激的反应，探索脑 ERP 与特定刺激事件的相关性。开展这类研究前通常需要对训练数据及系统进行提前校正。

第二类是监测稳态视觉诱发电位（steady-state visual evoked potentials，SSVEP），最早由 McMillian 等人于 1995 年开发。该研究范式的原理是监测脑对相对固定频率视觉刺激的特异反应。由于脑响应的是刺激频率的同频及倍频成分，由此这类研究无需提前训练，泛化能力较强，可以适用于大部分人群。

第三类是监测运动想象（motor imagery，MI），最早由 Pfurtscheller 等人于 1993 年开发。研究过程中，脑直接想象控制不同部位的肢体运动，例如控制左手或右手，然后实时监测脑信号差异。与前两类研究范式最大的不同之处在于该类研究不需要给予脑刺激，完全依靠自发性脑活动。这类研究需要额外训练以保证信号的可靠性，所以适用人群小了很多。

前两类研究范式易引起视觉疲劳，第三类研究范式易引起心理疲劳，随着技术的发展，越来越多的脑监测手段及研究范式应用到脑机接口的基础研究中。

3. 应用试验期（2000 年至今）

在对脑机接口的基础研究已建立了较为明确的理论基础后，科研工作者开始探索技术向不同应用的转化及尝试。例如：2004 年，BrainGate 实现侵入式脑机接口治疗瘫痪患者；2014 年，瘫痪患者借助脑机接口和机械外骨骼在巴西世界杯上完成开球；2020 年，Neuralink 给猪的脑部成功植入芯片完成了追踪动物的神经活动演示；2021 年，FDA 率先批准了 Synchron 的脑机接口临床试验，Willett 研究团队通过脑机接口实现了实时在电脑屏幕上撰写大脑所想字母。

我国在脑机接口领域的开发应用也紧跟国际领先水平，清华大学、中国科学院等多家高校院所开展了相关研究，近年来也收获诸多成果。例如：2016 年，天宫二号和神舟十一号载人飞行中，两位航天员完成了人类历史上首次太空脑机交互试验；2019 年，清华大学高上凯教授和高小榕教授团队通过脑机接口助力渐冻症患者重新"开口"，同年天津大学明东教授团队主导开发的"脑语者"芯片亮相第三届世界智能大会，"脑语者"芯片可以实现对极微弱脑电特征进行精细分辨与快速解码；2022 年，由南开大学段峰教授团队牵头、心玮医疗联合研发的介入式脑机接口在北京完成了首例动物试验。

（三）脑机接口关键技术

要做好脑机接口研究，脑信号采集是首要的一步，其关键在于精确地监测神经元活动。监测神经元最简单直接的方式是在脑内 / 脑旁安置脑传感器（也称神经电极），其中：脑传感器离神经元距离越近，其监测所得信号清晰度越高；如果传感器能够贴在神经元上，理论上可以同时实现"读"与"写"的功能，不过目前主流脑机接口技术还处于"读"的阶段。

对于脑机接口而言，根据脑传感器安置及工作方式的不同可以分为侵入式（invasive BCI）与非侵入式（non-invasive BCI）两类（图 10-5）。其中，目前主流侵入式脑机接口的脑传感器主要分为植入大脑皮质或贴合大脑硬膜这两种方式，而非侵入式则分为贴合皮肤或者不接触人体。

侵入程度越显著，所得信号信噪比、时空分辨率越高；非侵入式由于离神经元较远，信号经过大脑硬膜、颅骨后会有很多损失，信噪比、时空分辨率大

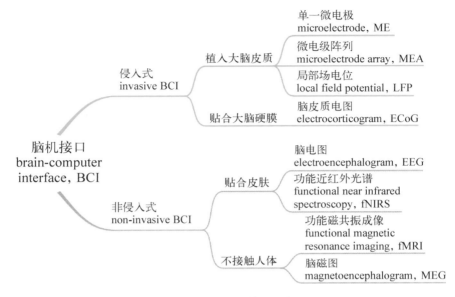

图 10-5　脑机接口分类

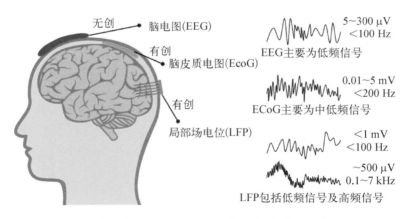

图 10-6　EEG、ECoG、LFP 监测方式示意图

大降低（图 10-6）。打个形象的比方，若把脑传感器类比为球迷，置身于球场内（侵入式）还是球场外（非侵入式）看球（监测脑活动），两者间的看球体验有着莫大的区别。

在侵入式脑机接口中，采集局部场电位（local field potential，LFP）的脑传感器侵入程度较为明显，可同时采集到低频信号（<100 Hz）与高频信号（0.1～7 kHz）；采集脑皮质电图（electrocorticogram，ECoG）的侵入程度降低，可采集的信号有所损失，主要为中低频信号（<200 Hz）。在非侵入式脑机接口中，监测脑电图是最普遍采用的方式，其优点是无创，但是代价便是监测信号有更多损失，主要为低频信号（<100 Hz）。

由于脑活动比较复杂，持续监测获得的数据量巨大。如何对脑信号进行高效处理与解码是脑机接口技术链路中获得脑信号数据后的重要环节。该环节的技术挑战主要在于需要对脑信号进行预处理以剔除与用户心理活动无关的神经信号、眼电和肌电伪迹等，然后是利用先进的算法对海量信号数据开展高效的统计学分析及解读；其中后者在原有算法算力有限的时代这是"卡脖子"问题，不过近年来随着大数据、深度学习算法的更迭以及芯片计算能力的提升，大大提升了该环节的研究水平，已能够逐步实现针对特定用户定制特征提取和解码模型。

理论上若要通过脑机接口对脑实现"写"的效果，如何再编码并反馈给脑是关键环节。即通过神经反馈把用户的脑活动特征、解码结果以及与外部设备或控制接口的结果以视觉、听觉或触觉等方式可视化地反馈给用户，进而实现调整用户的心理活动和脑信号，达到真正的双向脑机交互。不过很可惜的是，由于脑功能的复杂性以及目前人类对脑认知的局限性，当前实现"写"是一个不可能完成的任务（mission impossible）。

二、脑机接口的发展现状及挑战

（一）脑机接口应用场景

近年来，脑机接口的应用研究正在逐步扩大，根据应用效果分类，可分为：

（1）监测（monitor）。例如，使用脑机接口监测人体状态，目前睡眠监测是脑机接口的热门应用方向。

（2）替代（replacement）。若身体器官存在功能性、器质性的缺失，利用脑机接口的输出连接外部设备可以取代所损失或缺失的功能，例如智能假肢、智能轮椅是典型的应用代表。

（3）改善／恢复（improvement/restoration）。若身体器官因疾病而导致功能损伤，通过脑机接口协助恢复损伤的功能，例如，"冰桶挑战"公益活动所反映的渐冻症患者群体，通过脑机接口有望重获信息交流的能力，其他代表性的应用还包括使用脑机接口干预创伤性脑损伤、失语症等。脑机接口为患者、残障人士、健康个体构建了一种与外部世界交互的新途径，从而有效改善生活质量。

（4）增强（enhancement）。前述应用方向多数是为了解决疾病问题，因此面向的群体为患者；而增强方向的应用则是面向健康群体，也即在正常机能的基础上为了达成某种特殊目的，通过使用脑机接口以进一步提升身体某项机能，此方向预计在短期内主要应用于军事领域。

（5）补充（supplementation）。通过脑机接口增加脑控方式，实现多模态控制。基于上述这 5 个方面的功效，脑机接口可以用于医疗健康、教育、消费等多个领域，其中医疗健康领域是脑机接口目前最接近商业化的应用领域，以下列举了脑机接口在医疗健康领域的几项代表性应用。

1. 肢体运动障碍治疗

脑机接口可以用于治疗因脑出血、脑外伤、脑卒中、运动神经元受损以及脊髓损伤等疾病导致的肢体运动障碍，可以通过采集脑信号，刺激失能肢体肌肉，助力康复训练，亦可以通过脑机接口增强对特定大脑功能区域的训练，改善运动障碍问题。目前有多项研究探索通过脑机接口用来操作机器辅助患者完成日常生活需求，例如操控轮椅、控制假肢等。

2. 癫痫和神经发育治疗

癫痫（epilepsy）是大脑神经元突发性异常放电导致的短暂大脑功能障碍的一种慢性疾病。脑机接口应用于癫痫治疗已相对成熟，常见的是脑深层刺激手术（deep brain stimulation，DBS），其基于脑电输出判断脑功能及疾病信号，通过颅内电极向脑输出电刺激，诱发患者功能区的响应，结合手术切除、热凝、激光损毁等技术改变和治疗大脑的癫痫网络。

另外，在多动症、孤独症、语言障碍、睡眠障碍等疾病早期，针对孩子的状态通过非侵入式脑机接口进行反馈训练治疗也具有很大应用前景。

3. 意识和认知障碍诊疗

意识障碍是患者因颅脑外伤、脑卒中、缺血缺氧性脑病等疾病而陷入长期昏迷的意识障碍状态，即"植物人"。目前医学上如何治疗"植物人"并未形成系统规范共识，而且也是医学伦理关注的焦点。通过脑机接口获取并分析意识障碍患者的脑电信号，可以努力实现意识障碍诊断与评定、预后判断，甚至与意识障碍患者实现交流。

在认知障碍方面，比如，大家熟知的阿尔茨海默病（Alzheimer's disease，AD）、帕金森病（Parkinson's disease，PD），可以通过检测患者脑电波发现相关疾病的早期症状，加以相关刺激通过脑波进行早期治疗及干预。

4. 精神疾病诊疗

精神疾病及心理健康疾病的患病率近年来逐年攀升，这与当前现代都市人的快生活方式和多维度压力直接相关。脑机接口通过采集并分析脑信号与情绪、情感的相关关系，有望助推抑郁症、焦虑症等疑难性精神疾病及心理健康疾病的基础研究及临床诊疗。

（二）脑机接口市场

1. 市场规模——以医疗健康应用为例

脑机接口市场规模预计未来市场巨大，仅就脑机接口在医疗健康领域的应用而言，据 Mckinsey 于 2020 年出具的行业研究报告《生物革命：创新改变了经济、社会和人们的生活》（*The Bio Revolution: Innovations Transforming Economics, Societies and Our Lives*），预计市场规模在 2030—2040 年期间可达700 亿～2 000 亿美元，其中应用于严肃医疗（指刚需性临床疾病的场景，由专业人士指导患者去使用获证的医疗产品）领域的脑机接口市场规模预计可达150 亿～850 亿美元，应用于消费医疗（指针对健康人群开发可穿戴性的设备）领域的市场规模预计可达 500 亿～1 000 亿美元。

2. 产业概况

脑机接口产业链上游为脑机接口的硬件、软件以及脑研究，其中硬件包括脑机接口材料、脑电极/探针、解码芯片、植入器械等，软件包括脑机接口各技术环节的底层算法及软件；中游为脑机接口系统的整合开发，例如，集成的侵入式或非侵入式脑机接口设备及解决方案；下游则是脑机接口应用，例如用于诊疗的脑机接口数字疗法、医疗器械产品等。不过目前全球的脑机接口行业处于初期发展阶段，产业链尚不成熟。

目前已有一些从事脑机接口开发的国内外企业先驱，相互间还不构成直接及很大的竞争关系，有的公司侧重于底层技术研发，有的侧重于脑机接口设备本身（如脑电帽、可穿戴设备），有的侧重于医疗领域应用（如 DBS）。现阶段大家都处于早期阶段，大家各自在不同的技术层面、应用层面进行各种探索和尝试，以下列举了具有代表性的国内外脑机接口公司（表 10-1）。

表 10-1　部分国内外脑机接口公司

公司名称	国家/地区	技术路线	技术与应用
神经连接公司（NeuraLink）	美国旧金山	侵入式	高带宽且安全可靠的脑机接口技术
同步公司（Synchron）	美国纽约 澳大利亚		脑机接口血管内植入物 Stentrode
内核公司（Kernel）	美国洛杉矶		研究人类智能，致力于研发神经义肢技术
脑之门公司（BrainGate）	美国罗得岛		专注于大脑植入技术
宁矩科技（NeuraMatrix）	北京		可长期植入的无线超小信息交互终端设备，为高数据通量的神经信号获取与解析、神经行为的干预与调控提供解决方案
脑虎科技（NeuroXess）	上海		柔性脑机接口系统来保护及探索大脑
心灵迷宫（Mindmaze）	瑞士洛桑	非侵入式	虚拟现实（virtual reality，VR）+脑成像+计算机图形学+神经科学技术平台

（续　表）

公司名称	国家/地区	技术路线	技术与应用
神念科技 （NeuroSky）	美国圣何塞	非侵入式	脑皮层电图学（electrocorticography，ECG）、EEG 芯片及可穿戴设备
柔灵科技 （Flexolink）	浙江杭州		新电极材料与算法，关注消费电子及医疗应用
强脑科技 （BrainCo）	浙江杭州 美国波士顿		EEG 可穿戴设备，注意力训练、半瘫患者康复
臻泰智能 （ZhenTec）	陕西西安		脑控交互、VR/增强现实（augmented reality，AR）及医疗康复
博睿康科技 （Neuracle）	江苏常州		脑机接口用于临床诊疗，科研与教学
脑陆科技 （BrainUp）	中国北京		基于神经网络算法的脑机交互开放平台，专注于突破脑机接口底层技术，实现其产业化

（三）脑机接口的挑战

1. 技术挑战

对于脑机接口领域的商业化，每一个具体功能的实现都存在挑战。

（1）如何获得高清无损的脑信号便是目前存在的首要挑战，关键指标包括记录神经元的数量规模、准确记录单个神经元活动的空间分辨率以及准确记录活动的时间分辨率。

有创的侵入式脑机接口将脑传感器植入脑内，其理论上可以获得更准确且更精确的脑信号，但是缺点在于对脑组织有创，因此未来的商业化发展会面临作为第三类医疗器械监管，由此体内长期植入的安全性将会成为首要问题，其功能效果将位列其次。开发体积微型功能高度集成的有创脑传感器是当前的重要开发方向，例如代表性的特征包括无线传输、微型、多通道、采集刺激一体等。如何通过手术将脑传感器准确地安置在脑部也存在很大挑战，目前 Synchron 利用介入手术递送传感器获得 FDA 批准开展临床试验，这在未来也许是一个重要的开发方向，无创的非侵入式脑机接口无需手术，但是因颅骨的存在，监测所得的脑信号质量及信息量大大损失。

选择有创还是无创目前大家都在探索。当前出于安全性，非侵入式仍然是市场主流，例如脸书（Facebook）创始人 Mark Zuckerberg 认为不是所有人愿意为了脑机接口而轻易做一次"开颅"手术。但在这领域也有不少"孤勇者"在开拓，例如 Elon Musk 创立的 Neuralink 便选择了侵入式脑机接口的技术路线，这个技术方向的开发者普遍认为非侵入式脑机接口的应用仅能作为一种辅助手段，而侵入式脑机接口才能真正给人类带来颠覆性的变革技术。

（2）如何把信号精确地传送到脑内这是未来的首要挑战，该技术的实现才意味着实质性的脑机互动，甚至实现脑-脑互动。由于脑对视觉、听觉、味觉、嗅觉、触觉等感知是非常复杂的，往往不是单一而是混合的，所以如何进行多模态感知的混合解析，并高效地编译为脑可"读"的"兼容数据"，这些挑战仍需要时间逐一克服。

2. 科技伦理的挑战

科技向来是一把双刃剑。脑机接口技术尚处于起步阶段，未来是否能够始终向善，以人为本、造福人类，这是一个值得深思的科技伦理问题。

（1）你是否还是你？

据澳大利亚医生 Frederic Gilbert 的 6 号脑机接口患者反馈，他对脑机接口的依赖仿佛是一个共生（symbiosis）关系。这其实反映了脑与计算机的共融会对自主意识产生影响及改变，即植入脑机接口后，是否还能自主决策（self-governing），以及到一定程度后，人是否会变为计算机决策的代理人（agent）。

（2）意念控制犯罪问题

脑机接口可以一定程度干预思想，甚至在未来可能在使用者"不知情"的情况下改变个体行为。目前脑机接口能有效改善残障人士生活质量，这是善的一面；但恶的一面也不容忽视，若不法分子利用脑机接口的技术优势通过思想"遥控"实施违法犯罪行为，则如何对犯罪实施者和背后的操控者进行定罪量刑，以及对于后者是否在法律上应当被评价为间接正犯？

（3）个人隐私

脑电信号包含了全部的个人隐私信息，如健康状况、生活经历、财产状况、婚恋、社会关系、信仰、心理特征等。因此，对于堪比"读心术"的脑机接口技术，在未来开展大规模商业化应用前，其信息安全和隐私保护是重要问题。

（4）社会公平问题

脑机接口不仅可以用于治疗疾病亦可以用于神经增强。由于并非人人都能支付脑机接口的高额费用，由此脑机接口的可及性将逐步演化为富人的专属权。即便脑机接口成本降低，对于天然"自我"以及融合身心，不同人群会做出不同选择，由此对于神经增强的脑机接口应用，除非所有人接受，否则会带来新的社会公平问题，这不仅存在于使用者与不使用者之间，也可能上升至民族及国家之间。

三、小结

脑机接口作为基于脑科学、信息科学、微电子、材料科学等多学科交叉的前沿技术，研究及商业价值巨大。在脑机接口的基础研究中，目前在医疗健康领域已经涌现了一批优秀的科研成果；但是受限于技术、伦理等多重限制，侵入式脑机接口领域无论是研究机构还是企业数量抑或研究投入方面暂时落后于非侵入式脑机接口。在脑机接口的产业转化中，受限于脑机接口研发成本高、专业人才少、盈利模式尚未明朗等因素，涉足脑机接口全产业链技术的企业数量目前还相对较少。

我国关于脑机接口的研发及转化还处于初级阶段，涉及脑机接口产业链上游领域的脑传感器、核心电子器件、高端通用芯片等还是薄弱环节，与国外先进技术存在一定差距。为了实现脑机接口产业真正落地，在需要科研工作者和全社会共同努力实现技术突破的同时，也需要政府和相关行业组织加强监管，重视安全和伦理问题，引领脑机接口从技术产品研发、产业推进、标准机制创建和政策牵引等层面全面发展。

------------------------------------ 参 考 文 献 ------------------------------------

［ 1 ］ Hill N. J., Wolpaw J. R. Brain-computer interface[A]. Reference module in biomedical sciences[M]. Elsevier, 2016.

［ 2 ］ Lotte F., Nam C.S., Nijholt A. Introduction: evolution of brain-computer interfaces[A]. Brain-computer interfaces handbook: technological and theoretical advance[M]. Oxford, UK: CRC Press, Taylor & Francis Group, 2018.

［ 3 ］ Orlandi S., House S.C., Karlsson P., et al. Brain-computer interfaces for children with complex communication needs and limited mobility: a systematic review[J]. Front. Hum. Neurosci., 2021, 15: 643294.

［ 4 ］ Saha S., Mamun K.A., Ahmed K., et al. Progress in brain computer interface: challenges and opportunities[J]. Front. Hum. Neurosci., 2021, 15: 578875.

［ 5 ］ Fattahi P., Yang G., Kim G., et al. A review of organic and inorganic biomaterials for neural interfaces[J]. Adv. Mater., 2014, 26(12): 1846−1885.

［ 6 ］ Drew L. Agency and the algorithm[J]. Nature, 2019, 571: S19−S21.

下　部

生命科学投资实务

第十一篇

浅析 CRO 企业的收入确认

主要作者：卞永青　何　垚
2020 年 4 月 29 日

　　研发创新是医药生物科技企业的核心竞争力。近年来，全球的医药研发支出持续增长；在医疗需求未能被充分满足、创新技术持续发展、资本投资增加、政策鼓励及优惠等多方面的合力推动下，在可预见的未来，医药研发支出仍将保持增长趋势。据弗若斯特沙利文（Frost & Sullivan）的研究，2014 年至2018 年期间，全球对医药研发的支出由 2014 年的 1 416 亿美元增长至 2018 年的 1 740 亿美元，复合年均增长率（compound annual growth rate，CAGR）达到 5.3%，预计 2023 年将达到 2 168 亿美元。

　　医药研发的持续投入为合同研究组织（contract research organization，CRO）行业发展奠定了持续增长的底层逻辑。为了实现研发环节降本增效，医药生物科技企业已非常依赖 CRO 企业专业高效的服务，由此助力了 CRO 行业的高速发展，也孕育衍生出较多的投资机会。

　　CRO 属于科学研究和技术服务业，具备高度专业的特点，分析 CRO 领域的投资机会和价值对投资者的科学、财务、法律知识全方位提出了高要求。在开展业务、法律、财务尽职调查（due diligence，DD）时，对包括技术优势、商业模式、财务情况、人员团队、客户结构、财务数据等方面进行全面多维度的调查分析后，才有可能尽量逼近"真相"。

　　高速发展的 CRO 行业也让笔者产生了浓厚的兴趣，为了一探 CRO "江湖"的深浅，近期笔者学习浏览了众多国内 A 股 CRO 上市企业的招股说明书和年报。在探究过程中，笔者发现了一个有趣的现象，在描述经营业绩的内容中反复出现了"FTE"和"FFS"这 2 个关键词。

什么是 FTE？什么是 FFS？FTE、FFS 与 CRO 的关系？CRO 企业如何确认收入和成本结转？在本文中，笔者尝试回答这些问题。

一、CRO 的商业实质

会计作为一种反映企业经营情况的"通用"语言，其处理方式与企业的商业实质息息相关。因此在讲述 CRO 企业的收入确认之前，有必要先看一看 CRO 的商业实质。

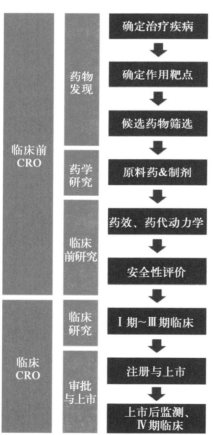

图 11-1 药物研发过程

（一）CRO 简介

CRO 是通过合同（contract）形式为医药生物科技企业或研发机构在研发过程中提供专业化外包服务的组织或机构。CRO 的规模化、专业化可以有效降低医药生物科技企业的研发投入并提高研发效率。

在医药行业，药物研发过程一般需经历药物发现、临床前开发、临床研究、批准后临床研究的四大阶段（图 11-1）。若以临床作为分类节点，CRO 可分为临床前 CRO 和临床 CRO 两大类。

根据业务侧重点的不同，临床前 CRO 主要包括药物发现、药学研究和临床前研究；临床 CRO 主要包括 I、Ⅱ、Ⅲ、Ⅳ期临床的试验技术服务、试验数据管理统计分析，注册申报和上市后药物安全监测等。

（二）CRO 服务内容

临床前 CRO 主要包括药物发现、药学研究和临床前研究。

药物发现主要专注于靶点确定、建立药物筛选模型、先导药物发现、先导药物优化等开发环节。药学研究主要专注于药物合成工艺、药物理化性质、药物晶型、药物剂型、处方筛选、制备工艺、检验方法等开发环节。此部分结果可以整理成为药学研究资料申报材料，其是药品申报资料中的一个重要部分。临床前研究主要包括动物模型构建、药物代谢动力学、药物毒理学、安全性评价等。参照《药品注册管理办法》，药物临床前研究应当遵守相关管理规定。其中安全性评价必须执行《药物非临床试验质量管理规范》，也称作法规毒理学研究，主要包括单次/重复给药的毒性、生殖毒性、遗传毒性、致癌性、局部刺激性、免疫原性、依赖性、毒代动力学等。

临床 CRO 主要包括 I、II、III、IV 期临床的试验技术服务、试验数据管理统计分析，注册申报和上市后药物安全监测等。

I 期临床的目的是完成初步临床药理学及人体安全性评价，主要包括药物代谢动力学、生物等效性试验、耐受性试验等。II 期临床的目的是评价药物对目标适应证患者的疗效和安全性，主要采取随机双盲对照试验的方式。III 期临床的目的是进一步验证药物的疗效和安全性，为药物注册申请提供充分的证据，主要采取随机双盲对照试验的方式。IV 期临床的目的是追踪药物上市后的疗效和不良反应，可以不设对照组。

（三）CRO 商业模式

CRO 企业在接受客户的委托后，依据客户的研究需求和行业规范，开展研究服务，并按照合同约定将研究成果和数据等资料移交给客户。CRO 通过付出专业的研究服务，向客户收取研究服务费来实现盈利。由于不同客户的研究内容和期限不同，因此 CRO 基本采取项目制，其增长主要依赖于订单驱动。

二、CRO 收入确认的会计处理

CRO 订单具备高度专业化和定制化的特点，这对 CRO 企业如何做好订单管理以及根据进展做好会计分录提出了较大挑战。

通过速览了多家代表性 CRO 上市企业的招股说明书或年度报告后，绝大多数的 CRO 企业按照是否全职人力工时（又称全时当量服务，full-time equivalent，FTE）分为 FTE 类与非 FTE 类这两大类，企业根据业务的不同类别而分别采用不同的会计处理方法。

（一）FTE 类

FTE 类业务是指以工作量（小时）为基础的收费模式，多见于临床前及临床早期新药化合物发现及合成、临床前研究。通常以一个工作人员在一定时期内全部工作时间的计算单位为基础，把非全时工作人员数折算为全时工作人员的相等数量。

1 个 FTE 指该人员全部工作时间都用于该项目，0.5 个 FTE 指该人员全部工作时间的一半用于该项目。企业按"配置人员已发生的劳务时间 × 技术合同约定的 FTE 劳务费率"的方式计算并确认劳务收入。根据企业各自会计政策的不同，确认时点可以是每月也可以于每个资产负债表日或服务合同结束时。

举个简单的例子，可以对 FTE 类业务如何进行收入确认有个直观的感受。

王二创新药公司（简称"王二"）开发了一个 1 类小分子化学药 WE-001，委托张三 CRO 公司（简称"张三"）开展原料药研究。双方的合作期限从 2018 年 1 月 1 日开始，2019 年 6 月 30 日结束。在合作期间，张三需对 WE-001 原料药完成 3 项研究内容：（1）原料药合成工艺；（2）原料药生产工艺及质量控制技术；（3）申报资料的撰写。王二为张三的 CRO 服务支付 1 800 万元人民币（不含增值税）。

经过多轮沟通磋商后，王二与张三按照 FTE 业务签署了合作合同。合同中约定张三投入该项目的研发人员 10 位，FTE 单价为人民币 10 万元 / 月，价格包含人员人工、场地、一般检测费、基本材料等（均为不含增值税价格）。

张三的会计经理在项目执行期间（合计 18 个月），每月月末确认收入：

借：银行存款　100 万元

　　贷：主营业务收入　100 万元

相应地，每月月末按照同比例结转实际发生成本：

借：主营业务成本　×× 万元

　　贷：劳务成本　×× 万元

　　　　原材料　×× 万元

　　　　……

（二）非 FTE 类

非 FTE 类业务，主要是指客户的定制服务。根据业务类型又可分为按服务收费（fee for service，FFS）、综合服务（integrated services，INT）等类别，其中以 FFS 最为普遍。FFS 类业务是指以完成交货或提交成果报告为收入确认标识的收费模式，多见于为临床新药或已上市药物原料药提供工艺路线开发等服务。

INT 合同和 FFS 合同主要为服务内容上的区别，INT 合同为综合服务类合同，合同内容涉及多个业务类型，通常需要多个部门合作完成。而 FFS 合同内容通常为单一业务类型，由一个部门完成。在收入确认和成本结算的会计政策方面不存在明显差异。

在非 FTE 类业务服务中：（1）如果劳务交易结果能可靠估计，通常采用完工百分比法确认项目收入。（2）如果劳务交易的结果不能可靠估计，通常按已经发生并预计能够得到补偿的劳务成本金额确认提供的劳务收入，并将已发生的劳务成本作为当期成本；已经发生的劳务成本如预计不能得到补偿的，则已经发生的劳务成本计入当期损益，不确认提供劳务收入。

还是王二与张三。经过多轮沟通磋商后，王二与张三按照 FFS 业务签署了合作合同。合同中约定以里程碑作为付款条件（不含增值税），具体支付条件如下：

（1）首期付款，王二支付 300 万元。

（2）张三完成定制合成，王二支付 300 万元。

（3）张三完成原料药生产工艺及质量控制技术，王二支付 1 000 万元。

（4）张三完成申报资料撰写，王二支付 200 万元。

张三在执行期间有条不紊地推进并完成了 3 个研究内容，由此张三的财务根据项目的执行情况，分别在不同时点确认收入。

（1）2018/1/1，首期付款

借：银行存款　300 万元

　　贷：预收账款　300 万元

（2）2018/6/30，完成定制合成

借：银行存款　300 万元

　　　预收账款　300 万元

　　　贷：主营业务收入　600 万元

（3）2019/3/31，完成原料药生产工艺及质量控制技术

借：银行存款　1 000 万元

　　　贷：主营业务收入　1 000 万元

（4）2019/6/30，完成申报资料撰写

借：银行存款　200 万元

　　　贷：主营业务收入　200 万元

相应地，分别在不同的确认时点，同比例结转实际发生成本：

借：主营业务成本　　×× 万元

　　贷：劳务成本　　×× 万元

　　　　原材料　　　×× 万元

　　　　……

真实商业世界中的 CRO 企业，由于各家开展的 CRO 业务内容不尽相同，所以各家的收入确认原则相互间存在着细微差异。以下选取了几家 CRO 上市企业的收入确认方法，供大家参考（表 11-1）。

表 11-1　部分 CRO 上市企业的收入确认方法

可比公司	FTE 类	非 FTE 类（此处主要指 FFS）	
		劳务交易结果能可靠估计	劳务交易结果不能可靠估计
药明康德	按已发生的劳务时间 × 技术合同约定的 FTE 劳务费率的方式计算并确认劳务收入	完工百分比	已经发生的劳务成本预计能够得到补偿的，按照已经发生的劳务成本金额确认劳务收入，并且按相同金额结转劳务成本；如已经发生的劳务成本预计不能得到补偿的，则不确认收入
康龙化成	根据合同约定的工时、费率进行结算，取得相关收入凭证确认收入		已经发生的劳务成本预计能够得到补偿的，按照已经发生的能够得到补偿的劳务成本金额确认提供劳务收入，并结转已经发生的劳务成本；如已经发生的劳务成本预计不能得到补偿的，将已经发生的劳务成本计入当期损益，不确认提供劳务收入
美迪西	于资产负债表日按提供的时间及约定的 FTE 价格及实际耗用的材料费定期开票并扣除相应增值税后确认为该项目的当期收入		如果提供劳务交易的结果不能可靠估计，则按已经发生并预计能够得到补偿的劳务成本金额确认提供的劳务收入，并将已发生的劳务成本作为当期成本。已经发生的劳务成本如预计不能得到补偿的，则不确认收入
药石科技	不适用		（1）已经发生的劳务成本预计能够得到补偿的，按照已经发生的劳务成本金额确认提供劳务收入，并按照相同金额结转劳务成本；（2）已经发生的劳务成本预计不能得到补偿的，将已经发生的劳务成本计入当期损益，不确认提供劳务收入
成都先导	按照提供服务所耗用的人员工时与合同约定全时当量服务费率与客户按月结算并确认收入		已经发生的劳务成本预计能够得到补偿的，按照已经发生的劳务成本金额确认提供劳务收入，并按照相同金额结转劳务成本；已经发生的劳务成本预计不能得到补偿的，则不确认提供劳务收入

三、不同收入确认方式对 CRO 企业利润的影响

利润是评价企业运营好坏的一个关键指标。对于 CRO 企业而言，不同的收入确认方式会直接影响当年利润。由此在投资 CRO 企业前，认真分析其收入确认方式是很有必要的。

FTE 项目通常按照自然月 / 季等比例确认收入（采用该种收入确认方式的假设前提是项目进度与时间进度呈线性关系），该类项目对应的会计处理方式较为明确，调节利润的空间有限。

FFS 项目主要根据里程碑（有时也称"形象进度节点"）按照完工百分比法来确认收入，但对于一些难以拆分出形象进度节点的 FFS 项目（通常具备金额较小、项目周期较短的特点），也有 CRO 企业采用一次性确认收入的结算模式。该两种方法的不同会计处理方式，导致产生不同的收入确认及成本结转，继而影响当期利润（表 11-2）。

表 11-2　FFS 项目的成本结转方法

FFS 项目	成本结转方法
完工百分比	于项目节点将该类项目已发生的相关直接材料、人工成本、制造费用一次结转计入主营业务成本，借记"主营业务成本"、贷记"劳务成本"等明细科目
一次性	项目进行过程中：领用的直接材料和发生的人工成本、制造费用计入"存货"核算，借记"存货"、贷记"原材料"等； 项目完成时：结转项目成本，借记"主营业务成本"、贷记"存货"

如上，张三最终核算该合同实际产生的总成本（包含人工成本、制造费用场地、一般检测费、基本材料等）1 000 万元（不含增值税），采用完工百分比法、一次性确认法最终在不同会计年度的收入和利润情况对比如下（表11-3）。

表 11-3　不同成本结转方法对不同会计年度收入和利润的影响

	完工百分比	一次性
收入确认	（1）2018/1/1 首期付款 　　借：银行存款　300 万元 　　　贷：预收账款　300 万元 （2）2018/6/30 完成定制合成 　　借：银行存款　300 万元 　　　　预收账款　300 万元 　　　贷：主营业务收入　600 万元 （3）2019/3/31 完成原料药生产工艺及质量控制技术 　　借：银行存款　1 000 万元 　　　贷：主营业务收入　1 000 万元 （4）2019/6/30 完成申报资料撰写 　　借：银行存款　200 万元 　　　贷：主营业务收入　200 万元	2019/6/30 借：银行存款　1 800 万元 　贷：主营业务收入　1 800 万元
成本结转	（1）2018/6/30 　　借：主营业务成本　350 万元 　　　贷：劳务成本 / 原材料……　350 万元 （2）2019/3/31 　　借：主营业务成本　550 万元 　　　贷：劳务成本 / 原材料……　550 万元 （3）2019/6/30 　　借：主营业务成本　100 万元 　　　贷：劳务成本 / 原材料……　100 万元	2018/1/1—2019/6/30 项目期间 借：存货　1 000 万元 　贷：劳务成本 / 原材料……　1 000 万元 2019/6/30 借：主营业务成本　1 000 万元 　贷：存货　1 000 万元
收入 & 利润	2018 收入　600 万元 利润　250 万元 2019 收入　1 200 万元 利润　550 万元	2018 收入　0 元 利润　−667 元 2019 收入　1 800 万元 利润　1 467 元

　　可见不同的会计处理方式下，张三在 2018 年、2019 年的收入和利润差别较大。

　　由于 CRO 企业的订单周期普遍较长，经常会遇见于资产负债表日仍有很多未交付研发成果的项目；在收入确认时点明确的情况下，不同的成本结转方式会对企业利润造成较大影响。

　　某些 CRO 企业会在资产负债表日将未交付项目相关的人工成本、制造费用结转计入当期成本，但不确认项目收入。而根据《企业会计准则——基本准则》中关于收入确认及成本结转配比性原则的要求，对于未能在资产负债表日确认收入的项目，不结转相关成本，而是将相关成本先确认资产类科目，待收入确认同时结转相关成本。公司应对于资产负债表日未交付研发成果的项目，将项目相关的已发生的劳务成本计入存货，暂不确认项目收入。

四、小结

　　站在财务投资人角度看 CRO 企业，在做出投资决策前，投资者需重点关注其收入确认的依据及确认时点。无论采用何种结算模式，FTE 抑或 FFS，均需重点关注收入确认与成本结转的配比性。

　　对于未能确认收入而产生相应成本计入存货类科目的 CRO 企业，则需重点关注存货的减值情况。某些 CRO 企业可能会利用收入确认与成本结转的时间差来调节企业的利润情况，这些都是值得投资者重点关注的问题。

第十二篇
科创板生物医药上市公司股权激励分析：
是激励还是福利？

主要作者：何 垚
2020 年 6 月 27 日

截至 2020 年 6 月 24 日，有三家科创板生物医药上市公司祥生医疗（688358.SH）、微芯生物（688321.SH）和热景生物（688068.SH）分别推出了股权激励计划。本文以该三家上市公司的股权激励方案为样本，探讨科创板生物医药上市公司股权激励的激励效应和福利效应。

一、上市公司股权激励

（一）定义

股权激励（equity incentive）是指上市公司以本公司股票为标的，对其董事、高级管理人员及其他员工进行的长期性激励。其"初心"是通过激励对象参与企业决策、共享利润、共担风险，敦促激励对象按照股东利益最大化的原则运营公司，尽可能减少或消除短期行为。目前，国内上市公司主要通过股票期权、限制性股票或二者相结合的方式进行股权激励。

（二）理论基础

股权激励的理论基础源于委托代理理论，委托代理理论由经济学家 Michael C. Jensen 与 William H. Meckling 于 1976 年在论文《企业理论：管理行为、代理成本和股权结构》（*Theory of the Firm: Managerial Behavior Agency Cost and Ownership Structure*）中首次提出。股权激励的产生与现代企业的治理结构息息相关。现代企业的一大特征在于所有权与控制权通常彼此分离，两者的分离逐步形成了公司治理中的委托代理结构。上市公司作为现代企业的典型代表，通常具有双层委托代理结构，其中：股东委托董事会管理公司形成第一层委托代理关系，董事会委托管理层运营公司形成第二层委托代理关系。委托人与代理人之间的利益不一致以及信息不对称容易形成道德风险（moral harzard）与逆向选择（adverse selection），由此提高了代理成本；而对管理层进行股权激励是解决委托代理问题、降低代理成本的有效手段之一。

（三）效应分析

上市公司的股权激励方案兼具激励效应和福利效应。支持激励效应的一派认为股权激励可以降低代理成本，提升公司价值；而支持福利效应的一派认为股权激励有时出于某些非激励目的，可能导致管理层采用机会主义行为为自身谋取福利，由此具有福利效应。

股权激励更偏向于激励还是福利，主要受股权激励方案中重要变量的影响。吕长江等（2009）认为，激励条件和激励有效期对股权激励方案的激励效果影响重大：激励条件越容易达到则激励效果越弱；而激励有效期越长，则激励对象面临更长期的激励条件约束，显著降低操纵指标的能力。由此，激励条件和激励有效期可以用作判别股权激励是激励还是福利的标准。

二、现行制度背景

中国资本市场中关于股权激励的相关法律法规包括国家、证监会、证券交易所3个不同层级：第一层，国家法律，主要包括《中华人民共和国公司法》（2018年修订）、《中华人民共和国证券法》（2019年修订）等；第二层，证监会的部门规章与规范性文件，主要包括《上市公司股权激励管理办法》（2018

年修订）、《上市公司治理准则》（2018 年修订）；第三层，证券交易所的自律规则，主要包括《上海证券交易所科创板股票上市规则》《科创板上市公司持续监管办法（试行）》《深圳证券交易所创业板股票上市规则（2020 年修订）》《创业板上市公司持续监管办法（试行）》。

作为注册制推行试点的先行者科创板和创业板，其配套的股权激励规则在《上市公司股权激励管理办法》（2018 年修订）的基础上予以了新的修订。主要修订的要点包括：放宽激励对象限制、提高股权激励比例上限、增加第二类限制性股票、提高授予价格的灵活性。现行股权激励相关法规的对比情况整理如下（表 12-1）。

表 12-1　现行股权激励相关法规对比

项　目	科创板 / 创业板	《上市公司股权激励管理办法》（2018 年修订）
激励对象	激励对象可以包括上市公司的董事、高级管理人员、核心技术人员或者核心业务人员，以及公司认为应当激励的对公司经营业绩和未来发展有直接影响的其他员工，独立董事和监事除外。 单独或合计持有上市公司 5% 以上股份的股东、实际控制人及其配偶、父母、子女以及外籍员工，在上市公司担任董事、高级管理人员、核心技术人员或者核心业务人员的，可以成为激励对象	激励对象可以包括上市公司的董事、高级管理人员、核心技术人员或者核心业务人员，以及公司认为应当激励的对公司经营业绩和未来发展有直接影响的其他员工，但不应当包括独立董事和监事。外籍员工任职上市公司董事、高级管理人员、核心技术人员或者核心业务人员的，可以成为激励对象。 单独或合计持有上市公司 5% 以上股份的股东或实际控制人及其配偶、父母、子女，不得成为激励对象
限制性股票	上市公司授予激励对象限制性股票，包括下列类型： （1）激励对象按照股权激励计划规定的条件，获得的转让等部分权利受到限制的本公司股票； （2）符合股权激励计划授予条件的激励对象，在满足相应获益条件后分次获得并登记的本公司股票	本办法所称限制性股票是指激励对象按照股权激励计划规定的条件，获得的转让等部分权利受到限制的本公司股票

（续　表）

项　目	科创板 / 创业板	《上市公司股权激励管理办法》（2018 年修订）
授予价格	上市公司授予激励对象限制性股票的价格，低于股权激励计划草案公布前 1 个交易日、20 个交易日、60 个交易日或者 120 个交易日公司股票交易均价的 50% 的，应当说明定价依据及定价方式。 出现前款规定情形的，上市公司应当聘请独立财务顾问，对股权激励计划的可行性、相关定价依据和定价方法的合理性、是否有利于公司持续发展、是否损害股东利益等发表意见	上市公司在授予激励对象限制性股票时，应当确定授予价格或授予价格的确定方法。授予价格不得低于股票票面金额，且原则上不得低于下列价格较高者： （1）股权激励计划草案公布前 1 个交易日的公司股票交易均价的 50%。 （2）股权激励计划草案公布前 20 个交易日、60 个交易日或者 120 个交易日的公司股票交易均价之一的 50%。 上市公司采用其他方法确定限制性股票授予价格的，应当在股权激励计划中对定价依据及定价方式作出说明
授予数量	上市公司可以同时实施多项股权激励计划。上市公司全部在有效期内的股权激励计划所涉及的标的股票总数，累计不得超过公司股本总额的 20%	上市公司可以同时实行多期股权激励计划。上市公司全部在有效期内的股权激励计划所涉及的标的股票总数累计不得超过公司股本总额的 10%
实施方式	上市公司授予激励对象第二项所属限制性股票，应当就激励对象分次获益设立条件，并在满足各次获益条件时分批进行股份登记。当次获益条件不满足的，不得进行股份登记。 公司应当在股权激励计划中明确披露分次授予权益的数量、获益条件、股份授予或者登记时间及相关限售安排。获益条件包含 12 个月以上的任职期限的，实际授予的权益进行登记后，可不再设置限售期	—

三、科创板生物医药上市公司股权激励分析

截至 2020 年 6 月 24 日，科创板共有 27 家生物医药上市公司（参见附录），其中有 3 家公司，祥生医疗（688358.SH）、微芯生物（688321.SH）和热

景生物（688068.SH），分别推出了股权激励计划。

祥生医疗是一家医疗器械企业，专注于超声医学影像设备及相关技术；目前公司主要产品/在研管线包括全数字彩超和黑白超声设备。微芯生物是一家创新药企业，专注研发新分子实体且作用机制新颖的原创新药；目前公司主要产品/在研管线包括西达本胺、西格列他钠、西奥罗尼、CS12192等。热景生物是一家体外诊断企业，具有特色的上转发光免疫分析技术；目前公司的主要产品/在研管线包括针对肝脏疾病、心脑血管类疾病以及感染炎症类疾病的检测试剂。

这三家企业分别涉足生物医药行业中医疗器械、创新药、体外诊断三个不同的细分领域，具有一定代表性。本小节首先基于股权激励的关键变量横向对比三个股权激励方案的共性和差异，随后根据激励条件和激励有效期情况，判别其激励效应和福利效应。

（一）横向对比

1. 激励对象

三家公司在激励对象方面的共同之处是均包含了公司高级管理人员、核心技术人员、核心业务人员，不同之处是微芯生物将实际控制人列入了激励对象。此举得益于科创板股权激励制度放宽了对激励对象的限制，"单独或合计持有上市公司5%以上股份的股东、实际控制人及其配偶、父母、子女以及外籍员工，在上市公司担任董事、高级管理人员、核心技术人员或者核心业务人员的，可以成为激励对象"。

2. 激励方式及股票来源

三家公司均不约而同地选择第二类限制性股票作为激励工具，其股票来源均源于向激励对象定向发行公司的A股普通股股票。

（1）什么是第二类限制性股票？

第二类限制性股票是科创板股权激励制度推出的一个新概念。《上海证券交易所科创板股票上市规则》第10.5条第二款明确："上市公司授予激励对象限制性股票，包括下列类型：（一）激励对象按照股权激励计划规定的条件，获得的转让等部分权利受到限制的本公司股票；（二）符合股权激励计划授予条件的激励对象，在满足相应获益条件后分次获得并登记的本公司股票"。

第一类限制性股票等同于传统的限制性股票，其对转让等部分权利做了限制约定。第二类限制性股票的不同之处在于通过授予条件做了"前置"限制而未对转让做"后置"限制。

第二类限制性股票通过设置授予条件，使得激励对象可以获得公司股票并登记在册的时间被推迟到其满足获益条件之后。激励对象的确认日期与获得股票日期间的"窗口期"与股票期权的"等待期"（也称"行权限制期"）有类似之处，也许正因为如此，第二类限制性股票也被称为"打折期权"。

（2）第二类限制性股票的特点

第二类限制性股票兼具高折扣定价和后付款安排的特点，对激励对象而言更有吸引力和激励效应。

3. 激励股票数量

从激励股票数量来看（表 12-2），三家公司推出的股权激励计划所涉及的股票数量占公司股本的比例均在 1% 左右，距离科创板规定"股权激励计划累计不得超过公司总股本的 20%"的上限还较远，其中热景生物的比例最高，达到总股本的 1.37%。

表 12-2　祥生医疗、微芯生物、热景生物的激励股票数量

项　　目	祥生医疗 （688358.SH）	微芯生物 （688321.SH）	热景生物 （688068.SH）
授予数量（万股）	150	150	85
占公司总股本的比例	0.75%	0.37%	1.37%

4. 激励计划的有效期和归属安排

祥生医疗、热景生物推出股权激励的有效期和归属安排较为类似，而微芯生物的稍有不同（表 12-3）。

表 12-3　祥生医疗、微芯生物、热景生物的股权激励有效期和归属安排

项　目	祥生医疗（688358.SH）	微芯生物（688321.SH）	热景生物（688068.SH）
激励计划的有效期（限制性股票授予日起至全部归属或作废失效之日）	≤ 72 个月	≤ 36 个月	≤ 72 个月
首次授予的限制性股票归属安排	设置 3 个归属期，归属权益比例分别为 30%∶30%∶40%	设置 2 个归属期，归属权益比例分别为 50%∶50%	设置 3 个归属期，归属权益比例分别为 30%∶30%∶40%
预留授予的限制性股票归属安排	设置 2 个归属期，归属权益比例分别为 50%∶50%	—	

5. 授予价格

科创板股权激励制度对限制性股票的定价提高了授予价格的灵活性，允许限制性股票的价格可以低于股权激励计划草案公布前 1 个交易日、20 个交易日、60 个交易日或者 120 个交易日公司股票交易均价的 50%。在推出股权激励计划的 3 家科创板生物医药公司中，三家上市公司确定的价格均在下限附近，不过仅祥生医疗最终确定的限制性股票授予价格低于相应股票交易均价的 50%，是唯一"尝鲜"的企业（表 12-4）。

表 12-4　祥生医疗、微芯生物、热景生物的股权激励授予价格

项　目	祥生医疗（688358.SH）	微芯生物（688321.SH）	热景生物（688068.SH）
授予价格（元 / 股）	20	25	29.46
授予价格 / 草案公布前 1 个交易日	42.82%	50.71%	52.31%
授予价格 / 草案公布前 20 个交易日	—	53.45%	51.18%

（续　表）

项　　目	祥生医疗 （688358.SH）	微芯生物 （688321.SH）	热景生物 （688068.SH）
授予价格 / 草案公布 前 60 个交易日	—	42.07%	—
授予价格 / 草案公布 前 120 个交易日	—	42.63%	—

6. 激励条件

在推出股权激励计划的三家科创板生物医药上市公司中，普遍设置了财务业绩指标作为激励条件。每家公司根据自身情况，具体的考核指标相互间存在差异（表 12-5）。

表 12-5　祥生医疗、微芯生物、热景生物的股权激励业绩考核指标

考　核　指　标			祥生医疗 （688358.SH）	微芯生物 （688321.SH）	热景生物 （688068.SH）
财务业绩指标	基数		2019 年营业收入或归属于上市公司股东净利润	2019 年营业收入	2019 年营业收入或净利润 #
	第一个归属期	目标值	42%	30%	30%
		触发值	40%	—	20%
	第二个归属期	目标值	70%	75%	49.5%
		触发值	60%	—	32%
	第三个归属期	目标值	100%	—	72.9%
		触发值	80%	—	45.6%
	第四个归属期	目标值	—	—	100%
		触发值	—	—	60%

（续　表）

考核指标		祥生医疗 （688358.SH）	微芯生物 （688321.SH）	热景生物 （688068.SH）
研发成果指标	第一个归属期	—	在境内外至少有2个研发项目申请或进入临床试验阶段	—
	第二个归属期	—	在境内外至少有2个研发项目进入或完成以适应证为上市目的的后期临床试验	—

#注：热景生物所述的"净利润"为本期及其他各期激励计划实施产生的股份支付摊销前归属于上市公司股东的净利润。

（二）股权激励效应分析，是激励还是福利？

参照吕长江等（2009）相关研究结果，设定以下判别标准（表12-6）。其中，通过财务业绩指标进行判定时，考虑到我们不要求样本上市公司必须处于同行业领先水平，由此未采用同行业的平均业绩水平进行横向比较，而仅采用公司自身前3年业绩水平进行纵向比较，我们认为据此所得结果更具普适性。另外，股权激励方案第一个归属期的财务业绩指标目标值（简称"首期财务目标值"）挑战最大，由此仅选择首期财务目标值与历史业绩水平进行比较。由于三家公司对本次股权激励费用摊销标准披露方法不一致，本文未详细分析股权激励费用摊销对上市公司业绩的具体影响。

表 12-6　激励或福利的判别标准

类型	判　别　标　准
激励	激励条件大于前3年的任一年/激励条件大于前3年的均值/激励有效期大于5年
福利	激励条件小于前3年的任一年/激励条件小于前3年的均值/激励有效期小于5年

1. 基于财务业绩指标的判定

首先利用Wind数据库查询祥生医疗、微芯生物、热景生物的历史业绩增长情况（表12-7）。

表 12-7　祥生医疗、微芯生物、热景生物的历史业绩增长情况

比 较 指 标		祥生医疗 （688358.SH）	微芯生物 （688321.SH）	热景生物 （688068.SH）
营业收入实际 增长率	2019 年	13.09%	17.68%	12.45%
	2018 年	20.37%	33.65%	31.69%
	2017 年	62.70%	29.45%	16.28%
	平均值	32.05%	26.93%	20.14%
归属于上市公 司的净利润实 际增长率	2019 年	10.59%	−37.68%	−29.63%
	2018 年	48.44%	29.45%	60.08%
	2017 年	110.21%	359.05%	4.42%
	平均值	56.41%	116.94%	11.62%

若首期财务目标值大于实际增长率，判定为"TRUE"，反之为"FALSE"。通过纵向比较，所得结果如下（表 12-8）。

表 12-8　基于财务指标的纵向比较结果

比 较 指 标		祥生医疗 （688358.SH）	微芯生物 （688321.SH）	热景生物 （688068.SH）
目标值与营业 收入实际增长 率的比较	2019 年	TRUE	TRUE	TRUE
	2018 年	TRUE	FALSE	FALSE
	2017 年	FALSE	TRUE	TRUE
	平均值	TRUE	TRUE	TRUE
目标值与归属 于上市公司的 净利润实际增 长率的比较	2019 年	TRUE	—	TRUE
	2018 年	FALSE		FALSE
	2017 年	FALSE		FALSE
	平均值	FALSE		TRUE

统一选取营业收入增长率作为比较基准，可以看出该三家上市公司设定的首期财务目标值均大于前 3 年实际增长率的平均值，且大于前 3 年中的其中 2 年。由此，仅从财务业绩指标的激励条件来看，参考表 6 的判定标准，该三家企业的股权激励计划均为激励型。

2. 基于激励有效期的判定

该三家企业的激励有效期均少于 5 年，由此参考表 6 的判定标准，该三家企业的股权激励计划均为福利型。

3. 基于股价走势的判定

以医药生物（申万）指数为比较基准，可以看出，三家公司在股权激励方案披露后，股价均有不错的涨幅（参见图 12-1），激励效应明显。需要说明的是，由于样本数量较少，同时由于科创板上市公司存续时间较短且科创 50 指数推出时间较短，本文没有足够长的时间窗口变量来分析每家上市公司股权激励方案推出后的超额累积收益率（cummulative abnoarmal return，CAR），短期的股价走势不能完全真实反映三家公司股权激励的效应，真实的效应有待于在较长的时间窗口中进行验证（图 12-1）。

4. 基于其他条件的判定

微芯生物在财务业绩指标的基础上，同时设置了研发成果指标，分别为在境内外至少有两个研发项目申请或进入临床试验阶段、进入或完成以适应证为上市目的的后期临床试验。由于药物研发过程存在诸多不确定性，该指标对微芯生物管理团队提出了较高要求。由此，我们也可以认为微芯生物的股权激励计划为激励型。

5. 结论

对祥生医疗、微芯生物、热景生物三家科创板生物医药上市公司的股权激励方案进行分析，结果汇总如下（表 12-9）。

从财务业绩指标出发，该三家上市公司的股权激励方案均具有激励效应；从激励有效期出发，三家上市公司的股权激励方案均具有福利效应。考虑到激励有效期作为判定标准的有效性略弱于财务业绩指标，则可以认为该三家上市企业的股权激励方案更具有激励效应。

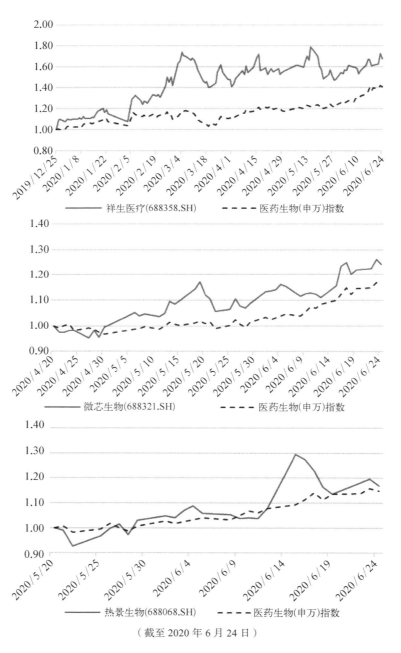

（截至 2020 年 6 月 24 日）

图 12-1　祥生医疗、微芯生物、热景生物自公告股权激励计划后的股价走势

表 12-9　判定汇总结果

判 定 指 标	祥生医疗 （688358.SH）	微芯生物 （688321.SH）	热景生物 （688068.SH）
基于财务业绩指标	激励	激励	激励
基于激励有效期	福利	福利	福利
基于其他条件	—	激励	—

鉴于微芯生物在股权激励方案中还引入了科研成果指标，对其管理团队提出了较高要求，我们认为，微芯生物的股权激励方案在三家方案中更具有激励效应。

四、相关建议

本文选取祥生医疗（688358.SH）、微芯生物（688321.SH）和热景生物（688068.SH）三家科创板生物医药上市公司的股权激励计划作为研究对象，通过财务业绩指标、激励有效期等角度对其激励效应和福利效应进行判定。

合理的股权激励方案应认真分析激励和福利之间的替代效应，重激励效应轻福利效应。基于以上研究分析，本文对生物医药上市公司设计股权激励方案给出以下建议：

1. 设置多维的财务指标

可以设置营业收入、归母净利润、扣非后归母净利润、现金流等财务指标作为激励条件。通过不同指标，从盈利能力、偿债能力、现金流、成长能力等不同角度综合反映上市公司的业绩情况。

2. 引入非财务指标

对科创板生物医药上市公司而言，最重要的非财务指标则是设置研发成果指标。建议科创板生物医药上市在对核心技术人员进行激励时，根据上市公司的实际研发管线和市场竞争情况，以临床进度作为考核指标。

3. 设置合理目标值

以设置财务指标为例，可以选择参考公司过往多年的业绩增长情况或同行业龙头企业的业绩增长情况作为标杆，通过统计学分析后确定某个增长率。

4. 设置较长的激励有效期

较长的激励有效期可以对激励对象实现长期约束，也体现了股权激励为长期激励的初衷。

参 考 文 献

［1］吕长江，郑慧莲，严明珠，等.上市公司股权激励制度设计：是激励还是福利？［J］.管理世界，2009，（9）：133-147.

［2］吕长江，严明珠，郑慧莲，等.为什么上市公司选择股权激励计划？［J］.会计研究，2011，（1）：68-76.

［3］许静静，吕长江.会计信息估值作用与激励作用相互关系研究——基于模型的视角［J］.会计研究，2013，（5）：11-18.

第十三篇

未盈利创新药公司投资要点（上篇）
——以科创板上市公司为例

主要作者：郭祖浩　何　垚
2020 年 11 月 1 日

　　"不盈利不能上市"一度是中国资本市场为企业上市设置的一道"红线"，科创板的推出让其成为了历史。通过制度创新，科创板在传统的财务指标基础上引入了预计市值指标，并相应地设置了五套上市标准。其中，第五套上市标准为"预计市值不低于人民币 40 亿元，主要业务或产品需经国家有关部门批准，市场空间大，目前已取得阶段性成果。医药行业企业需至少有一项核心产品获准开展 II 期临床试验，其他符合科创板定位的企业需具备明显的技术优势并满足相应条件。"

　　对于未盈利创新药公司而言，科创板第五套上市标准可谓是"量身定制"。截至 2020 年 10 月 31 日，采用科创板第五套上市标准的未盈利创新药公司总计五家，分别是泽璟制药-U（688266.SH）、百奥泰-U（688177.SH）、神州细胞-U（688520.SH）、君实生物-U（688180.SH）、前沿生物-U（688221.SH），它们都处于连续亏损、高研发投入的状况。这五家未盈利创新药公司的成功上市，翻开了中国资本市场发展的历史新篇章，坚定了创新药公司持续投入研发的信心，同时也为创新药投资提供了宝贵的参考案例。

　　本系列文章基于该五家未盈利创新药上市公司的招股说明书以及多轮问询回复材料，通过整理其中的关键问题，以梳理获得投资未盈利创新药公司的关注要点。本篇为上篇，着重梳理一般性投资要点，包括：实际控制人的认定、核心技术人员的认定、关联交易、销售模式及营销计划、股权激励、对赌条款；下篇着重于创新药投资的特色要点。

一、五家未盈利创新药上市公司的基本情况

截至 2020 年 10 月 31 日，采用科创板第五套上市标准的未盈利创新药公司总计 5 家，分别是泽璟制药－U（688266.SH）、百奥泰－U（688177.SH）、神州细胞－U（688520.SH）、君实生物－U（688180.SH）、前沿生物－U（688221.SH）（表 13－1）。

表 13－1　5 家未盈利创新药上市公司基本信息

股票名称	股票代码	IPO 时间	首发股价 / 首发市值	当前股价 / 当前市值 [#]	主营业务版块
泽璟制药－U	688266	2020/01/23	33.76 元 / 81 亿	94.90 元 / 228 亿	小分子创新药
百奥泰－U	688177	2020/02/21	32.76 元 / 135 亿	41.00 元 / 170 亿	生物创新药（抗体、ADC）和生物类似药
神州细胞－U	688520	2020/06/22	25.64 元 / 111 亿	56.98 元 / 248 亿	生物药（抗体、重组蛋白、疫苗、CAR－T 细胞）
君实生物－U	688180	2020/07/15	55.50 元 / 429 亿	84.48 元 / 655 亿	治疗性抗体
前沿生物－U	688221	2020/10/28	20.50 元 / 74 亿	25.17 元 / 91 亿	小分子创新药

[#] 注：截至 2020 年 10 月 30 日收盘。

上述 5 家公司中的前 4 家公司新药研发共同重点关注领域为肿瘤、自身免疫病，并各自在肝病、眼科疾病、心血管慢性病领域有差异化布局，前沿生物则专注于抗艾滋病新药领域；泽璟制药与前沿生物专注于小分子创新药物研发，另外 3 家公司更倾向于生物创新药或者生物类似物的开发。目前，君实生

物的 PD-1 抗体特瑞普利单抗、百奥泰的 TNF-α 抗体阿达木单抗生物类似物
格立乐、前沿生物的 HIV-1 融合酶抑制剂艾可宁已成功上市销售，另外两家
公司进展最快的产品还处于新药申请（new drug application，NDA）阶段。由
于持续高额的研发投入，加之产品未上市销售或初步开始销售，这 5 家公司均
处于连续亏损状态。

二、未盈利创新药公司投资要点梳理

本系列文章以上述五家未盈利创新药公司的招股说明书以及多轮问询回复
关注的重点问题作为切入点，对未盈利创新药公司投资要点进行简单的梳理。
投资要点主要分为两类：一般性要点与创新药公司特色要点。本篇主要针对一
般性要点进行相关阐述，下篇对医药企业特色要点展开点分析。本篇梳理出的
一般性要点主要包括：实际控制人的认定、核心技术人员的认定、关联交易、
销售模式及营销计划、股权激励、对赌条款。

（一）实际控制人的认定

实际控制人是指通过投资关系、协议或者其他安排，能够支配、实际支配
公司行为的自然人、法人或者其他组织。

认定实际控制人可根据《上海证券交易所科创板股票上市规则》第四章第
一节的相关规定，有下列情形之一的，为拥有上市公司控制权：

（1）持有上市公司 50% 以上的股份，但是有相反证据的除外；

（2）实际支配上市公司股份表决权超过 30%；

（3）通过实际支配上市公司股份表决权能够决定董事会半数以上成员的
任免；

（4）依其可实际支配的上市公司股份表决权足以对公司股东大会的决议产
生重大影响；

（5）可以实际支配或者决定上市公司的重大经营决策、重要人事任命等事项；

（6）中国证监会认定的其他情形。

除神州细胞外，4 家公司审核问询都重点关注了实际控制人认定问题（表 13-2），4 家公司回复的共同要点主要包括：

（1）认定为实际控制人符合上交所科创板审核问答的相关要求，理由充分、合理，符合发行人的实际情况，不存在规避"最近 2 年实际控制人没有发生变更"等发行条件的情形；（实际控制人认定的合理合规性）。

（2）能对发行人股东大会、董事会及发行人经营管理施加重大影响（控制权认定），认定为发行人共同实际控制人遵循发行人实际情况，符合上交所科创板审核问答的相关要求。

关于实际控制人的认定，需满足《科创板首次公开发行股票注册管理办法（试行）》第十二条规定的"控股股东和受控股股东、实际控制人支配的股东所持发行人的股份权属清晰，最近 2 年实际控制人没有发生变更，不存在导致控制权可能变更的重大权属纠纷"发行条件。由于实际控制人处于公司法人治理结构的顶端，有效规范实际控制人的行为，防止其逃避法律责任和社会监管，损害上市公司、其他股东和公司债权人的利益，在投资中需要对实际控制人的认定进行重点关注，主要包括：认定为实际控制人的原因及其充分性、合理性，实际控制人变动情况与原因，实际控制人的控制权认定等。

（二）核心技术人员的认定

核心技术人员认定的标准包括：是否处于核心技术岗位、是否做出了重要科研贡献、是否具有突出的工作经验。此外，教育背景、专业资质、学术成果、行业影响、荣誉奖项、任职期限也可以作为认定核心技术人员的参考性、辅助性的依据，从多方面证明技术人员的核心属性。但需要指出，仅仅参考依据本身，是不能脱离必备依据，独立作为认定依据的。比如，申报企业聘请的知名专家，即使资质高、行业影响大，若未在技术或研发岗位上实际工作，对公司也没有直接的科研贡献，则不应认定为核心技术人员。

5 家公司的审核问询都重点关注了核心技术人员（表 13-3），回复的共同要点包括：

（1）核心技术人员均属于公司的核心管理层团队，且同时在技术研发领域

表 13-2　审核问询中对实际控制人认定的关注要点

项目	泽璟制药	百奥泰	神州细胞	君实生物	前沿生物
问题概要	1. 未将 JACKIE ZEGI SHENG（盛泽琪）认定为实际控制人的原因及其充分性、合理性； 2. 两位共同控制人通过直接及间接持股方式处于控股股东地位，控股股东与其他股东之间、共同控制人之间协议安排，共同控制人之间是否存在任何协议安排，共同控制人之间的矛盾或纠纷，对公司共同控制结构及公司管理决策的影响	说明公司控股股东及实际控制人的变动情况	—	1. 披露熊凤祥，熊俊及其一致行动人在董事会、监事会，具有的表决权情况，具有的表决权占有的席位情况。 2. 发行人实际控制人持股比例较低，且未与主要创始经营团队形成一致行动关系，在 6 席执行董事中仅占 1 席，发行人认定熊凤祥，熊俊父子为实际控制人的依据是否充分，发行人实际控制人是否能对公司施加重大影响	结合发行人报告期内股权变动情况、报告期内公司日常经营决策情况，说明将 DONG XIE（谢东）认定为公司实际控制人的原因，并说明将实际控制人相关股东股份锁定于发行人实际控制人的认定和相关承诺是否符合规定

表 13-3　审核问询中对核心技术人员认定关注的主要问题

项目	泽璟制药	百奥泰	神州细胞	君实生物	前沿生物
问题概要	1. 发行人补充披露核心技术人员的认定情况和认定依据。 2. 未将实际控制人之一陆惠萍认定为核心技术人员的合理原因。 3. 是否存在研发项目的研发负责人、专利及其他知识产权的发明人或其他设计人等相关人员未被认定为核心技术人员的情况	1. 报告期内发行人董事、高管及核心技术人员对公司生产经营的影响。 2. 说明发行人最近 2 年内董事、高管及核心技术人员是否发生重大不利变化	报告期内发行人董事，监事、高级管理人员和核心技术人员报告期内薪酬说明	1. 结合公司研发部门主要成员，主要专利发明人，研发项目参与人、股权激励对象、员工持股数量及核心技术人员的认定是否全面、恰当。 2. 可预见期限内发行人核心技术人员是否存在重大不利变化并影响发行人持续经营	说明发行人最近 2 年内董事、高管及核心技术人员是否发生重大不利变化

发挥着引领和带头作用，均主持或参与了公司的相关研发活动，认定为核心技术人员恰当（核心技术人员认定的合理合规性）。

（2）发行人最近2年内核心技术人员未发生重大变化。关于核心技术人员的认定，需满足《科创板首次公开发行股票注册管理办法（试行）》第十二条规定的"发行人主营业务、控制权、管理团队和核心技术人员稳定，最近2年内主营业务和董事、高级管理人员及核心技术人员均没有发生重大不利变化"发行条件。参照《上海证券交易所科创板股票发行上市审核问答》的解释：申请在科创板上市的企业，应当根据企业生产经营需要和相关人员对企业生产经营发挥的实际作用，确定核心技术人员范围，并在招股说明书中披露认定情况和认定依据。原则上，核心技术人员通常包括公司技术负责人、研发负责人、研发部门主要成员、主要知识产权和非专利技术的发明人或设计人、主要技术标准的起草者等。核心技术人员变动与新增的人员来自原股东委派或发行人内部培养产生的，或发行人管理层因退休、调任等原因发生岗位变化的，原则上不构成重大不利变化，但发行人应当披露相关人员变动对公司生产经营的影响。

"发行人核心技术人员稳定，最近2年内核心技术人员没有发生重大不利变化"是科创板与主板、中小板、创业板发行条件的重大区别之一，也是科创板提出的新要求。科创板的定位决定了核心技术之于申报企业的重要性，而核心技术人员是企业的核心技术的依托根基，核心技术人员的稳定对企业的持续发展起着至关重要的作用，是未盈利创新药公司投资的一个重要关注点，需要重点关注核心技术人员的认定范围与依据、核心技术人员变动对公司生产经营的影响、核心技术人员是否发生重大不利变化等问题。

（三）关联交易

关联交易是指上市公司或者其合并报表范围内的子公司等其他主体与上市公司关联人之间发生的交易。

随着市场经济交易主体与交易形式的多元化，关联交易成为不可避免的商业现象。一方面，关联交易能够有效降低成本，提高决策效率；另一方面，关联方可能会通过不公允的关联交易侵占公司以及中小股东利益。

五家公司的审核问询都重点关注了关联交易（表13-4），回复的共同要点包括：

（1）发行人报告期内的关联交易有其商业合理性且具备必要性，报告期内发行人关联交易定价公允；

（2）报告期内发行人关联交易履行了相应的审议程序（或相关追认程序），发行人已制定减少关联交易的有效措施并严格依照实施。

神州细胞在回复中，还针对关联方之间发生的经常性关联交易、偶发性关联交易和其他关联交易，论述了其关联交易对公司的独立性不存在重大不利影响，公司的业务经营及持续发展能够独立于控股股东及其下属企业，不构成对控股股东或实际控制人的依赖。此外，神州细胞与义翘科技存在CRO服务关联交易也是创新药企业发展中普遍存在的现象，将在下篇中进行重点解读。

关于关联交易的认定，需满足《科创板首次公开发行股票注册管理办法（试行）》第十二条规定的"资产完整，业务及人员、财务、机构独立，与控股股东、实际控制人及其控制的其他企业间不存在对发行人构成重大不利影响的同业竞争，不存在严重影响独立性或者显失公平的关联交易"的发行条件。由于关联交易容易产生"隧道效应"，在投资未盈利创新药公司时需要重点关注关联交易的必要性、定价公允性、履行的决策程序等问题。

（四）销售模式及营销计划

关于销售模式及营销计划，通过对比5家公司的回复（表13-5），共同的特点包括：

（1）开始搭建或已建立市场营销团队，且营销团队的负责人通常具有多年知名外企/民企的商业化运营经验，主要通过自主销售团队进行销售推广；

（2）制定清晰落地的市场战略和战术，充分了解原研药物及其他竞争产品的情况，根据核心产品的临床优势，制定差异化市场策略；在产品定价方面，根据国内市场特点及竞争对手价格，结合患者可及性、支付手段、医保合作等生态领域合作，切实减轻患者经济负担。

表 13-4 审核问询中对关联交易的关注要点

项目	泽璟制药	百奥泰	神州细胞	君实生物	前沿生物
问题概要	发行人是否依照相关规定完整披露关联方及关联交易及发生的必要性及商业逻辑、定价依据公允性、资金拆借利息的独立性、内部控制制度是否健全且被有效执行	关联交易的必要性、公允性、价格是否公允	详细列示神州细胞与义翘科技分立后采购试剂、CRO服务、设备和租赁房屋设备等各类关联交易往来的具体内容和金额；发行人与关联方在多个领域存在关联交易是否对发行人的独立性存在重大不利影响，发行人的业务、经营及持续发展是否能独立于控股股东及其下属企业，是否构成对控股股东或实际控制人的依赖等	报告期内关联交易的必要性，列表披露关联采购、关联销售等与第三方公允价格的比较，作价依据是否合理，关联交易是否公允，关联交易所履行的法律程序，关联交易及交易今后的持续性及变化趋势等	1. 发行人实际控制人控制的其他企业的主营业务与发行人相比是否具有替代性、竞争性，是否有利益冲突等； 2. 发行人与关联方的具体资金拆借发生的相关原因、相关款项的来源及支付去向，是否对发行人财务独立性产生重大不利影响

表 13-5 审核问询中对商业模式的关注要点

项目	泽璟制药	百奥泰	神州细胞	君实生物	前沿生物
问题概要	新药研发成功后的业务和经营模式、营销计划、销售团队规模、经验、销售策略等，并就其新药纳入尼妥珠等新药后续销售准备情况进行充分的信息披露及相应的风险提示		发行人入户产品管线所涉及的治疗领域较为多样，请具体说明末来的销售模式安排、销售团队、销售负责人及销售团队部门的建立情况	补充披露发行人销售团队建设、市场推广方案等商业化情况，发行人是否具备商业化推广创新药的能力，是否已经或计划与其他第三方合作开展商业化	1. 对DTP药房#的销售属于DTP直销模式还是经销模式； 2. 对经销商和DTP药房的定价模式、结算模式、信用政策、销售模式、日常管理制度、退货制度及报告期内的退货情况

注：DTP（direct to patient）药房：直接面向患者提供更有价值的专业服务的药房。

泽璟制药在审核问询回复中披露:公司将迅速组建具备丰富临床上市及推广经验的 200 人左右的核心运营团队,主要包括销售、市场和商务。目前销售团队、市场医学团队和商务团队的负责人已经就位,他们都具备 15 年以上知名外企 / 民企的商业化运营经验。

另外,百奥泰在回复中还进一步披露了中长期的商业模式:(1)在产品上市初期,聚焦核心,主要聚焦在全国核心医院,与核心领域专家 / 学会建立紧密的学术合作关系,占领学术制高点;(2)在产品上市中期,扩面下沉,随着新适应证的获得从而拓展到更多的临床科室、下沉到更多医院;(3)在产品上市后期,精耕细作,按照治疗领域分成专业的商业团队。

药品作为一种特殊的商品,其销售渠道与方式会有较多的限制,比如处方药不得在大众媒体上刊播广告,只能投放于医药专业媒体。随着创新药研究如火如荼地深入,热门靶点、热门赛道的竞争非常激烈,同质化现象严重,后期销售能力将成为产品能否脱颖而出的关键。以百奥泰的阿达木单抗生物类似物格立乐为例,国内目前阿达木生物类似药共有 14 家竞争者,申报上市及已上市的有 5 家,处于临床Ⅲ期的还有 4 家。科创板上市规则对于采用第五套标准上市的公司,自其上市之日起第四个完整会计年度起,会对其主营业务收入及扣除非经常性损益之前或之后的净利润进行评估,若未达到科创板上市规则要求的,将启动退市程序。创新药公司的销售模式及营销计划还会受到学术推广渠道、医保合作策略等多因素的影响,并且直接对产品的定价、市场份额与持续销售产生深远的影响。因此,在投资中需对销售模式及营销计划需要保持密切关注,关注的重点主要包括营销计划、销售团队规模、是否具有持续经营能力等等。

(五)股权激励

股权激励是指以公司股票为标的,采用限制性股票、股票期权或者限制性股票与股票期权相结合等方式,对董事、高级管理人员、核心技术人才及其他员工进行长期性激励的方式。由于创新药行业的特殊性,人才在企业发展中的作用尤为重要,大部分创新药公司都会实施高额的股权激励计划。

关于股权激励，五家公司在招股说明书以及多轮审核问询回复中主要披露了以下内容（表13-6）。

（1）股权激励计划的基本内容、制定计划履行的决策程序、目前的执行情况；

（2）期权行权价格的确定原则；

（3）股权激励计划对经营状况、财务状况、控制权变化等方面的影响；

（4）涉及股份支付费用的会计处理等。

股权激励会产生激励费用，费用的摊销会对公司的利润产生影响。表13-7以前沿生物为例，对股权激励产生的费用及对利润的影响进行了测算。

此次总计授予1 289万股股票期权，计入各年度的股份支付费用及计算过程参见下表（表13-8）。

对非上市公司而言，股权激励有利于缓解公司面临的薪酬压力，同时实施股权激励也是未盈利创新药公司为增强凝聚力、维护长期稳定发展的常用策略，长期或不合理使用这一激励措施可能导致企业股权结构分散或财务数据的混乱。未盈利创新药公司在进行股权激励时需要保持一定的谨慎性，保证合理合规才能起到锦上添花的功效。在投资中，对股权激励需要重点关注股权激励的合规性、公允价值的确定、激励对象的选择、行权条件、激励期限、费用确认、对公司股权结构以及财务报告的影响等问题。

（六）对赌协议

对赌协议，本质上是一种估值调整协议（valuation adjustment mechanism），是指投资方与融资方在达成股权性融资协议时，为解决交易双方对目标公司未来发展的不确定性、信息不对称以及代理成本而设计的包含了股权回购、金钱补偿等对未来目标公司的估值进行调整的协议。对赌协议主要包括业绩补偿、上市时间安排、最优待遇、股权转让优先购买权、回购权、反稀释权、董事安排权、拖售权、并购估值限制等。在这5家公司中，有3家公司在审核问询中问及有关对赌协议的问题（表13-9）。

参照《上海证券交易所科创板股票发行上市审核问答（二）》的规定，PE、VC等机构在投资时约定估值调整机制（一般称为对赌协议）情形的，原

表 13-6　审核问询中对股权激励的关注要点

问题概要	泽璟制药	百奥泰	神州细胞	君实生物	前沿生物
	1. 结合股份支付公允价值的确定、行权价格、行权条件、服务期、等待期，分摊计入费用的方式和依据，说明相关会计处理情况及股权激励费用的确定依据。 2. 子公司 GENSUN 2016 年股权激励计划的基本情况，会计处理，以及对发行人报告期业绩的影响	1. 结合股份支付公允价值的确定依据、行权价格、行权条件、服务期、等待期，分摊计入费用的方式、说明相关会计处理情况及股权激励费用的确定依据。 2. 股份支付对象人员变动较大，且相应支付股份数量较大，请说明该事项的合理性	1. 报告期内股权激励计划的主要条款，具体的授予人员以及所属部门，岗位，关于服务期的约定、行权价格的约定、其他重要约定以及其他重要约定情况。 2. 对应的股份支付费用的详细计算过程，公允价值的确定及与外部股权价格是否公允性，与投资者人股价差异原因，股份支付在各个期间费用或其他科目等轨迹的详细情况及依据	1. 授予日股票期权的公允价值、与行业水平以及同期向第三方股权转让价格比较，分析说明价格的公允性。 2. 股票期权费用分摊情况及计算过程，报告期内分摊至各项成本费用的金额及其依据。 3. 披露发行人董监高和核心技术人员股权激励授予数量和占比。 4. 若股份支付费用可能对发行人未来业绩造成的影响，请做做风险提示	1. 说明期权价值的计算方法及计算过程、期权价值的计算过程中参考的股权价值，与前后增资价格、与同期股份转让股价格之间的差异情况及差异原因。 2. 说明上述股份支付的授予日、可行权条件、等待期、考核目标等的具体情况。 3. 说明报告期各期期权激励计划对应的股份支付费用的计算过程

表 13-7　前沿生物股权激励基本信息

授予日	等待期	可行权数量比	考核目标	可行权条件
2016 年 9 月 1 日	本次授予日开始 12 个月	25%	根据公司考核办法、激励对象个人绩效考核评分在 60 分以上（含 60 分）方可行权	1. 每年达到考核目标后，即可行权相应比例的股票期权 2. 服务至可行权日
	本次授予日开始 24 个月	25%		
	本次授予日开始 36 个月	25%		
	本次授予日开始 48 个月	25%		

表 13-8 前沿生物股份支付费用测算

批次	股票期权数量(万股)	每股公允价值(元)	股份支付费用(万元)	当年应确认的费用(万元)				
				2016	2017	2018	2019	2020
第一批次	1 289 × 25%= 322.25	11.1097	322.25 × 11.1097= 3 580.10	3 580.10 × 4/12= 1 193.37	3 580.10 × 8/12= 2 386.73			
第二批次	1 289 × 25%= 322.25	11.2836	322.25 × 11.2836= 3 636.14	3 636.14 × 4/24= 606.02	3 636.14 × 12/24= 1 818.07	3 636.14 × 8/24= 1 212.05		
第三批次	1 289 × 25%= 322.25	11.4495	322.25 × 11.4495= 3 689.60	3 689.60 × 4/36= 409.96	3 689.60 × 12/36= 1 229.87	3 689.60 × 12/36= 1 229.87	3 689.60 × 8/36= 819.91	
第四批次	1 289 × 25%= 322.25	11.6463	322.25 × 11.6463= 3 753.02	3 753.02 × 4/48= 312.75	3 753.02 × 12/48= 938.26	3 753.02 × 12/48= 938.26	3 753.02 × 12/48= 938.26	3 753.02 × 8/48= 625.50
合计	1 289		14 658.86	2 522.10	6 372.93	3 380.17	1 758.17	625.50

表 13-9 审核问询中对赌协议的关注要点

项目	泽璟制药	百奥泰	神州细胞	君实生物	前沿生物
问题概要	实际控制人与发行人其他股东之间是否存在对赌协议或特殊协议	历史沿革中是否存在发行人、控股股东、实际控制人与其他股东的对赌协议，如存在，请说明对赌协议的内容及执行情况，是否存在触发对赌协议生效的情形，对赌各方是否存在纠纷或潜在纠纷等	—	—	发行人、控股股东、实际控制人与其他股东是否存在对赌协议；如存在，请说明对赌协议的内容及执行情况，对赌各方是否存在纠纷或潜在纠纷，以及对赌协议是否符合审核问答的规定

则上要求发行人在申报前清理对赌协议，但同时满足以下要求的对赌协议可以不清理：

（1）发行人不作为对赌协议当事人。

（2）对赌协议不存在可能导致公司控制权变化的约定。

（3）对赌协议不与市值挂钩。

（4）对赌协议不存在严重影响发行人持续经营能力或者其他严重影响投资者权益的情形。

保荐人及发行人律师应当就对赌协议是否符合上述要求发表专项核查意见，发行人应当在招股说明书中披露对赌协议的具体内容、对发行人可能存在的影响等，并进行风险提示。

以往在上市审核对对赌协议都采取"零容忍"态度，但是随着注册制理念的不断深入，审核过程中对对赌协议的容忍度有所提升，出现了可以不用清理对赌协议的例外情形，如科创板上市公司铂力特（688333.SH）。但是对赌协议不彻底终止，如存在不符合规定的情况可能会构成上市障碍，大部分公司仍然选择彻底终止对赌协议。

创新药的研发周期长，研发过程中常伴随较大的失败风险，因而许多创新药公司在融资过程都会存在对赌条款来保障投资人的利益。需要谨慎关注对赌条款对后续投资介入的影响，以及公司上市前对赌条款是否已中止并清理完毕，避免因对赌条款影响持续经营和公司上市，需要重点关注发行人与其股东是否存在对赌协议、相关协议是否存在纠纷或潜在纠纷等问题。

三、本篇小结

泽璟制药等五家未盈利创新药公司采用科创板第五套标准成功上市，开创了未盈利上市的先河，为中国创新药的突破与转化注入了资本支持，对其他创新药公司的发展有非常好的借鉴意义，同时对未盈利创新药公司的投资也有很强的参考意义。通过对这五家未盈利创新药公司的招股说明书及审核问询关注要点的研读，我们梳理了未盈利创新药公司的投资要点。本文为上篇，主要针对与其他非创新药企业重合的部分一般性要点进行了分析，主要包括：实际控制人的认定、核心技术人员的认定、关联交易、销售模式及营销计划、股权激励、对赌条款。下篇将对研发管线、CRO 订购、知识产权、医保相关政策、未盈利药企估值等创新药企业特色要点开展论述。

第十四篇

未盈利创新药公司投资要点（下篇）
——以科创板上市公司为例

主要作者：郭祖浩　何　垚
2020 年 11 月 22 日

生物医药行业是科创板重点关注的行业之一，科创板第五套上市标准更是为众多创新药公司特别是未盈利创新药公司快捷募集资金、快速推进科研成果资本化提供了前所未有的机会，相信在不久的将来，中国的创新药研发也将迎来量与质的飞跃。

近年来，中国创新药研发取得了可喜傲人的成绩，生物医药行业也成为投资界重点关注的领域，目前已有五家未盈利创新药公司采用科创板第五套上市标准完成上市，分别是泽璟制药-U（688266.SH）、百奥泰-U（688177.SH）、神州细胞-U（688520.SH）、君实生物-U（688180.SH）、前沿生物-U（688221.SH）。这 5 家未盈利创新药公司的成功上市，为创新药投资提供了珍贵的参考案例。

本系列文章基于该五家未盈利创新药上市公司的招股说明书以及多轮问询回复材料，通过整理其中的关键问题，梳理获得投资未盈利创新药公司的关注要点。上篇我们对包括实际控制人认定、核心技术人员认定、关联交易、销售模式及营销计划等一般性投资要点进行了简单梳理；本篇为下篇，着重论述创新药企业的特色要点。

一、投资要点梳理

创新药研发有"三高一长"的特点——高投入、高风险、高回报、长周期，同时由于药品的特殊性，新药审批和使用都受到药监部门的密切监管，因而受政策的影响也较大。采用第五套标准申请科创板上市的创新药企业，许多产品都还处于研发阶段或产业化初期阶段，普遍存在重技术、重研发及轻资产的情况。结合生物医药企业的行业特质，创新药企业在上市审核中存在众多与其他行业不同的关注点，这些点在投资过程中也需要密切留意。我们梳理出的未盈利创新药公司特色投资要点包括：研发管线、CRO 订购、知识产权、医保、未盈利药企估值、风险因素。

（一）研发管线

研发管线（pipeline）指医药公司的产品线，一般包括临床前发现阶段、临床试验阶段（Ⅰ、Ⅱ、Ⅲ期）和最后上市的产品。按科创板第五套上市标准成功上市的 5 家未盈利创新药公司中，仅有 3 家（君实生物、百奥泰、前沿生物）有产品上市销售，另外 2 家公司（泽璟制药、神州细胞）进展最快的产品还处于 NDA 阶段。以泽璟制药为例，下图列示了该公司的主要研发管线，包括在研药品名称、药物作用靶点、适应证、临床进展情况、下一个重要里程碑时间节点等（图 14-1）。

创新药公司的研发管线布局，以及管线中各个产品在同疾病领域、同靶点的竞争情况直接影响企业的估值与持续发展能力，因而是监管机构也是投资者需要重点关注的要点。受限于药物新靶点开发的相关基础研究，国内较少药企具备开发原创性新药（first-in-class）的能力，同时也为了避开原创性新药开发的高风险，国内创新药公司主要通过研究相对成熟的靶点以获得快速跟进的"me-too"或有差异化优势的"me-better"甚至"best-in-class"产品来实现对该赛道的布局。"Me-too"产品的开发相对容易，但是受原创性新药马太效应的影响，其拥有的临床和市场价值也相对有限。"Me-better"与"best-in-class"产品开发难度较大，相对原创性新药可能失去抢占市场的先机，但凭借差异化的优势仍有可能实现后来居上的销售优势（如阿托伐他汀、阿达木单抗）。另外，"me-better"与"best-in-class"的认定不能仅仅靠临床前的数据，而是需要充分的临床与市场认可，这是投资者需要仔细甄别的关注点。

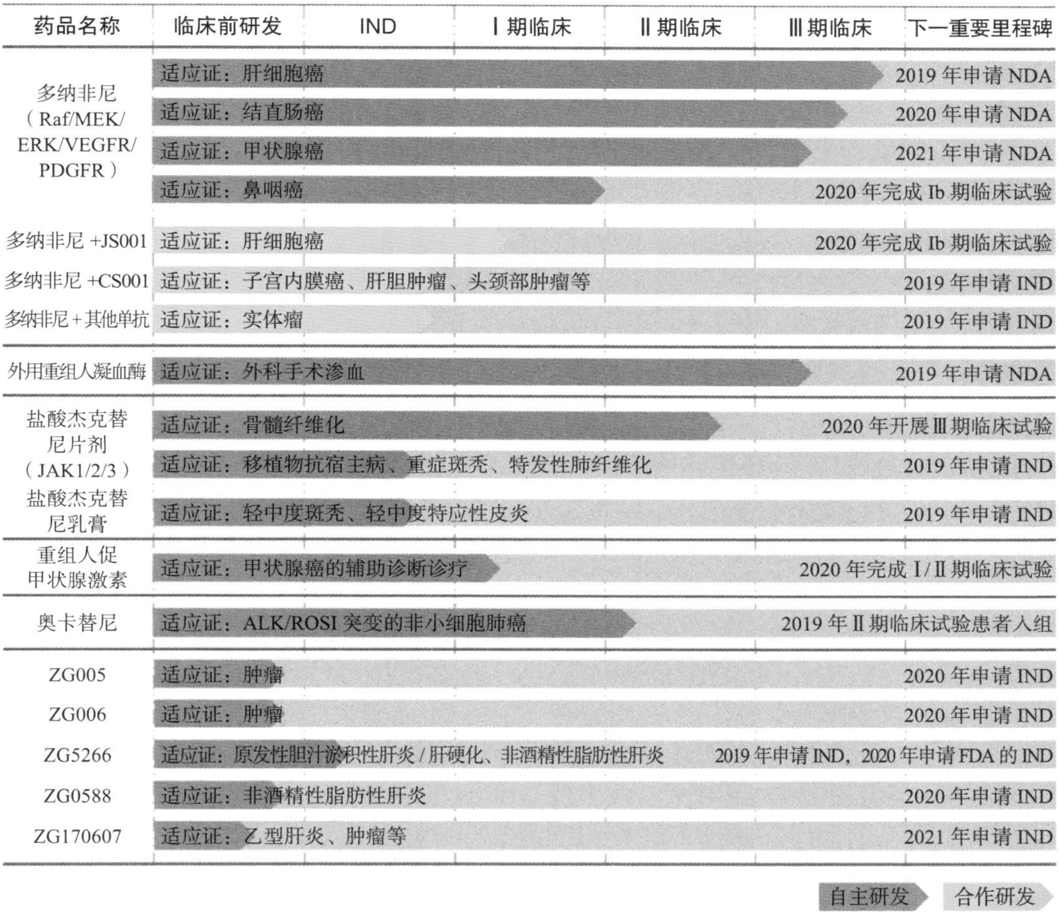

药品名称	临床前研发	IND	Ⅰ期临床	Ⅱ期临床	Ⅲ期临床	下一重要里程碑
多纳非尼（Raf/MEK/ERK/VEGFR/PDGFR）	适应证：肝细胞癌					2019 年申请 NDA
	适应证：结直肠癌					2020 年申请 NDA
	适应证：甲状腺癌					2021 年申请 NDA
	适应证：鼻咽癌					2020 年完成 Ib 期临床试验
多纳非尼 +JS001	适应证：肝细胞癌					2020 年完成 Ib 期临床试验
多纳非尼 +CS001	适应证：子宫内膜癌、肝胆肿瘤、头颈部肿瘤等					2019 年申请 IND
多纳非尼 +其他单抗	适应证：实体瘤					2019 年申请 IND
外用重组人凝血酶	适应证：外科手术渗血					2019 年申请 NDA
盐酸杰克替尼片剂（JAK1/2/3）	适应证：骨髓纤维化					2020 年开展Ⅲ期临床试验
	适应证：移植物抗宿主病、重症斑秃、特发性肺纤维化					2019 年申请 IND
盐酸杰克替尼乳膏	适应证：轻中度斑秃、轻中度特应性皮炎					2019 年申请 IND
重组人促甲状腺激素	适应证：甲状腺癌的辅助诊断诊疗					2020 年完成 Ⅰ/Ⅱ 期临床试验
奥卡替尼	适应证：ALK/ROSI 突变的非小细胞肺癌					2019 年Ⅱ期临床试验患者入组
ZG005	适应证：肿瘤					2020 年申请 IND
ZG006	适应证：肿瘤					2020 年申请 IND
ZG5266	适应证：原发性胆汁淤积性肝炎 / 肝硬化、非酒精性脂肪性肝炎					2019 年申请 IND，2020 年申请 FDA 的 IND
ZG0588	适应证：非酒精性脂肪性肝炎					2020 年申请 IND
ZG170607	适应证：乙型肝炎、肿瘤等					2021 年申请 IND

自主研发　　合作研发

图 14-1　泽璟制药研发管线

国内药企在创新药研发方面起步较晚，在近些年的不懈追赶下，虽取得了一定的成绩，同时也面临着巨大的挑战。当前国内新药研发的同质化现象非常严重，热门靶点扎堆明显，造成了替尼"爆炸"以及 PD-1 抗体"泛滥"，最终能走到上市的产品也可能面临巨大的市场竞争而丧失商业化价值。创新药开发投入大且周期长，既需要前瞻性，更需要走得快，投资中建议重点关注研发管线中产品层次布局（不同研发阶段的产品数量）、单个产品同疾病领域、同靶点的国内外竞争情况、研究或临床进展情况、商业化价值（是否有差异化优势）、是否有通过组合可能产生协同作用的靶点和产品等问题。

通过阅读 5 家公司的招股说明书以及问询函回复，梳理如下（表 14-1）。5 家公司的审核问询都重点关注了研发管线，回复的要点包括：

（1）产品所在市场有少量已上市药物，临床阶段竞品数量相对有限，仍然有很大的渗透空间。

（2）发行人主要依靠其自身技术平台自主开展研发，较少或不借助于海内外其他创新药企业合作许可等合作研发模式。

（3）相同靶点药物从多方面（如疗效、安全性或生产技术等）出发获得差异化竞争的研发策略。

另外，神州生物中的审核问询及回复中提到的三点也值得在投资中重点关注：

（1）及时更新公司研发管线的最新信息，包括但不限于产品临床数据及进展、申报进展、与监管部门的重要沟通、竞争药品的最新研究进展或其他重要进展。

（2）公司在招股说明书中多次提及的"best-in-class"，每个相关表述是否有充足的依据。

（3）部分研发进度排名靠后（如已有 3～5 种药品领先）的生物药是否已实质丧失未来商业化的可能，是否能如期推进上述药物的临床进展。

（二）CRO 订购

CRO 是指通过合同形式为制药企业、医疗机构、中小医药医疗器械研发企业，甚至各种政府基金等机构在药物研发过程中提供专业化服务的学术性或商业性机构。

药物研发的全流程包括新药项目的立项、候选药物的制备及筛选、临床前药学研究、临床开发路径及药事法规路径的确定、临床试验方案设计、临床前药理学研究、临床试验申报、临床试验的开展及数据分析、生产工艺及质量

表14-1　审核问询中对研发管线的关注要点

项目	泽璟制药	百奥泰	神州细胞	君实生物	前沿生物
问题概要	1. 公司目前产品管线进展情况，部分核心产品审批落后竞争对手的原因，公司研发能力的阐述。 2. 补充披露各管线对应的专利、技术来源；发行人主要竞争药之间的联系或代际关系	1. 发行人在研产品管线中每个产品截至目前境内和境外已有的申报临床或产品的企业家数，具体进展情况和市场竞争情况等。 2. 发行人主要在研产品与其竞争药品的差异化情况；发行人在研产品对应的原研药的竞争药品在国内的研发和上市情况	1. 发行人现有生物药产品管线较多集中于热门靶点或大靶点，竞品多目热门临床研究进度掌牵后，披露热门靶点的竞争情况，结合自身在研产品及同类门靶点是否能兼顾热门靶点最佳的竞争策略。 2. 发行人研发管线中生物药的研发时间表，结合历史情况清晰披露发行人布局生物药研发管线的主要策略	补充提示以下风险：各产品管线的进展情况，在研项目成功商业化所需实现的里程碑	发行人主要核心产品的同类产品情况、同类产品与发行人核心产品在价格、功效，是否纳入医保，市场占有率等方面的差异情况，发行人核心产品面临的市场竞争情况，是否存在被替代的风险

控制、申报上市许可等众多环节。创新药企业很难在全产业链都有相关技术布局，而 CRO 行业的出现，有效满足了制药企业缩减成本和提高效率的需求，大大加快了新药开发的速度。CRO 对于公司的新药研发是不可或缺的行业配套资源，也是新药研发生态系统的有机组成。

CRO 服务包括药物发现研究、临床前研究及临床研究阶段提供的研发服务，其中药物发现研究、临床前研究合并为临床前 CRO，临床研究为临床 CRO。CRO 行业中每个环节的成本占比不同，欧洲制药工业协会联合会（European Federation of Pharmaceutical Industries and Associations，EFPIA）披露的数据显示：临床前 CRO 成本占比约 36%，临床 CRO 成本占比近 64%，尤其是 Ⅲ 期临床，占比达 28%。创新药公司与 CRO 企业合作，由创新药公司为相关研究出资，一般情况下 CRO 企业不与创新药公司共享研发成果。但是，随着创新药公司与 CRO 公司合作的不断深化与多元化，双方开始从单纯委托研究转向战略合作伙伴关系，也逐渐出现 CRO 企业以研发服务参股或共享部分研究成果收益的合作案例。CRO 服务伴随着新药研发的生命全周期，是创新药公司发展过程中必不可少的要素之一，投资人需要密切关注创新药公司与 CRO 企业合作中的几个要点：CRO 企业的选择与管理、合作中知识产权的归属、是否对 CRO 企业产生依赖以及 CRO 企业的相关资质等问题。

通过阅读这 5 家公司的招股说明书以及问询函回复，梳理如下（表 14-2）。

这 5 家公司的审核问询都关注了 CRO 订购，回复要点包括：

（1）药品研发是一个涉及众多专业领域的技术密集型行业，新药研发公司在药物研究的过程中采购 CRO 服务，是行业通常的做法。

（2）发行人承担研发费用，主导研发各核心环节，研发成果权利归发行人所有。发行人的核心技术不存在对 CRO 公司的依赖，发行人持续经营能力不依赖于 CRO 和合作研发或相关单位，CRO 和合作研发事项不存在纠纷或潜在纠纷。

（3）发行人与 CRO 企业进行相关项目的临床试验，已取得药物临床试验批件以及伦理委员会批件，符合相关法律法规和规范要求，且合作协议中对双方的保密义务进行了约定。

表 14-2　审核问询中对 CRO 订购的关注要点

项目	泽璟制药	百奥泰	神州细胞	君实生物	前沿生物
问题概要	1. 披露报告期内各期 CRO 采购的具体金额、占比，技术服务提供商及合作 CRO 企业的选择、确定及管理机制等。 2. 公司对于研发外包机构是否存在依赖性，研发外包机构对储备产品研发的贡献度；公司研发有多少部分的知识产权归属研发外包机构，相应安排是否符合行业惯例	1. 发行人的 CRO 是否为合作研发；发行人核心技术对 CRO 和合作研发是否存在依赖，发行人持续经营能力是否依赖于 CRO 和合作研发或相关合作研发事项是否存在纠纷或潜在纠纷。 2. CRO 采购的具体金额、占比，选择依据、衡量指标；是否存在依赖性，是否存在候选药物的知识产权在候选药物的知识产权归属研发外包机构	1. 说明与 CRO 的研发合同计入当期采购，当期研发费用或其他费用的依据，以及各期金额，采购费数据，计入研发费用与应付款项之间的钩稽关系。 2. 合作的 CRO 企业是否具备相应资质，公司及合作的 CRO 企业进行相关临床试验的临床试验，是否符合相关规范法律要求，是否存在知识产权泄露及违反伦理道德等情况或风险	1. 说明与 CRO 的研发合同计入当期采购，当期研发费用或其他费用的依据，以及各期金额；采购费数据，计入研发费用与应付款项之间的钩稽关系。 2. 合作的 CRO 企业是否具备相应资质，公司及合作的 CRO 企业进行相关临床试验，项目的临床试验，是否符合相关规范法规和法律要求，是否存在知识产权泄露及违反伦理道德等情况或风险	结合 CRO 的主要协议约定和实际履行情况，获得专利授权和合作开展临床试验等，说明发行人的核心技术对 CRO 和授权专利是否存在依赖，发行人持续经营能力是否依赖于 CRO 和授权专利或相关专利 CRO 和授权专利是否存在纠纷事项是否存在纠纷或潜在纠纷

（三）知识产权

知识产权，也称"知识所属权"，指权利人对其智力劳动所创作的成果和经营活动中的标记、信誉所依法享有的专有权利，一般只在有限时间内有效。知识产权的范围包括发明专利、商业秘密、商标等，而针对创新药企业最重要的知识产权就是其形成核心技术和主营业务收入相关的发明专利。

许可引进（license-in）是一种产品引入方式，核心是"产品引进方"向"产品授权方"支付一定的首付款，并约定一定金额的里程碑（milestone）费用（按品种开发进展）以及未来的销售提成，从而获得产品在某些国家/地区的研发、生产和销售的商业化权利。对外授权（license-out）是与license-in相反的一种产品对外许可方式。近年来随着国内外药企之间的合作进一步深入，通过license-in模式直接引入其他药企产品的商业模式开始被多家创新药公司追捧。License-in能快速丰富产品线，进入相关市场。以前沿生物为例，公司研发管线的3个产品中有2个通过license-in的专利授权或专利转让的方式获得特定地区（如大中华区）的商业化权限，与大多数药企一样，它们也采用"首付＋里程碑＋未来销售提成"的支付模式。

专利是新药研发的生命线，新药研发也是相关专利网络搭建和不断完善的过程。以化学药为例，除化合物结构专利外，还有制备方法专利、晶型专利、制剂专利与用途专利等多种，完善的专利布局能有效延长化合物的保护期，实现商业利益的最大化。《上海证券交易所科创板企业发行上市申报及推荐暂行规定》中有关科创属性评价标准中对专利数目的要求如下：

标准一：在满足研发投入和营业收入各项指标的同时，还需满足"形成主营业务收入的发明专利（含国防专利）5项以上，软件企业除外"；

标准二：需满足"形成核心技术和主营业务收入相关的发明专利（含国防专利）合计50项以上"。

通过阅读五家公司的招股说明书以及问询函回复，梳理如下（表14-3）。这五家公司的审核问询都重点关注了知识产权，回复要点包括：

（1）专利权属清晰，不存在侵犯或可能侵犯第三人权益的情形，不存在纠

表 14-3　审核问询中对知识产权的关注要点

项目	泽璟制药	百奥泰	神州细胞	君实生物	前沿生物
问题概要	1. 相关氘代化合物专利的形成过程及具体存在纠纷或潜在纠纷，除中国之外的权益所有人及授权使用人的具体情况。 2. 发行人及其控股子公司各自所有或使用的专利、非专利技术、商业性权利的形成及取得的详细过程。 3. 公司与其他公司合作研发的合作机制、费用承担及方式，彼此知识产权及其他知识产权的授权使用等情况	1. 说明发行人核心技术对共有专利是否存在依赖，发行人持续经营能力是否依赖于共有专利或相关事项是否存在共有专利纠纷或潜在纠纷的具体情况。 2. 说明相关专利的形成过程及具体来源，是否存在纠纷或潜在纠纷。相关专利权利享有和处分的约定，以及对发行人生产经营的影响。 3. 列表补充核心技术对应的专利和非专利技术在各产品中的具体应用情况	说明是否已拥有生产经营所需的所有专利及相应到期时间，专利权归属是否存在瑕疵，使用上述专利是否合规，是否存在纠纷及对发行人持续经营的影响	1. 发行人充分披露专利合作机制和承担方式、费用及彼此知识产权的授权使用或权利限制情况，合作期限等，分析关键条款对业务运营和财务业绩的重大影响。 2. 补充说明发行人是否已拥有相关的所有产经营相关的所有专利、专利权利归属是否存在瑕疵，使用上述专利是否合规，是否存在纠纷等	1. 全面梳理"艾博卫泰"所依赖的 3 项核心专利的形成过程，并重庆前沿生物的历史沿革，说明上述 3 项核心专利的申请、转让、用作出资等情况，相关专利权归属是否清晰。 2. 发行人产品管线中共 3 款产品，其中新型透皮镇痛贴片 AB001 来自关联方的专利转让。请发行人结合上述情况，说明发行人是否有持续的新药研发能力，以及对生产经营的影响

纷或潜在纠纷；

（2）发行人及其控股子公司各自所有或使用的专利、非专利技术、商业性权利的形成或取得过程合法合规，不涉及职务发明的情况，相关人员不存在违反竞业禁止或保密规定或约定的情形；

（3）核心专利的申请、转让、用作出资等过程符合当时的法律法规。上交所针对前沿生物的该问题进行了多轮问询，前沿生物在答复中称其核心技术与持续经营能力不存在对授权专利或相关单位的重大依赖，同时还披露公司会继续通过授权许可的方式引入其他优秀的候选药物，并加以自主研发，持续优化产品管线。港股和美股都有完全依赖 license-in 模式成功上市的案例，如再鼎医药-SB（09688.HK）、云顶新耀-B（01952.HK）、德琪医药-B（06996.HK），但科创板目前还未有完全依赖 license-in 模式上市的药企，license-in 模式中涉及的知识产权归属与科创板的科创属性认定是否能够契合还有待进一步商榷。科创板的定位决定了核心技术之于申报企业的重要性，对创新药企业而言知识产权正是核心技术的根本，在投资未盈利创新药公司时需要重点关注：核心技术和主营业务收入相关的专利权属、有效期以及专利数目，专利的授权与转让情况，是否存在 license-in/out 的相关交易等问题。

（四）医保

医保相关政策包括医保目录谈判与医保目录调整。进入医保目录谈判的药物在疗效保证的情况下，还需要在价格上具有绝对优势。产品成本低、产能大、重视产品的人群覆盖面的药物更易于进入医保目录，后续可以更快发挥企业规模化生产和成本优势，实现产品的商业价值。国家医保药品目录调入分为常规准入和谈判准入 2 种方式，在满足有效性、安全性等前提下，价格（费用）与药品目录内现有品种相当或较低的，可以通过常规方式纳入目录；价格较高或对医保基金影响较大的专利独家药品应当通过谈判方式准入。

当前医保目录的更新原则上是每 2 年进行 1 次，价格谈判每年进行 1 次。关于进入医保的价格，由公司与国家医疗保障局相关部门通过谈判的方式商定，以实现让更多的患者以可承担的价格用到优质中国创新药物的目标。一般情况下药物进入医保会进行一定幅度的降价，以此来换取更大的市场份额。此外，相关医药领域的重要政策还包括药品上市许可持有人制度（marketing authorization holder，MAH）、两票制、带量采购、DRGs 试点（疾病诊断相关分类）等，这些政策的目的都是为了提高药品质量、鼓励创新药研发以及降低药价，促进医药产业向创新药方向转型。在创新药公司投资中需要密切关注医保等相关政策的变动、标的企业的定价策略与医保实施计划、产品是否有足够的优势（安全、有效、经济、可及）进入医保目录等问题。

通过阅读这五家公司的招股说明书以及问询函回复，梳理如下（表 14-4）。这五家公司的审核问询都关注了医保的相关内容，回复要点包括：

（1）组建负责国家医保目录相关事务和市场准入事务的政府事务团队与医学团队；

（2）将结合国家利好政策，致力在产品获批的 2～3 年内纳入国家医保目录，惠及更多中国患者；

（3）通过适当降低市场价格提高患者的可承受度，提高治疗渗透率，扩大药品市场规模，实现国家、患者个人和企业共赢的目的，实现药品社会效益和经济效益的最大化。

（五）未盈利药企估值

通过阅读这五家公司的招股说明书以及问询函回复，梳理如下（表 14-5）。

科创板第五套上市标准对企业估值要求"预计市值不低于人民币 40 亿元"，在五家公司的审核问询中都将企业估值作为重点关注。五家未盈利的上市创新药公司中除君实生物外的四家公司的估值方式都采用了可比公司市值 / 研发费用法。研发投入为创新驱动型科技企业价值增长的主要驱动因素，选择估值指标为可比公司市值 / 研发费用有一定的合理性。另外，这四家公司也都利用历史融资情况特别是上市前最近一期外部融资的公司投后估值进行了验证性分析。君实生物作为已经在香港联交所上市的创新药企业，在问询回复当期（截至 2019 年 11 月 29 日）市值规模为 201 亿港币，可直接满足第五条上市标准市值不低于 40 亿人民币的要求。此外，前沿生物在问询答复中还运用收

表14-4 审核问询中对医保的关注要点

项目	泽璟制药	百奥泰	神州细胞	君实生物	前沿生物
问题概要	国家和省级医保药品目录管理政策及其他重要信息；公司是否已明确新药注册申请获批后进入医保目录的具体实施计划	国家和省级医保药品目录管理政策及其他重要信息；公司是否已明确新药注册申请获批后进入医保目录的具体实施计划	在研生物药同类已上市产品的医保支付情况，最近3年内销售价格和销售量的变动情况，若发行人产品上市后纳入医保目录需履行的程序及面临的障碍，发行人产品面临价格的定价策略，是否面临天花板及对发行人未来盈利能力的影响；并补充披露医药领域重要政策对发行人的影响情况	披露公司产品特瑞普利是否已开展医保谈判，需履行的相关程序、面临的障碍及目前进展情况；在研生物药同类已上市产品的医保支付情况，最近3年内销售价格和销售量的变动情况，若发行人产品上市后纳入医保目录面临的障碍，发行人产品上市后纳入医保目录的程序及面临的障碍，发行人产品的定价策略，是否面临天花板及对发行人未来盈利能力的影响；发行人产品的定价程序及临价格盈利能力的影响等	根据2019年医保目录的调整情况，说明发行人产品是否已纳入医保目录，及医保目录调整对发行人产品的影响

表14-5 审核问询中对未盈利药企估值的关注要点

项目	泽璟制药	百奥泰	神州细胞	君实生物	前沿生物
问题概要	1.结合行业公司情况，补充说明发行人预计市值的测算过程，说明测算过程是否客观。2.除采用可比公司市值/研发费用发行人市值外，另采用其他方法估算市值进行验证性分析	1.结合同行业公司情况，补充说明发行人预计市值的测算过程，说明测算过程是否客观；2.除采用可比公司市值/研发费用发行人市值外，另采用其他方法估算市值进行验证性分析	请发行人说明证发行人符合第五套上市标准的理由和依据	请发行人说明证发行人符合第五套上市标准的理由和依据	1.发行人仅能使用最近一期外部融资的公司投后估值进行市值预计的原因及合理性。2.请采用收益法以及可比公司的市值/研发费用进行市值估计市值报告进行修改和完善

益法进行验证性分析，其中单个创新药估值采用风险调整后的净现值法（risk-adjusted net present value，r-NPV）。

可比公司市值/研发费用法是未盈利创新药企业经常采用的估值方法，以下以前沿生物为例，利用可比公司市值/研发费用法进行企业估值（表14-6）。

表14-6　前沿生物可比公司的市值/研发费用倍数情况

公司名称	上市地点	市值/研发费用（倍）
贝达药业	创业板	62.7
歌礼制药	香港联交所	21.5
华领医药	香港联交所	11.7
信达生物	香港联交所	40.7
百济神州	香港联交所/纳斯达克	20.1
君实生物	香港联交所/拟科创板上市	68.1
基石药业	香港联交所	10.3
迈博药业	香港联交所	46.8
微芯生物	科创板	241.1
复宏汉霖	香港联交所	66.7
亚盛医药	香港联交所	23.9
康宁杰瑞制药	香港联交所	226.2
中国抗体	香港联交所	70.0
平均值		70.0

注：可比公司市值截至2020年4月24日；研发费用为2018年度数据；研发费用=费用化研发投入+资本化研发投入。

基于上述可比公司2020年4月24日的市值以及2018年的研发费用，计算出可比公司的平均市值/研发费用为70.0倍。发行人2019年研发费用（包含费用化研发投入与资本化研发投入）约为 8 542.12 万元，基于可比公司的平均市值 / 研发费用倍数计算：

$$预估市值 =0.854\,2\ 亿元 \times 70.0=59.79\ 亿元。$$

综上，根据可比公司市值 / 研发费用法测算，前沿生物预计首次公开发行并上市时估值不低于 40 亿元。

五家未盈利上市创新药公司中仅有 3 家有产品上市销售（且都只有一个产品上市），另外 2 家进展最快的产品还处于 NDA 阶段。这五家公司都没有足够的营业收入，加之高研发投入，都处于持续亏损状态，在对这类企业进行估值时很多估值方法都不适用。研发投入作为可量化的指标，也是创新药企业价值增长的主要驱动因素，基于此的可比公司市值 / 研发费用法用于创新药企业的估值已被广泛应用。在未盈利创新药公司的投资过程中需要重点关注企业估值的客观性和合理性，包括：估值模型的选择、估值模型中相关预测与假设的合理性、可比公司的选择等问题。

（六）风险因素

为了保护投资者的合法权益，发行人需在招股书中对经营相关风险进行充分的揭示，并提醒投资者在认真阅读本招股说明书时特别关注招股书中提及的重要事项及风险。风险因素除在招股说明书中占有重要的篇幅外，也是审核问询中的重要关注点，这 5 家公司的多轮审核问询中都在多处要求发行人完善补充相关风险提示。风险因素的范围包括技术风险（如技术迭代等）、经营风险（如商业化失败等）、内控风险（如实际控制人内部矛盾等）、财务风险（如营运资金短缺等）、法律风险（如生产用危化品管制等）、专利风险（如侵犯第三方专利权的风险等）、发行失败风险等，除企业中普遍存在的一般性风险外，未盈利创新药企业还有一些特色风险值得关注：

（1）尚未进入临床研究阶段的项目可能无法获得临床试验批件或者可能被其他技术替代。

（2）产品尚未上市销售，公司尚未盈利并预期持续亏损。

（3）在研药品临床试验结果可能不及预期。

（4）可能无法完成在研药品的审评审批流程，或在研药品的审评审批进度及结果可能不及预期。

（5）公司面临制药市场的激烈竞争，在研药品获批上市后亦可能无法达到销售预期。

（6）无法保证未来几年内实现盈利，公司上市后亦可能面临退市风险。

创新药的研发面临着高投入、长周期的困境，从最初的靶点立项到上市销售的整个药物研发流程都面临着可能失败的风险。以临床试验为例，Ⅰ、Ⅱ、Ⅲ期的临床研究的成功率分别 63.8%，33.2%，60.1%（数据来源：Pharmapremia®），从进入临床到上市的整体成功率小于10%，此外临床前与上市后商业化阶段的风险也需要关注。特别值得注意的是，根据科创板第五套上市标准上市的未盈利创新药公司还面临财务类强制退市的风险。《上海证券交易所科创板股票上市规则》第十二章第三节规定，根据第五套上市标准上市的公司自上市之日起第 4 个完整会计年度出现下列情形之一的，上交所对其股票实施退市风险警示：

（1）最近一个会计年度经审计的扣除非经常性损益之前或者之后的净利润（含被追溯重述）为负值，且最近一个会计年度经审计的营业收入（含被追溯重述）低于 1 亿元。

（2）最近一个会计年度经审计的净资产（含被追溯重述）为负值。

（3）上交所认定的其他情形。

任何投资都伴随风险，投资者需要有效地识别和管理风险，在投资过程需要关注：药物临床前开发、临床试验、上市后商业化失败或不及预期的风险，医药政策变化风险以及上市后财务指标不达标导致强制退市的风险等风险因素。

二、本篇小结

随着人口老年化加剧与人民生活水平的提高，中国的生物医药市场以超过全球市场的增速快速发展。近年来国家在药品审批上市、医保准入报销等多个政策层面给予创新药企诸多支持，国家与社会各界更加重视生物医药领域的布局与投入，创新药企业迎来蓬勃发展的良机。科创板的诞生为创新医疗健康企业特别是未盈利创新药企业提供了新的融资途径和资本退出通道，同时注册制加快了上市节奏，投资机构的退出和回报变得相对确定，意味着资本市场更有动力投向创新药企业，进而有效地助力加快新药研发的进程。

通过对泽璟制药等五家未盈利创新药上市公司招股说明书及审核问询关注要点的研读，我们梳理了对未盈利创新药公司投资要点，分上下篇对一般性要点与创新药公司特色要点分别进行了阐述（图 14-2）。

希望通过对各个投资要点相关的招股说明书内容与问询答复的解读和分析，能为大家带来参考。不管是创新药企业自身还是此领域的投资者，都需要在项目前期对这些关注点给予高度重视，避免后期解决风险成本过高甚至构成科创板上市障碍。

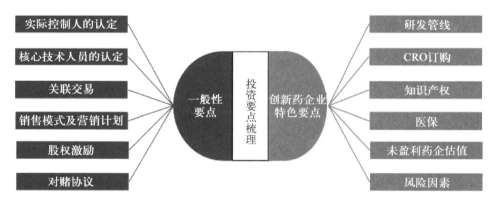

图 14-2　未盈利创新药公司投资要点——以科创板上市公司为例

第十五篇

医药企业研发支出：费用化 or 资本化

主要作者：郭祖浩

2021 年 1 月 22 日

　　研发支出（research and development expenditure）直观反映了医药企业的科技创新情况，也成为衡量医药企业竞争力与发展潜力的重要指标。研发支出已成为众多医药企业的最大支出，以 2020 年上半年为例，国内研发支出排名前十的上市药企半年研发支出就达到了 143 亿元，以百济神州、信达生物、君实生物为代表的生物创新药研发企业，研发占营收比重更是超过了 80%（表 15-1）。巨额研发支出使得相应的会计处理成为影响企业利润的重要因素，部分医药企业存在研发支出过度资本化问题，过度资本化控制盈余给了管理层或部分股东套利的空间，也使得资本市场更加关注研发支出的会计处理。

表 15-1　2020 年上半年研发支出前 10 的上市药企

企业名称	研发支出（亿元）	营业收入（亿元）	占营收比重
百济神州	40.3	8.1	501.3%
恒瑞医药	18.6	113.1	16.5%
复星医药	16.9	140.3	12.1%
中国生物制药	15.4	126.5	12.2%
石药集团	14.5	125.9	11.5%
信达生物	8.1	9.8	82.1%
金斯瑞	7.9	11.4	69.4%

（续　表）

企业名称	研发支出（亿元）	营业收入（亿元）	占营收比重
上海医药	7.5	116.8	6.4%
君实生物	7.1	5.8	123.3%
科伦药业	6.9	72.3	9.5%

一、费用化 or 资本化：相关规定

（一）会计准则相关规定

美国通用会计准则（Generally Accepted Accounting Principles，US GAAP）规定：一般情况下，研发支出全部费用化（除非相关材料、设备、设施可以作为其他用途），所有的研究与开发成本（包括直接成本）在发生时确认为费用。

国际财务报告准则（International Financial Reporting Standards，IFRS）、香港财务报告准则（Hong Kong Financial Reporting Standard，HKFRS）、中国企业会计准则在研发支出会计处理规定上比较类似。以中国为例，《企业会计准则第6号——无形资产》第7条规定，企业内部研究开发项目的支出，应当区分研究阶段支出与开发阶段支出。研究阶段由于成果的不确定性，因此有关支出计入当期损益，即费用化；开发阶段形成成果的可能性较大。因此，若企业能证明开发支出符合无形资产的定义及相关确认条件（表15-2），则可将其确认为无形资产，即资本化，否则也应当计入当期损益，即费用化。对于无法区分研究阶段和开发阶段的支出，应当在发生时费用化，计入当期损益（图15-1）。

表15-2　研发支出资本化的5个条件

编号	条　件	概　括
1	完成该无形资产以使其能够使用或出售在技术上具有可行性	技术可行性
2	具有完成该无形资产并使用或出售的意图	有使用或出售意图

（续　表）

编号	条　　　件	概　　括
3	无形资产产生经济利益的方式，包括能够证明运用该无形资产生成的产品存在市场或无形资产自身存在市场，无形资产将在内部使用的，应当证明其有用性	有用性
4	有足够的技术、财务资源和其他资源支持，以完成该无形资产的开发，并有能力使用或出售该无形资产	足够的资源支持
5	归属于该无形资产开发阶段的支出能够可靠地计量	支出可计量

资料来源：《企业会计准则第 6 号——无形资产》。

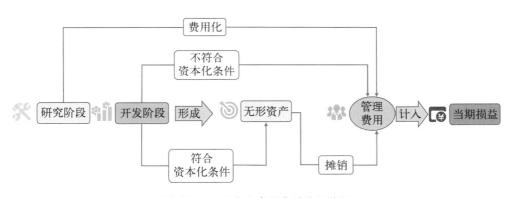

图 15-1　研发支出的会计处理流程

　　上述资本化的 5 个条件并非量化指标，由此如何界定研究阶段与开发阶段以及如何判断资本化条件都具有很大的主观性，实际操作层面很大程度依赖于企业管理层的职业判断与决策（例如，管理层决定某一项目是否继续开发）。同时，考虑到医药行业的特殊性，往往需要对医药与会计行业都有一定了解的业内人士，才能相对准确地评判医药企业采取的研发支出资本化会计处理是否具有合理性。正是因为这些主观性与特殊性的存在，研发支出费用化与资本化的确认给了医药企业盈余管理（earning management）的空间。在对医药企业进行投资时，也需要特别关注企业研发支出资本化的选择标准与程度，从而更好地辨别企业的真实盈利能力。

（二）资本市场相关规则：以科创板为例

生物医药行业是科创板重点关注的行业之一，科创板第二套上市标准"预计市值不低于人民币 15 亿元，最近 1 年营业收入不低于人民币 2 亿元，且最近 3 年累计研发投入占最近 3 年累计营业收入的比例不低于 15%"对选择该套标准的科创企业研发投入提出了明确要求；第五套标准给未盈利医药企业登陆资本市场创造了前所未有的机会，对于未盈利医药企业，研发支出成为判断企业科创属性和估值的重要依据。此处简要以《上海证券交易所科创板股票发行上市审核问答》（简称《审核问答》）为例，对研发支出的相关规则进行梳理。

1.《审核问答》第七条相关规定

（1）研发投入认定

研发投入为企业研究开发活动形成的总支出。研发投入通常包括研发人员工资费用、直接投入费用、折旧费用与长期待摊费用、设计费用、装备调试费、无形资产摊销费用、委托外部研究开发费用、其他费用等。研发投入为本期费用化的研发费用与本期资本化的开发支出之和。

（2）研发相关内控要求

发行人应制定并严格执行研发相关内控制度，明确研发支出的开支范围、标准、审批程序以及研发支出资本化的起始时点、依据、内部控制流程。同时，应按照研发项目设立台账归集核算研发支出。发行人应审慎制定研发支出资本化的标准，并在报告期内保持一致。

（3）发行人信息披露要求

发行人应在招股说明书中披露研发相关内控制度及其执行情况，并披露研发投入的确认依据、核算方法、最近 3 年研发投入的金额、明细构成、最近 3 年累计研发投入占最近 3 年累计营业收入的比例及其与同行业可比上市公司的对比情况。

科创板上市审核问答第七条除了对以上三点进行规定，对中介机构的核查也提出了相应的要求，需要中介机构重点关注企业研发投入归集的合规性与相关内控制度的健全性和执行有效性。

2.《审核问答》第十四条相关规定

（1）研发支出资本化的会计处理要求

发行人内部研究开发项目的支出，应按照《企业会计准则——基本准则》《企业会计准则第 6 号——无形资产》等相关规定进行确认和计量。研究阶段的支出，应于发生时计入当期损益；开发阶段的支出，应按规定在同时满足会计准则列明的条件时，才能确认为无形资产。

在初始确认和计量时，发行人应结合研发支出资本化相关内控制度的健全性和有效性，对照会计准则规定的相关条件，逐条具体分析进行资本化的开发支出是否同时满足上述条件。在后续计量时，相关无形资产的预计使用寿命和摊销方法应符合会计准则规定，按规定进行减值测试并足额计提减值准备。

（2）发行人信息披露要求

行人应在招股说明书中披露：① 与资本化相关研发项目的研究内容、进度、成果、完成时间（或预计完成时间）、经济利益产生方式（或预计产生方式）、当期和累计资本化金额、主要支出构成，以及资本化的起始时点和确定依据等内容；② 与研发支出资本化相关的无形资产的预计使用寿命、摊销方法、减值等情况，并说明是否符合相关规定。发行人还应结合研发项目推进和研究成果运用时可能发生的内外部不利变化、与研发支出资本化相关的无形资产规模等因素，充分披露相关无形资产的减值风险及其对公司未来业绩可能产生的不利影响。

科创板上市审核问答第十四条同样也对中介机构核查提出了相应的要求，需要中介机构重点关注企业研发投入资本化的相关会计处理的合规性、谨慎性与一贯性，并与可比公司的会计处理政策做对比。

实务中如何判断研究阶段还是开发阶段有较大的弹性空间，同时研发支出资本化五条件的判断也有很强的主观性，需要警惕企业研发支出过度资本化成为盈余管理工具，造成资产和利润虚高，这也是科创板上市审核中的重要关注点。

二、费用化 or 资本化：盈余管理动机分析

盈余管理动机是大部分公司将研发支出资本化的主要动机，盈余管理动机越强的公司，就越可能采用将研发支出资本化作为盈余管理的工具。盈余管理动机具体方向包括：利润平滑、债务契约、薪酬激励、保牌等。

（一）利润平滑动机

利润平滑动机是指管理层采用会计处理的方法，平滑各会计年度的波动，避免各年度利润波动过大给企业带来负面影响。以某创新药研发企业 A 为例，2020 年研发支出 20 亿元，正常情况下，可将 10 亿元进行资本化处理计入无形资产，则剩余的 10 亿元全部作费用化处理，确认净利润为 8 亿元；如果采用过度资本化处理将 15 亿元计入无形资产，则可以让财务报表增加 5 亿的利润；如果采用谨慎资本化处理将 5 亿计入无形资产，则使得财务报表减少 5 亿的利润，待未来年份业绩不佳时再调整回来（表 15-3）。A 通过过度资本化或谨慎资本化处理研发支出，能有效调节（增加或减少均可）企业利润，使得各年度的利润波动趋于平滑。

表 15-3　不同研发支出会计策略下的盈利分析

会计策略	费用化研发支出	资本化研发支出	净利润
正　常	10 亿元	10 亿元	8 亿元
过度资本化	5 亿元	15 亿元	13 亿元
谨慎资本化	15 亿元	5 亿元	3 亿元

（二）债务契约动机

债务契约动机是指债权方为保证债务方的偿债能力，降低贷款风险，通常会签订带有约束性质的合同，而研发支出资本化能从两方面降低债务契约的约

束：其一，对于基于公司盈利能力的债务契约，研发支出资本化能增加企业盈利数值；其二，对于基于公司杠杆的债务契约，研发支出资本化能降低资产负债率。依赖高负债运营的企业为了增强债权人的信心，降低契约成本，往往会采取过度资本化来进行盈余管理。

（三）薪酬激励动机

薪酬激励动机是指当公司处于股权激励计划期间时，管理层需要达到业绩增长的要求来满足行权条件，因而会更倾向将研发支出资本化。医药企业往往依赖股权激励来解决委托代理问题。激励计划一般至少与一种业绩挂钩，如净利润、每股盈利等，管理层出于自身利益最大化考虑，会尽可能采用有效的办法提高企业业绩以完成相应指标，此时研发支出资本化处理就成为一项常用的方法。

（四）保牌动机

上市公司在经营状态不佳的情况也经常采用研发支出过度资本化处理等方式，避免出现连续会计年度净利润为负，影响公司的声誉使得投资者避而远之，甚至出现退市的风险。上市公司可能出于保牌目的，提高研发支出资本化比例以实现"扭亏为盈"。

三、费用化 or 资本化：具体选择

（一）准则选择

采用美国通用会计准则的制药企业，对研发支出全部费用化处理计入当期损益，如百济神州等。相比之下，选用国际财务报告准则、香港财务报告准则、中国企业会计准则的公司在研发支出会计处理上具有很大的调整空间，部分企业会将研发支出全部费用化（表15-4），如恒瑞医药、君实生物、泽璟制药等，部分的企业会将研发支出进行有条件部分资本化（剩余部分费用化处理），如复旦张江、微芯生物、贝达药业等。

表 15-4　部分上市药企 2018 年研发支出情况

企业名称	上市板块	研发支出金额（亿元）	资本化金额（亿元）	资本化比例
百济神州	港股（未盈利）	6.79（美元）	0	0%
恒瑞医药	沪 A	26.70	0	0%
泽璟制药	科创板（未盈利）	1.43	0	0%
复旦张江	港股	0.24	0.013	5.5%
微芯生物	科创板	0.82	0.39	47.6%
贝达药业	创业板	5.90	2.86	48.5%

（二）时点选择

医药企业在资本化时点的选择以及符合资本化五项条件的判断很大程度上依赖企业管理层结合自身创新产品的特点、财务状况等情况作出的主观认定，本文对部分上市药企研发支出会计处理情况进行了简单的对比（表 15-5）。

药企研发支出的会计处理方式主要有以下 3 种：

（1）以恒瑞医药为代表的少部分公司将研发支出全部费用化。

（2）以微芯生物、贝达药业为代表的大部分公司选择其新药产品管线进入最后一期临床试验为资本化时点。

（3）以海正药业、复旦张江为代表的包括仿制药业务的部分公司选择其仿制药项目取得相关批文（如临床试验批件）或达到中试条件时进行资本化。

泽璟制药作为科创板上市的第一家未盈利创新药企业，在研发支出的会计处理上相对谨慎，将所有研发支出费用化计入当期损益。如其在上市审核问答中解释，泽璟制药基于其暂未组建完毕销售队伍、药品未来销售存在不确定性等原因认为其无充足证据表明能满足"有足够的技术、财务资源和其他资源支持，以完成该无形资产的开发，并有能力使用或出售该无形资产"这一资本化条件，故未能同时满足研发支出资本化的全部五项条件，应在发生时全部费用化处理。

表 15-5 部分上市药企研发支出会计处理情况

企业名称	企业定位	会计准则	研发支出会计政策	研发支出资本化时点
百济神州	港股未盈利创新药企	美国通用会计准则	研发开支指与合作安排有关的成本，主要包括：1. 与研发人员相关的工资及相关成本（包括股份酬金）；2. 与开发中技术相关的临床前检测测试、折旧和设施相关开支；3. 开发候选产品的成本，包括原材料和用品费用、大学与合约实验室提供的研究服务开支，包括赞助研究经费；5. 其他研发开支 研发开支于该等支出的研发服务相关而产生时计入开支，且并无其他未来用途	研发支出目前全部费用化处理
恒瑞医药	A股成熟型综合药企	中国企业会计准则	1. 根据研究与开发的实际情况，公司将研究开发项目区分为研究阶段与开发阶段 a. 研究阶段：研究阶段是指为获取并理解新的科学或技术知识等而进行的独创性的有计划调查、研究活动的阶段；b. 开发阶段：开发阶段是指在进行商业性生产或使用前，将研究成果或其他知识应用于某项计划或设计，以生产出新的或具有实质性改进的材料、装置、产品等活动的阶段。内部研究开发项目研究阶段的支出，在发生时计入当期损益 2. 开发阶段支出符合资本化的具体标准：内部研究开发项目开发阶段的支出，同时满足无形资产资本化的5项条件时可以确认为无形资产	研发支出目前全部费用化处理
泽景制药	科创板未盈利创新药企	中国企业会计准则	研发阶段的支出，于发生时计入当期损益，予以资本化，予以资本化。不满足条件的开发阶段的支出，于发生时计入当期损益，前期已计入当期损益的开发阶段的支出，已资本化的开发支出在资产负债表上列示为开发支出，自该项目达到预定可使用状态之日起转为无形资产产列报	研发支出目前全部费用化处理

（续　表）

企业名称	企业定位	会计准则	研发支出会计政策	研发支出资本化时点
复旦张江	港股成熟型综合药企	国际财务报告准则	研究开发于产生时确认为开支；有关设计及测试公司待售产品的开发项目所产生的成本本会确认为递延开发成本，如预期该成本可行性上均很可能成功并能延开发成本。在商业上及技术上技术转让完成销售的开发项目产生的开发成本会确认为开发成本，如预期该项目在商业上及技术上均很可能成功并能够可靠计量	对于仿制药、中试开始后研发费用资本化；对于新药，在完成临床试验并取得新药证书的年度起研发费用资本化
微芯生物	科创板已盈利创新药企	中国企业会计准则	1. 研究阶段：起点为研发部门将项目立项资料提交公司审核通过，终点为取得药品上市前最后一次临床试验批件，在发生时计入当期损益 2. 开发阶段：公司临床试验和药品生产申报的阶段作为开发阶段。开发阶段的起点为药品上市前取得最后一次临床试验批件，终点为研发项目达到预定用途，如取得新药证书或生产批件等。公司进入开发阶段的项目支出，满足资本化条件的，先在"开发支出"科目进行归集，在取得新药证书或生产批件形成无形资产时明细核算，在项目达到预定用途如取得新药证书或生产批件形成无形资产时转入"无形资产"科目分项目进行明细核算并开始摊销	取得最后一期注册性临床试验批件时作为研发支出资本化时点
贝达药业	创业板已盈利创新药企	中国企业会计准则	对于1、2类新药，自开始至开展实质性Ⅲ期临床试验前为研究阶段，开始开展实质性Ⅲ期临床试验至取得生产批件的期间为开发阶段；对于3类仿制药，自开始至取得临床试验批件后至取得生产批件的期间为开发阶段；对于4类仿制药，整个研发支出均作为开发阶段支出；对于生物类仿制药（单抗药物），自开始至取得临床试验批件的期间为研究阶段，取得临床试验批件后至上市申请的新药研究阶段，取得临床试验批件后上市申请的新药研究阶段；对于以Ⅱ期临床试验支持上市申请的新药，自开始至研发支持为研究阶段，自开始至开展实质性Ⅲ期临床试验至取得生产批件的期间为开发阶段	研发支出于取得Ⅲ期临床批件并已实质性开始临床Ⅲ期临床试验时开始资本化

仍然以 A 为例，目前处于临床研发阶段创新药项目共有 3 项，分别为产品 A（临床Ⅰ期）、B（临床Ⅱ期）、C（临床Ⅲ期），对应的研发支出分别 3 亿元，7 亿元，10 亿元，其中产品 B 计划以临床Ⅱ期数据申请附条件提前上市，若以Ⅲ期临床为资本化时点，确认净利润为 8 亿元。如表 15-6，分别以Ⅲ期临床为资本化时点、最后一次注册性临床为资本化时点或研发支出全部费用化这 3 种不同的会计处理方式对比分析资本化时点选择对企业净利润的影响（表15-6）。

表 15-6　不同资本化时点选择下的盈利分析

资本化时点	费用化研发支出	资本化研发支出	净利润
Ⅲ期临床	10 亿元	10 亿元	8 亿元
最后一次注册性临床	3 亿元	17 亿元	15 亿元
全部费用化	20 亿元	0 亿元	−2 亿元

四、相关建议

医药研发作为技术密集高地，存在"三高一长"（高投入、高风险、高回报、长周期）的特征，每一项成果背后都离不开持续不断的高额研发投入支持。研发支出的会计处理可能会成为医药企业的盈余管理手段直接影响企业的利润，建议在医药领域投资中保持谨慎。要特别关注研发支出资本化比例明显高于同行业的公司，警惕此类公司出于盈余管理等目的进行研发支出过度资本化处理，以达到虚增利润的目标；同时需要关注长期过度资本化虚增利润形成泡沫资产的风险；关注管理层和部分股东利用研发支出资本化套利的风险以及研发失败风险。

第十六篇
专利与科创属性：生物医药企业 IPO 审核关注要点分析

主要作者：张 成 何 垚

2021 年 9 月 30 日

　　科创板为具有"硬科技"的创新企业登陆国内资本市场提供了新的机遇。为了吸引并优先支持"硬科技"企业来科创板上市，同时为了建立适应创新企业的发展特点的客观评价指标，中国证监会于今年上半年修订了《科创属性评价指引（试行）》（简称《指引》），完善并形成了"4+5"的科创属性评价指标；其中，专利指标赫然在列。

　　生物医药行业作为科创板重点关注的六大产业之一，专利对于产业发展的重要性不言而喻，专利的量和质是生物医药企业技术实力及价值的综合体现。自《指引》颁布以来，科创板审核问询中对多家生物医药企业的专利事项提出了"灵魂拷问"，部分企业也因为核心技术以及专利事项存在诸多瑕疵而折戟科创板IPO。鉴于此，研究科创板审核过程中关于专利事项的问询及回复对于开展生物医药股权投资而言极具现实意义。生物医药企业在申请科创板上市中，其专利事项需要满足何种要求？需要关注专利相关的哪些要点和风险点？本文选择 2021年以来申请科创板上市的生物医药企业作为实证案例，对以上问题进行探讨。

一、关于专利的基本知识

（一）专利权（patent right）

　　专利权，简称专利（patent），是知识产权的一种，是专利权人对特定的发明创造在一定期限（专利权有效期内）和区域（法律管辖区）内依法享有的独占实施权。较之技术秘密（know-how），专利权本质上是权利所有人以公开换取技术垄断的一种技术保护方式。

专利权确保权利所有人可以在一段时期中，凭借专利权构建的技术优势和技术壁垒在某一个或多个市场构建相对优势，并利用专利权有效"阻止"他人进入相同技术领域，为自身谋取更多经济利益。专利权的性质主要体现在排他性、时间性和地域性。

1. 排他性（exclusivity）

排他性也称独占性或专有性，是专利权最重要的法律特点，是指专利权人对其拥有的专利权享有独占或排他的权利，未经其许可或者出现法律规定的特殊情况，任何人不得使用，否则即构成侵权。另外，针对一项知识 / 技术，不允许有 2 项或者 2 项以上隶属同一属性的专利权存在。

2. 时间性（temporality）

时间性是指法律对专利权人的保护仅在一定期限内有效，超过期限后，专利权将成为人类的共同财富。

3. 地域性（regionalism）

地域性是指依一定地域内的法律取得的专利权只在该地域内受到法律保护，而在其他地域 / 国家则不受该地域 / 国家的法律保护，除非两地 / 两国之间有双边的专利（知识产权）保护协定，或共同参加了有关保护专利（知识产权）的国际公约。

（二）专利类型（patent type）

根据《中华人民共和国专利法》，我国专利包括发明、实用新型和外观设计 3 种类型。发明，是指对产品、方法或者其改进所提出的新的技术方案；实用新型，是指对产品的形状、构造或者其结合所提出的适于实用的新的技术方案；外观设计，是指对产品的整体或者局部的形状、图案或者其结合以及色彩与形状、图案的结合所作出的富有美感并适于工业应用的新设计。

其中，授予专利权的发明和实用新型，应当具备新颖性、创造性和实用性。新颖性，是指该发明或者实用新型不属于现有技术；也没有任何单位或者个人就同样的发明或者实用新型在申请日以前向国务院专利行政部门提出过申请，并记载在申请日以后公布的专利申请文件或者公告的专利文件中。创造性，是指与现有技术相比，该发明具有突出的实质性特点和显著的进步，该实用新型具有实质性特点和进步。实用性，是指该发明或者实用新型能够制造或者使用，并且能够产生积极效果。

鉴于生物医药的行业特点，主要申请的专利类型为发明专利以及实用新型专利，其中不同细分行业主要申请的专利类型也稍有差别。一般而言，侧重于药物领域的化学药、生物药企业以发明专利申请为主，通常对靶点、化合物、晶型、盐型及工艺等方面申请专利保护；侧重于医疗器械（含 IVD）领域的企业，则以实用新型和发明专利申请为主，通常对基础材料、功能结构、电气控制、工业设计等方面申请专利保护。

发明专利和实用新型专利的主要区别如下。

1. 保护期限不同

发明专利保护期限为 20 年，实用新型专利保护期限为 10 年；其中，新专利法还推出了新药专利权期限补偿制度，补偿期限不超过 5 年，新药批准上市后总有效专利权期限不超过 14 年。

2. 创造性要求及审查程序不同

发明专利的创造性水平要求较高，需进行形式审查以及实质审查，而实用新型创造性水平要求低很多，仅需形式审查。由此实用新型专利相对容易获得授权，但是从保护期限、保护力度角度逊于发明专利。对于医疗器械（含 IVD）企业而言，可以采用同时申请发明专利和实用新型专利的策略。

（三）专利权许可（patent license）

专利申请成功后，专利权人可以自己使用亦可以授权给他人进行使用，后者即为专利权许可，可分为一般许可、排他许可、独占许可、分许可、交叉许可 5 种类型。根据授权许可类型、使用时间、使用地域等不同，被授权方获得相应的专利实施权利时需要向专利权人支付不同的专利使用费。

1. 一般许可（non-exclusive license）

专利权人许可被授权方在规定时间、地域内享有对专利的使用权后，保留在同一地域内就该专利再许可任何第三方的权利，同时保留自己实施该专利的权利。

2. 排他许可（sole license）

与一般许可不同之处在于，专利权人不得再将同一专利许可给任何第三方，仅能保留自己实施该专利的权利。

3. 独占许可（exclusive license）

与排他许可不同之处在于，专利权人不仅无权再将同一专利许可给任何第三方，而且自己也不得在合同期限内使用该专利。

4. 分许可（sub-license）

专利权人许可被授权方在规定时间、地域内使用该专利的同时，又允许被许可方将该专利许可给第三人使用。

5. 交叉许可（cross-license）

两个专利权人均允许对方在规定时间、地域内实施自己的专利，或允许对方将自己的专利许可给任何第三人使用。

二、专利对生物医药企业的重要性

（一）专利是企业核心技术的体现

从技术角度，专利是衡量生物医药企业核心技术先进性的直接评价指标。发明和实用新型的专利审查中，十分看重新颖性、创造性和实用性，获得授权的专利也意味着国家层面对其创新性的认可。

从技术壁垒角度，进攻性的专利可以助力生物医药企业在市场竞争中争取更多主动权，为企业争取更大的经济利益；而防御性的专利帮助生物医药企业最大程度避免竞争对手利用专利对其研发及经营活动构成障碍，尽量降低潜在损失。

从市场价值角度，专利是一种无形资产，具有潜在的巨大商业价值；另外，专利为企业技术转化为产品、产品转化为商品、商品转化为营业收入带来了更多可能性及想象空间。因此，专利对评估企业价值具有重大影响。

（二）专利为科创属性的重要指标

中国证监会颁布的《科创属性评价指引（试行）》概况下来为"4+5"指标，其中，4项常规指标必须同时满足，涉及专利的条款为"形成主营业务收入的发明专利5件以上"；5项例外指标要求或有满足，涉及专利的条款为"形成核心技术和主营业务收入的发明专利（含国防专利）合计50项以上"（表16-1）。因此，专利是科创属性的重要指标，对企业能否登陆国内资本市场具有重大影响。

表 16-1　科创属性的"4+5"标准

4 项常规指标	5 项例外指标
同时符合下列指标： 1. 最近3年研发投入占营业收入比例5%以上，或最近3年研发投入金额累计在6 000万元以上。 2. 研发人员占当年员工总数的比例不低于10%。 3. 形成主营业务收入的发明专利5项以上。 4. 最近3年营业收入复合增长率达到20%，或最近1年营业收入金额达到3亿元	满足下列任一指标： 1. 发行人拥有的核心技术经国家主管部门认定具有国际领先、引领作用或者对于国家战略具有重大意义。 2. 发行人作为主要参与单位或者发行人的核心技术人员作为主要参与人员，获得国家科技进步奖、国家自然科学奖、国家技术发明奖，并将相关技术运用于公司主营业务。 3. 发行人独立或者牵头承担与主营业务和核心技术相关的"国家重大科技专项"项目。 4. 发行人依靠核心技术形成的主要产品（服务），属于国家鼓励、支持和推动的关键设备、关键产品、关键零部件、关键材料等，并实现了进口替代。 5. 形成核心技术和主营业务收入的发明专利（含国防专利）合计50项以上

三、科创板审核中关于专利的重点关注问题

通过分析今年以来申请科创板上市的生物医药企业在审核问询中涉及的与

专利有关的问题，我们发现专利的来源及权属、专利的布局及先进性、专利的法律状态及纠纷等问题被审核部门予以了重点关注。

（一）专利的来源及权属问题

专利可以通过自主研发、合作研发的方式原始取得，亦可以通过转让或许可的方式获得，核心专利的取得方式及权属问题直接影响企业核心技术的稳定性及创新能力。根据不同专利来源方式，关注侧重点稍有不同，详情参见表16-2。总体而言，科创板鼓励自主研发，虽然审核中并不禁止拟上市企业以转让或许可方式获得专利权，但是若所有或者绝大部分核心专利均通过转让或许可方式获得，则审核部门往往会质疑企业的自主研发能力。

表 16-2　关于专利的来源及权属的重点审核问题

类　别	重点审核问题
自主研发	1. 核心技术及专利的形成过程。 2. 公司核心专利的来源以及构成，技术属于原始创新、集成创新或转让引进消化吸收再创新。 3. 是否存在侵犯第三方知识产权或技术秘密的情形或风险，是否存在纠纷或潜在纠纷。 4. 核心专利发明人的在职 / 离职状态；若发生核心专利发明人离职，对公司研发生产经营的影响，是否存在潜在纠纷，是否存在核心技术泄密风险。 5. 发明人是否涉及职务发明，发明人在相关专利形成过程中所起的作用
合作研发	1. 合作研发项目与发行人核心技术的关系。 2. 专利等知识产权的归属、使用、收益分配方案；是否存在共享知识产权的情形，是否存在纠纷或者潜在纠纷。 3. 是否对外部单位存在技术依赖、合作研发是否存在纠纷或潜在纠纷
转让	1. 转让价格的合理性和公允性。 2. 是否对外部单位存在技术依赖。 3. 企业的自主研发能力
许可	1. 许可方式、期限、地域。 2. 是否对外部单位存在技术依赖。 3. 企业的自主研发能力

【案例 1-1：YF 公司】

截至 2021 年 9 月 30 日，YF 公司处于已问询阶段，尚未提交上市委审议。

YF 公司及其控股子公司各自所有或使用的专利、非专利技术、商业性权利的形成或取得的详细过程及有关专利的发明人，是否为独立取得、合作取得或第三方转让或授权，形成或取得过程是否合法合规，与相关人员的任职经历是否相关，是否涉及职务发明。

在回复中，YF 公司及中介机构对境内外专利以及非专利技术的发明人、取得方式、形成或取得的详细过程进行了详细梳理；关于是否涉及职务发明的问题，回复中提到相关发明人与以前任职单位的工作内容没有相关性，同时基于以前任职单位与 YF 公司开展技术合作的事实，也证实了以前任职单位对 YF 公司自主知识产权的认可。

【案例 1-2：HC 公司】

截至 2021 年 9 月 30 日，HC 公司已通过上市委审议，尚未提交注册。

HC 公司签订技术转让和提成协议及其补充协议的背景，技术转让的主要内容，与 HC 公司目前核心技术和产品之间的关系，是否会对 HC 公司核心技术及相关产品的研发造成限制。

在回复中，发行人详细披露技术转让的背景以及《技术转让和提成协议》的核心条款。中介机构经过核查，认定其不会对 HC 公司造成限制。

【案例 1-3：XT 公司】

截至 2021 年 9 月 30 日，XT 公司已通过上市委审议，尚未提交注册。

请 XT 公司说明发行人、核心技术人员是否存在违反原任职单位关于竞业禁止、保密协议约定的情形，发行人核心技术、产品的研发是否涉及其原任职单位的技术成果，与原单位是否存在纠纷或潜在纠纷；0 对价受让专利的合理性。

在回复中，发行人详细披露了 0 对价转让专利的背景以及客观原因，并对其合理性进行了详细说明。

【案例 1-4：KH 公司】

截至 2021 年 9 月 30 日，已终止审核。

请 KH 公司说明通过受让取得的专利是否为发行人的核心专利，发行人与其他方关于专利受让的具体安排，如双方的权利义务、附属条件、专利权受限情况等。合作研发的具体模式、合同签署、主要协议约定、研发主要项目、合作研发权利义务相关约定、费用承担与研发成果权利归属、目前已取得的研发成果等。

在回复中，发行人详细披露了受让取得的专利情况，并通过受让专利对应的产品收入较低为理由说明了相关专利不属于公司核心专利；合作项目主要为产学研合作课题，系行业内较为常见的研发模式。

【案例 1-5：HH 公司】

截至 2021 年 9 月 30 日，HH 公司暂缓审议后未通过上市委会议，现已终止审核。

HH 公司自成立以来共计 19 个项目中，除 HH-x 项目外，均为授权引进或合作研发。审核部门要求说明授权引进管线及合作研发管线中，发行人在产品授权引进或初始合作前后承担的工作、取得的实质性进展及相关进展的体现依据，并解释公司研发体系是否完备，是否依赖于第三方，是否具备独立自主的研发能力。

在回复中，发行人及中介机构阐述公司发展初期，为了满足快速搭建新药产品管线的需求，通过与研究所合作研发的模式，推进相关产品的早期发现和临床前研究工作。经过多年的投入与积累，公司在新药创制全链条推进与过程中形成较好的独立性和专业性。在药物研发早期，公司主要负责创新性的药学研究工作；公司还全面负责项目的临床开发策略的制定、联合用药的适应证布局、临床试验的运营、药品注册及后续商业化等工作。

（二）专利的布局及先进性

科创属性对专利的数量进行了约定，在满足基本数量要求后，仍会对专利的布局及先进性等科创实质进行重点关注（表 16-3）。

【案例 2-1：NW 公司】

截至 2021 年 9 月 30 日，NW 公司已注册生效。

请 NW 公司结合各生物试剂及体外诊断试剂产品的生产工艺流程，说明公

表 16-3　关于专利的布局及先进性的重点审核问题

类　　别	重点审核问题
布局	1. 形成核心技术和主营业务收入的发明专利数量。 2. 是否存在拼凑专利数量满足科创属性评价指标的情形。 3. 专利在主营业务及产品或服务中的应用，专利权利对主要在研产品的保护力度是否足够。 4. 专利受到第三方侵权对企业业务的影响，企业主营业务相关专利的保护制度和执行情况。 5. 海内外专利的布局情况，与可比公司专利的比较
先进性	1. 核心专利的质量，被引用次数、维持年限、关键性能指标。 2. 核心专利时间较早是否存在技术迭代风险。 3. 核心专利与核心技术的对应关系

司产品各生产环节涉及的核心技术，进一步量化说明公司核心技术平台对产品性能的具体提升作用；对目前生产及销售产品的知识产权保护措施及其有效性，对是否存在侵犯第三方专利权的风险进行全面排查的具体措施及其有效性。

在回复中，发行人披露了详细流程，并对每个关键流程的技术进行了定性和定量阐述。对于某一项产品存在侵犯第三方专利权的风险，发行人聘请专业的知识产权代理事务所出具了《专利稳定性评价意见》，表明该第三方专利不符合《专利法》的相关规定，不具有稳定性，应当宣告无效；且目前该第三方专利已被提交宣告专利无效申请，国家知识产权局已出具受理通知书，准予受理无效宣告请求。

【案例 2-2：JK 公司】

截至 2021 年 9 月 30 日，JK 公司未通过上市委会议，现已终止审核。

JK 公司虽然拥有发明专利共计 59 项，但其中大部分为靶标专利。JK 公司未充分披露其核心专利是否具有先进性，需要说明拥有的靶标专利是否形成主营业务收入，符合形成主营业务收入的发明专利（含国防专利）5 项以上的指标的具体依据。

在回复中，发行人及中介机构阐述已经授权的 44 项靶标发明专利保护了公司从候选靶标库中选出来的代表基因的核酸片段，这些核酸片段作为各个实验的参比品进行使用，确保实验的质量稳定可控，保障了细胞学实验和动物学实验的实验质量和数据具备可重复性，是支撑公司靶点筛选和验证业务收入的重要基础之一，因而认为形成主营业务收入的发明专利（含国防专利）5 项以上的指标的具体依据。

【案例 2-3：YZ 公司】

截至 2021 年 9 月 30 日，YZ 公司已成功上市。

YZ 公司发明专利数量较少，且近几年未能形成发明专利，审核部门要求结合细分领域的最新技术及研发成果，分析专利申请时间较早是否导致技术迭代风险，并要求客观、准确分析发行人的研发能力与其在研项目布局是否匹配，对发行人专利数量少、申请时间较早、技术迭代等事项进行风险提示。

在回复中，发行人及中介机构阐述 2013 年至今，YZ 公司主要进行紫杉醇胶束的临床研究以及新药注册上市申请，仍处于研发阶段，近几年没有形成新的发明专利。发行人认为相当长时间内，将是传统药物、新型药物以及传统疗法、新型疗法同时并存的局面，因此，发行人紫杉醇胶束的专利申请时间较早不会导致技术迭代风险。同时在研项目中，多西他赛胶束、卡巴他赛胶束已经完成关键辅料的研发，进入临床前研究阶段，已经有核心关键技术的突破，与发行人现有研发能力相匹配。

（三）专利法律状态及纠纷

专利涉诉公告在科创板屡见不鲜（表 16-4），在申请科创板上市时，需要根据案件情况来做具体的分析与应对，通过充分披露可能可以争取到审核部门的理解。

表 16-4 关于专利法律状态及纠纷的重点审核问题

类　　别	重点审核问题
法律状态	1. 专利的法律状态。 2. 是否存在相关诉讼或仲裁、担保或其他权利限制（保全），是否存在到期注销、终止等异常情况

（续　表）

类　　别	重点审核问题
专利纠纷	1. 专利纠纷是否影响发行人独立完整的研发体系和研发能力。 2. 专利纠纷的具体原因、赔偿金额、案件进展。 3. 涉诉专利、商标等知识产权在业务中的具体作用，是否涉及发行人业务中的核心技术、重要技术或不可或缺的技术。 4. 专利纠纷是否存在败诉风险、是否对生产经营造成重大影响、产品或服务是否存在安全隐患。 5. 核心专利发明人员的离职是否存在核心技术泄漏以及专利纠纷的风险

【案例 3-1：M 公司 】

截至 2021 年 9 月 30 日，M 公司处于已问询阶段，尚未提交上市委审议。

M 公司系实际控制人在 WS 公司任职期出资创立，股权由亲属或朋友代持。公司设立后至报告期内，WS 公司连续提起专利权纠纷诉讼，导致公司拥有的"一种阴道电极"等多项重要专利被法院判定为实际控制人在 WS 公司任职期间的职务发明，专利权应归属于 WS 公司。

在回复中，发行人及中介机构对相关核心技术、专利和主要产品的形成脉络进行了详细阐述，表明三者相辅相成相互促进，遵循自主创新（含合作研发）和市场化的内在逻辑。中介机构认为 M 公司现有核心技术、专利和主要产品均为发行人自主研发或自主创新取得，不存在来源于 WS 公司或其他第三方的情形，发行人具备独立完整的研发体系和研发能力。

【案例 3-2：HD 公司 】

截至 2021 年 9 月 30 日，HD 公司已提交注册，正在等待注册结果。

HD 公司及其子公司目前存在 16 起作为被告的重大侵权诉讼案件；原告为境外竞争对手 I 公司；涉诉国家 / 地区包括美国、德国、比利时、瑞士、英国、瑞典、法国、西班牙、香港、丹麦、土耳其、芬兰等 12 个国家和地区；诉讼请求包括禁止在境外销售、制造、许诺销售被控侵权产品，部分法院已签署临时禁令。

在回复中，发行人及中介机构详细列示了每起诉讼的详细情况及最新进展，对涉诉的产品进行了梳理。从以下 4 个方面对被诉侵权技术方案对公司不造成重大不利影响进行了阐述：（1）所有诉讼案件均尚在审理过程中，最终诉讼结果存在不确定性；（2）涉诉专利存在被无效的可能性；（3）涉诉专利的技术方案可获得专利权保护的地域和期限有限；（4）发行人在涉诉国家/地区涉诉产品的销售收入占比较低。

【案例 3-3：YF 公司】

截至 2021 年 9 月 30 日，YF 公司处于已问询阶段，尚未提交上市委审议。

YF 公司、J 股东和 BD 公司因专利纠纷和商业秘密纠纷被上海 C 公司和美国 C 公司起诉，发行人认为相关纠纷不会对发行人的相关在研产品的上市和销售以及生产经营产生重大不利影响。

在回复中，发行人及中介机构详述了涉诉专利及在研产品情况，基于化合物分子结构式进行了对比分析，同时引用了 J 律师事务所出具的 FTO（freedom to operate）报告，最终中介机构认为上海 C 公司和美国 C 公司案件不会对发行人产生重大不利影响的依据充分，相关诉讼结果不会对产品在合作区域外的研发、生产与销售产生重大不利影响。

【案例 3-4：HY 公司】

截至 2021 年 9 月 30 日，HY 公司已成功上市。

最近 3 年内同行业企业因销售第三方专利期内的产品而被起诉的情况，请进一步补充披露 HY 公司是否存在被起诉的风险。请结合主要销售区域所在国对专利侵权的规定、判例、侵权赔偿标准，说明对于专利侵权的前述赔偿数额测算是否准确、充分，HY 公司实际控制人是否有能力履行相关承诺；除经济赔偿外，如发生相关专利纠纷，是否会对 HY 公司正常业务开展重大不利影响。

在回复中，发行人及中介机构通过专业法律数据库以及主要搜索引擎，对近年来所处行业的专利涉诉情况进行了全面梳理，并详细阐述了"安全港条款"相关的法律规定及判例，证实类似行为不视为侵权。最终中介机构认为专利纠纷相关事项不会对 HY 公司产生重大不利影响。

（四）涉及专利的其他问题

除了以上涉及专利的重点问题以外，还有少量的其他问题，例如专利出资问题（表 16-5）。

表 16-5　涉及专利的其他审核问题

类别	重点审核问题
其他	1. 专利出资问题，用作出资的专利是否涉及职务发明，是否实际投入发行人使用； 2. 出资技术的具体应用情况，与发行人主营业务的对应关系

【案例 4-1：RD 公司】

截至 2021 年 9 月 30 日，RD 公司处于已问询阶段，尚未提交上市委审议。

RD 公司设立时，创始人 J 以某项技术作价出资 170 万元人民币。请 RD 公司说明：（1）结合 2007 年创始人 J 的任职情况，说明其用作出资的技术是否涉及职务发明，是否履行评估、验资等法定程序，是否实际转移至发行人，是否存在权属纠纷；（2）出资技术的具体应用情况、与发行人主营业务的对应关系，是否存在出资不实或虚假出资等情形，如存在出资瑕疵，是否采取补正措施。

在回复中，RD 公司详细披露了多家律师事务所出具的相关法律意见，说明相关技术不涉及职务发明；并出具了资产评估公司当年的评估报告以及会计师事务所出具的验资报告。另外，发行人律师表明创始人 J 用于出资的技术已形成产品，与发行人主营业务具有相关性，由此不存在出资不实或虚假出资等情形。

【案例 4-2：RB 公司】

截至 2021 年 9 月 30 日，已终止审核。

股东 IP 以专利申请权出资，是否符合当时有效的《公司法》及其他相关法律法规的规定，是否存在出资瑕疵，是否构成重大违法行为。

在回复中，RB 公司披露了当时股东 IP 履行了评估程序，且评估价值高于其作价出资金额；其次，股东 IP 履行了出资义务，境内外知识产权局或注册署核准了出资专利的权属变更；另外，会计师事务所出具了验资报告。同时披露 RB 公司未因股东 IP 以专利申请权出资事项受到行政处罚。

四、小结

在当前鼓励并注重核心硬科技的发展趋势下，那些真正注重创新能力、强调临床价值的生物医药企业未来将更容易获得资本市场的认同。专利作为科创属性的重要指标，是生物医药企业在科创板 IPO 路上必须引起充分重视的问题。

对于拟申请科创板 IPO 的生物医药企业而言，笔者建议：

（1）注重培养自有研发团队，提升自主研发实力。

（2）提前做好专利布局规划，不仅要关注专利数量，更应该匹配技术特征以及研发进度而关注专利类型和质量，从"技术先进性的本源"出发做好专利布局。

（3）注重关于专利的信息披露质量，需要符合专利到技术、技术到产品、产品到商品、商品到市场的客观发展规律和内在演化逻辑。

（4）涉及高校及科研院所高校教师在岗创业、兼职的，建议提前与所在单位做好沟通，并充分履行专利技术转化所必需的相关程序。

第十七篇
CDE 周末作业学习思考：以两项抗肿瘤药物研发指导原则为例

主要作者：郭祖浩
2021 年 12 月 23 日

对于这几年国家药品监督管理局（National Medical Products Administration，NMPA）药品审评中心（Center for Drug Evaluation，CDE）的变化，作为医药从业者的我们估计都有着一致且深刻的感触：专业化、系统化、前瞻性已成为 CDE 的醒目标签。CDE 官网正逐步成为每个医药人需要不断学习跟随的政策风向标和知识储备库，时常周五发布的指导原则也成为医药人需要按时完成的周末作业。从监管部门到药企、到投资机构、再到每一个医药从业者，整个产业链的参与者都在寻求变革、追求创新，来拥抱这个属于中国生物医药的美好时代。笔者在学习 CDE 指导原则过程中也产生了一些思考，与诸君共享。

一、CDE 指导原则的发布情况

CDE 指导原则数据库包括了国内药品技术指导原则、人用药品注册技术要求国际协调会（International Conference on Harmonization，ICH）指导原则与国外参考指导原则，日常发布的指导原则主要是国内药品技术指导原则。笔者统计了 CDE 自 2015 年到 2021 年（截至 2021 年 12 月 20 日）国内药品技术指导原则发文情况（图 17-1），每年发文量都稳定在 15 篇左右，2020 年、2021 年连续两年发文量有大幅度增加。这一方面反映了监管部门更加重视生物医药产业的高质量发展，另一方面也反映了国内生物医药产业在高速发展过程中孕育

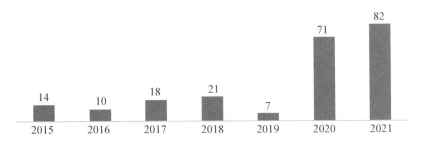

图17-1　CDE近年来国内药品技术指导原则发布情况

了更多的政策引导需求。随着更多产品进入临床试验阶段、更多药品上市用于患者以及更多新技术应用于药物开发，可以预见接下来几年的CDE指导原则发文量还会进一步提升。

截至当前的统计数据，2021年CDE的国内药品技术指导原则发文量已经达到82篇，明显高于往年。对这82篇指导原则进行简单的分类分析（图17-2），单项占比最高的是化药一致性评价，共计28篇，以个药指导原则为主，表明CDE对于保障人民基本用药的高质量仿制药的充分重视；关于近年来逐渐火热的基因与细胞疗法的指导原则共有5篇，主要涉及非临床研究、临床研究以及长期随访等方面；其他指导原则涉及儿童用药、罕见病、抗感染药物、纳米药物等众多领域；抗肿瘤药物研发领域发文量虽然不高，但有多篇重磅级指导原则发布，其中就包括引起医药行业热议的《以临床价值为导向的抗肿瘤药物临床研发指导原则》。

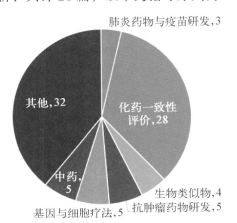

图17-2　2021年CDE药品技术指导原则分类统计

二、两篇重要的抗肿瘤药物研发指导原则

根据2021年CDE发布的《中国新药注册临床试验现状年度报告（2020

年)》显示，2020 年新登记临床的化学药适应证为肿瘤的占 42.1%，生物制品
适应证为肿瘤的占 47.3%，遥遥领先于其他适应证。可见，当前新药研发的适
应证主要还是集中于肿瘤，同样针对抗肿瘤药物研发领域的相关技术指导原则
在所有适应证中也是最多的，笔者整理了近两年比较重要的关于抗肿瘤药物研
发的技术指导原则（表 17-1），并着重学习了今年发布的 2 项指导原则，即
《生物标志物在抗肿瘤药物临床研发中应用的技术指导原则》与《以临床价值
为导向的抗肿瘤药物临床研发指导原则》。

表 17-1　近两年值得关注的抗肿瘤药物研发技术指导原则

发布时间	指 导 原 则	观 点
2021.12	生物标志物在抗肿瘤药物临床研发中应用的技术指导原则	助推精准诊断，精准治疗
2021.11	以临床价值为导向的抗肿瘤药物临床研发指导原则	国内创新药同质化的出清
2020.12	单臂试验支持上市的抗肿瘤药上市许可申请前临床方面沟通交流技术指导原则；单臂试验支持上市的抗肿瘤药进入关键试验前临床方面沟通交流技术指导原则	针对难治疾病 / 罕见病有突出疗效药物上市绿色通道
2020.11	药品附条件批准上市技术指导原则（试行）	鼓励以临床价值为导向的药物创新，加快具有突出临床价值的急需药品上市（不限于肿瘤）

（一）精确制导，致命一击

2021 年 12 月 07 日，CDE 发布《生物标志物在抗肿瘤药物临床研发中应
用的技术指导原则》（征求意见稿于 2021 年 6 月 2 日发布，以下简称《生物标
志物指导原则》）。《生物标志物指导原则》首次明确生物标志物（biomarker）
的定义、分类、开发步骤等众多要素（表 17-2）。值得注意的是生物标志
物不仅在抗肿瘤药物研发中的价值日益凸显，在其他疾病如阿尔茨海默病
（Alzheimer's disease，AD）、类风湿关节炎（rheumatoid arthritis，RA）等多种

疾病领域的药物开发中也有广泛应用，生物标志物的发现与应用已逐步成为药物研发过程中极为重要的一种工具。

表 17-2　常见的肿瘤生物标志物

肿瘤类别	生物标志物
食管癌	SCC
胃癌	CEA、STN
肝癌	AFP、PIVKA-II
胰腺癌	CA-125、CA19-9、CEA、SLX、STN
乳腺癌	CA-125、CA15-3、CEA、HER-2、ER
神经母细胞瘤	NSE
膀胱癌	Cyfra21-1、TPA、NMP22
宫颈癌	βHCG、SCC、STN
前列腺癌	PSA
垂体瘤	HGH、ACTH

《生物标志物指导原则》对生物标志物给出如下定义：生物标志物通常是指能被客观测量和评价，反映生理或病理过程，以及对暴露或治疗干预措施产生生物学效应的指标。根据功能特点的不同，可将与药物研发相关的生物标志物分为以下 6 种类型（表 17-3）。

表 17-3　生物标志物的分类

分　类	案　例
诊断性生物标志物	BCR-ABL1 融合基因阳性是慢性髓性白血病的诊断指标之一，属于诊断性生物标志物
预后性生物标志物	血甲胎蛋白（alpha-fetoprotein，AFP）升高已在多项研究中被证实是晚期肝细胞癌的不良预后因素，属于预后性生物标志物

（续　表）

分　类	案　例
预测性生物标志物	间变性淋巴瘤激酶（anaplastic lymphoma kinase，ALK）融合基因可作为晚期非小细胞肺癌患者预测性生物标志物
药效学生物标志物	外周血 CD20+ B 细胞的数量可作为试验药物靶向清除 CD20+ B 细胞的药效学生物学指标
安全性生物标志物	尿苷二磷酸葡糖醛酸转移酶（uridine diphosphate glucuronic acid transferase，UGT1A1）基因型的检测可识别使用伊立替康后可能发生严重消化道不良反应的患者，属于安全性生物标志物
监测性生物标志物	在急性淋巴细胞白血病中进行有计划的微小残留病灶（minimal residual disease，MRD）监测，可以监测疾病状态

　　随着新药研发"低垂的果实"慢慢被摘完，一款新药的研发成本在逐年升高，但是产品回报率却在逐年降低，如何提高新药的研发成功率成为全球医药研发公司追求的共同目标。在新药开发过程中引入正确的生物标志物能够有效地提升药物研发成功率，已成为行业的共识，CDE 也适时新发布了这份指导原则。《Clinical Development Success Rates and Contributing Factors 2011-2020》这份报告对 1 779 家公司的 9 704 个临床开发项目进行分析得出如下结论（图 17-3）：使用生物标志物对患者预先进行筛选的项目从 I 期临床到最终获批的成功率达到 15.9%，是未使用生物标志物（成功率 7.6%）的 2 倍以上。对于主要验证药物安全性的 I 期临床，生物标志物的引入对 I 期临床的成功率影响不大。而对于验证药物有效性的 II/III 期临床试验，引入生物标志物能显著提高该阶段临床的成功率，其中以 II 期临床的获益最为明显，成功率从 28.3% 提高到 46.3%。

　　因为生物标志物的引入而起死回生的药物确实不在少数，克唑替尼（crizotinib）的发现就是其中的经典案例。辉瑞的肺癌治疗药物克唑替尼早期是作为 c-Met 激酶抑制剂开发的，但是临床上针对 c-Met 扩增的肺癌患者并没有获得很显著的疗效，临床数据分析显示在很少部分的伴随有 ALK 融合基因的肺癌患者中疗效异常显著。辉瑞转而将克唑替尼用于治疗 ALK 融合基因的

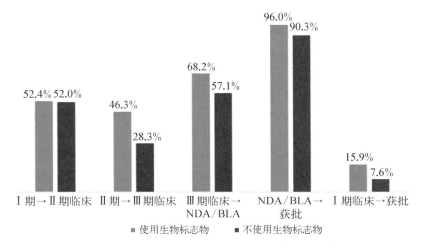

图 17-3　使用生物标志物进行患者预先筛选对临床试验成功率的影响

患者，由于 ALK 这一正确生物标志物的引入，克唑替尼临床 II 期试验完成后即因为优异的临床效果获得 FDA 批准上市。《生物标志物指导原则》的发布为生物医药企业指明了创新的方向，也鼓励药企在早期临床阶段的时候就去开展生物标志物的探索研究。对于国内创新药企而言，以往大部分公司都在做 fast-follow/me-too 产品，直接参考现成的已被发现的生物标志物即可。但是随着更多国内企业开始开展 first-in-class 产品的开发，没有现成的生物标志物可参考，生物标志的发现将被更加重视，也将会有更多的资源投入有效生物标志物的开发中来。索元生物作为国内专注临床生物标志物发现的领导者，利用其独创的生物标记物平台技术，专注于从国际大药厂引进经过临床后期失败但是可以证明其安全性且显示对部分患者有效的新药，在获得临床样本中寻找可预测药物疗效的生物标记物，进行二次开发。索元生物引进了多条先前临床失败的 first-in-class 管线，直接基于临床数据进行回溯性研究，希望发现有效的生物标志物以指导新的临床试验，帮助这些产品"死而复生"，再造克唑替尼这样的奇迹。索元生物独辟蹊径的研发策略，吸引了众多投资机构的青睐，IPO 申报估值更是达到了 160 亿。虽然目前索元生物的科创板 IPO 申报暂时撤回，但是他们的产品开发思路和取得的成绩依然是非常值得钦佩的。

CDE 在指导原则中还鼓励企业不仅要在药物临床研发阶段探索和研究生物标志物，还应在药品上市后继续开展探索和研究。产品上市后获得的大量真实世界数据将能进一步验证生物标志的有效性，同时也能为联合用药或后续耐药机制的阐明提供有效指导。虽然正确的生物标志物能够有效提升药物研发成功率已是新药研发行业的共识，但是当前开展的临床试验中仍有超过 90% 并没有使用生物标志物，可见找到合适的生物标志难度并不低。这是医药研发企业与伴随诊断机构面临的挑战，当然也是时代给予的机遇，我们相信随着《生物标志物指导原则》的发布，能有效助力精准诊断和精准治疗更上一个台阶。

（二）大浪淘沙，沉者为金

2021 年 7 月 2 日，CDE 发布《以临床价值为导向的抗肿瘤药物临床研发指导原则（征求意见稿）》（正式指导原则于 2021 年 11 月 19 日发布，以下简称《抗肿瘤药物临床研发指导原则》），明确强调了以患者需求为核心，以临床价值为导向的药物开发理念。《抗肿瘤药物临床研发指导原则》的发布立刻引发行业的热议，同时也触发了抗肿瘤医药企业与医药外包服务（CXO，包括CRO、CMO、CDMO、CSO 等）公司股价的震荡，医药行业指数由此一路下行，时至今日仍处于相对低位（图 17-4）。

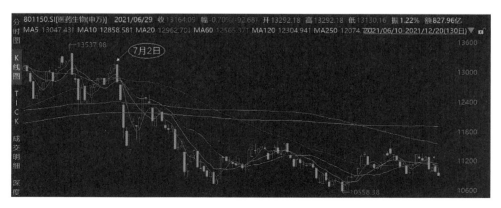

图 17-4　申万医药生物指数变化趋势（2021 年 6 月至 12 月）

其中最引人注意的是以下两个核心要点：

（1）应尽量为受试者提供临床实践中最佳治疗方式／药物，而不应为提高临床试验成功率和试验效率，选择安全有效性不确定，或已被更优的药物所替代的治疗手段；

（2）新药研发应以为患者提供更优的治疗选择为最高目标，当选择非最优的治疗作为对照时，即使临床试验达到预设研究目标，也无法说明试验药物可满足临床中患者的实际需要，或无法证明该药物对患者的价值。

这两个核心要点对抗肿瘤药物的临床开发提出了更高的要求，以往更多的临床试验选择安慰剂或者非最优的治疗方案作为对照所获得的优效或非劣结论大概率将不能获得监管部门的认可。早些年已有国内知名临床专家提议，针对已有药品上市的靶点进行的现有药物改造或优化得到的"me-too"产品甚至"me-better"产品都要与该靶点现有药物或该疾病的其他已知优效疗法做头对头对比，虽然本次指导原则中还没有严格界定哪些产品需要进行头对头验证性临床，但是无疑是给广大抗肿瘤药物研发药企敲响了警钟。我们相信在不久的将来会出台更详细的指导原则来引导产品进行更科学有效的临床优势／非劣验证，同时也会将针对抗肿瘤药物的指导原则推广到其他适应证的药物研发中来。

我们常常将创新药的研发分为三层境界（图17-5）：人无我有（first-in-class）、人有我优（best-in-class/me-better）、人优我快（fast-follow/me-too）。笔者早期从事小分子创新药研发，深知一个"fast-follow/me-too"产品的开发难度其实并不低，每一个产品的开发都是在寻求生物活性、毒性、稳定性以及溶解度等多因素的平衡，在国内相对薄弱的医药研发基础上实现这些目标也属不易。近年来随着国内众多生物科技公司的加入，"fast-follow"的时间窗口越来越窄，同一靶点"me-too"产品越来越多，专利互相覆盖的情形也屡见不鲜，大家只能通过部分临床前数据为自己产品找到聊以慰藉的优势，寄希望于后续临床试验能获得好的数据一跃龙门。过度拥挤的赛道实在难以做出差异化，同一热门靶点的"fast follow/me-too"产品在短时间密集获批临床，这显然是对审评审批与临床资源的浪费。人福医药2021年11月发布公告，因未找到足够

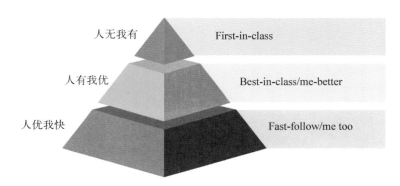

图 17-5　创新药的分层

数量的入组患者等原因决定终止 ALK 抑制剂的临床试验及后续研发，可以预见随着"fast-follow/me-too"产品竞争的白热化，患者资源将会越来越紧张，类似案例后续也将会越来越多。

　　转行从事生物医药投资一年多，笔者阅读过的商业计划书近 400 份，其中绝大部分创新药公司的产品都是定义为"best-in-class"或"first-in-class"，鲜有定义为"fast follow/me-too"的产品，但是"best-in-class"的定义往往都是基于部分临床前数据，与当前最佳治疗方式/药物进行头对头对比开展临床试验的产品寥寥无几，还能获得优效成为真正"best-in-class"的产品更是凤毛麟角。有幸接触过一些在国内做"first-in-class"产品的团队，他们反馈大部分"first-in-class"项目的进展都是低于预期的，生物学机制不透彻、生物评价体系不完整、先导化合物成药性太差等诸多问题的困扰，时常让项目的推进顾此失彼举步维艰，只有少数能坚持做下来的项目后期取得了不错成绩。

　　这是属于中国创新药最好的时代，但是对于有些企业可能是"最坏"的时代。《中国新药注册临床试验现状年度报告（2020 年）》更是直接指出国内创新药研发存在靶点集中度高，同质化竞争激烈的问题（图 17-6）。极度内卷的"me-too"的产品必将迎来市场的痛击，原本"千亿"级别的 PD-1/PD-L1 市场活活被卷到了"百亿"级，国产 PD-1 抗体的年治疗费用甚至已经低于很多单抗生物类似物（biosimilar，也称生物仿制药），花费创新药的成本却只获得

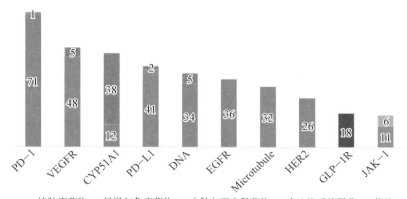

图 17-6　国内临床数目前 10 靶点及适应证分布

了仿制药的回报。对于后期再申报 NDA 的 PD-1/PD-L1 产品就算获批上市，大概率也难以收回研发成本，当然这样的情况不仅仅存在于 PD-1/PD-L1 这样的超级热门靶点，VEGFR、EGFR、HER2 这些靶点大概率也会重蹈覆辙。更有悲观者认为，当同一靶点上市 "me-too" 产品足够多的时候，专利期内的创新药可能也会纳入国家集中采购，利润空间还会被进一步压缩，"me-too"产品将受到致命一击。

　　大浪淘沙的时代，淘去的不仅仅是这些同质化的管线，也会包括很多预期难以通过产品获得良好现金流的 Biotech（生物科技公司）。大量生物科技公司会因为 "研产销" 产业链条的缺失或者难以克服的规模效应而一直停留在 Biotech（小企业）模式阶段，甚至落向被淘汰的结局。中国生物医药企业的发展格局在未来也将与欧美市场相似，数量极少的有较好临床能力 / 资源和商业化能力的 Big Pharma（大型制药企业）和 Biopharma（生物制药企业）与数量巨大不断推陈出新的 Biotech 并存，Biotech 更多负责早期的发现，Big Pharma和 Biopharma 协助完成临床开发直到实现最终的商业化。按照这个发展逻辑，可以预见头部效应将进一步凸显，头部玩家将逐渐脱颖而出，而 Biotech 的 "更新换代" 也将进一步加速。

三、思考

（一）精准医疗，未来可期

自 2015 年美国提出"精准医学计划"后，精准医疗概念迅速席卷全球。我国也将精准医疗上升到国家战略层面，精准医疗被列入"十三五规划"重点发展项目。精准医疗依赖于生物标志物做好患者的筛查、诊断、临床研究、指导用药、预后管理。以生物标志物发现驱动的肿瘤早筛早诊、伴随诊断、抗肿瘤药物研发的产业链正日渐成熟，在为患者带来了临床获益的同时也孵育了大批优秀的创新企业。相关技术指导原则的发布，能鼓励和引导企业进行生物标志物的发现与应用，助力精准诊断和精准治疗。

（二）多管齐下，为创新药争取空间

国家集中采购、医保目录调整、按疾病诊断相关分组付费（diagnosis related groups，DRGs）/ 按病种分值付费（diagnosis-intervention packet，DIP）支付以及各地惠民保的落地，都是政府与监管部门落实为人民健康谋福利的有效举措。国家集中采购的实施深度压缩了仿制药的空间，为医保腾出了空间；医保目录调整，为患者节省了支出，推动了创新药的快速普及；DRGs/DIP 支付在提高医疗服务效率的同时，规避了过度医疗，节省了医保资金；惠民保作为政府指导推出的普惠医疗险，可以作为医疗保险很好的补充，长沙惠民保更是覆盖了今年刚获批的 CAR-T 产品（未进国家医保）。系列政策的出台，起到了"腾笼换鸟"的作用，为创新药争取了更多医保经费的支持，缩短了创新药普及的周期，极大地鼓舞了创新药研发企业的热情。随着这些政策的深入执行和新鼓励政策的出台，整个创新药行业将会获得更多的政府与社会支持。

（三）药物经济学为王的时代已到来

创新药高利润的经济学现象源自垄断的竞争格局（专利保护），竞争格局的关键不在创新的概念，而在于不可替代的临床价值，能相比现有疗法更好地

解决患者未满足的临床需求。国家集中采购、医保目录调整与 DRGs/DIP 支付等系列政策的推出或试点，标志着以药物经济学为核心的药物价值评估体系正在逐步完善。2021 年医保谈判在本月初刚结束，录入产品 74 个，平均降幅达到 61.71%，创新药上市到纳入医保的时间从 2017 年的 4.6 年大幅缩减到 2021 年的 1.1 年，多个 2021 年上半年（6 月 30 日之前）获批的产品也顺利通过了医保谈判。参加医保谈判的药品要求提交的完整价值证据材料除了我们熟知的安全性与有效性数据以外，还必须加入药品经济性分析，需要覆盖成本效果分析、预算影响分析、在推荐国家和地区的价格、慈善赠药计划等多项内容。

国际主流的药物经济学增量成本效果计算公式为：增量成本效应（incremental cost effectiveness ratio，ICER）= 平均成本增量 ΔC/ 平均质量调整生命年增量 ΔQ。要想一个产品获得药物经济学优势，需要尽量降低 ICER，要么通过降价减小 ΔC，要么通过提升临床价值增大 ΔQ。要想避免产品 / 疗法在医保谈判中被迫大幅度降低定价，唯一出路就是提升产品 / 疗法的临床价值，增加患者临床获益。以药物经济学为核心的药物评价体系，不仅会在基本药品目录制定、医保谈判、药品价格管理、医院支付以及临床指南制定这些领域有广泛应用，在新药研发中的靶点选定、对照化合物 / 疗法的选择、临床试验方案设计、研发继续 / 终止决策等流程都会有十分重要的指导意义。科学系统的药物经济学研究，是统筹患者、医药企业、医疗支付机构之间利益平衡的重要手段，也是医药投资机构的一门必修课。

第十八篇

股权激励是否促进了生物医药上市公司加大研发投入？

主要作者：郭祖浩　高　茹　卞永青

2022 年 4 月 29 日

　　股权激励（equity incentive）是现代公司治理研究中的热门话题，经典的委托代理理论认为实施股权激励可以有效绑定股东与管理者的长期利益，减少管理者的短期行为，降低委托代理成本。生物医药行业作为技术与人才密集行业，同时因其较长的研发（research and development，R&D）周期，使得生物医药企业更加倾向于通过实施股权激励，来实现长期绑定核心人才，提升企业研发实力的目的。近年来，越来越多的生物医药企业将股权激励以及加大研发投入纳入发展计划中，专业投资机构也将这两个因素列入是否进行投资的重要考量指标。科创板第二套上市标准、科创板上市要求中对科创属性的认定以及北交所第三、第四套上市标准也都对研发投入提出了明确要求。

　　生物医药企业的股权激励与研发投入之间是否存在相关性，股权激励是否促进了生物医药企业加大研发投入？对于企业、投资机构以及学术界来说，都是值得深入讨论的话题。本文选取沪深 A 股生物医药公司作为研究对象开展实证分析，试图在二者之间的相关性及传导机制方面进行一些探索。本文分为四个部分，第一部分介绍股权激励、研发投入以及生物医药行业中二者的独特特征；第二部分讨论股权激励与研发投入的关系并提出研究假设；第三部分以 A 股生物医药上市公司为样本，对股权激励与研发投入的关系进行实证分析；第四部分为结论与建议。

一、股权激励与研发投入

（一）股权激励

股权激励是国际上流行的公司治理实践，其赋予了员工分享公司利润的权利，为提升公司治理水平、推动公司价值提升提供了富有成效的解决方案。股权激励最早出现于 20 世纪 50、60 年代的美国企业，随着该制度的推行及其产生的积极影响，国际上开始纷纷效仿。我国于 20 世纪 90 年代初开始引入股权激励，并经历了较长的试点和摸索期。2005 年 12 月 31 日中国证监会颁布了《上市公司股权激励管理办法（试行）》（简称"管理办法"），在当时的新《公司法》、新《证券法》等新法律环境中，对实施股权激励的具体流程有了制度规范，促进了股权激励制度的全面推行。为了修正推行过程中发现的实践问题并适应新形势下的改革发展，证监会分别于 2016 年和 2018 年出台和修订了该管理办法。随着科创板和创业板注册制改革的落地，监管机构出台了更具备灵活性与包容性的股权激励政策，对多个方面都进行了优化，如增加限制性股票类型、扩大激励对象范围、提高授予价格的灵活性、提高股权激励比例上限等。

股权激励是使员工通过获得公司股权 / 股份等方式，享有一定的经济权利，能够以股东的身份参与企业决策、分享利润、承担风险、从而勤勉尽责地为公司发展服务的长期性激励方式。从其定义可以看出，股权激励通过授予员工"主人翁"的身份将员工利益与公司利益绑定在一起。被授予者除了工资薪酬以外，可以通过更努力地工作帮助公司增加经营业绩，分享公司经营绩效提升的成果从而实现个人财富的提升，由此有效实现了股东和经营者 / 员工的利益趋同，减少经营者 / 员工的短视行为，降低道德风险等委托代理成本。

（二）研发投入

研发的实质之一在于通过资金投入换取新技术，继而推动创新构建竞争优势。通常加大研发投入是提升创新能力的一种有效手段，也是普遍采用衡量某个实体科技创新实力的关键性指标，通常采用绝对值（研发投入规模）和相对值（研发投入强度）来反映。

研发具有周期长、成功率低的特点，这与大部分企业追求快速盈利的目标背道而驰，从而影响企业经营者投入研发的积极性；研发同时也具有高风险、高收益的特点，一旦某项新技术得到市场认可，其构建的竞争壁垒会给企业带来更高、更长期的利润，利于企业长远发展，由此会提升企业经营者投入研发的动力。可见，如何平衡研发的短期投入以及潜在长期收益是企业经营者决策研发投入多少的关键考虑因素。

（三）生物医药行业的股权激励和研发投入

生物医药行业是典型的人才密集型行业，尤其是当下，各类创新疗法百花齐放以及新型技术平台蓬勃涌现，生物医药行业对技术研发、产品注册、临床管理、市场销售与综合管理等不同领域关键人才的渴求更为迫切。近年来专注生物医药行业的猎头可谓赚得盆满钵满，但是对于生物医药企业而言，如何留住核心人才成为必须认真思考的问题。

股权激励作为留住核心人才的重要手段，近年来被越来越多的生物医药企业采用。通过统计 2017—2021 年我国生物医药上市公司股权激励计划情况，结果表明近五年实施股权激励的生物医药上市公司数量逐年增加（图 18-1）。集聚了"硬科技"的科创板中这一趋势尤为明显，以 2021 年为例，实施股权激励的科创板生物医药公司达 35 家，占当期全部科创板生物医药上市公司的比例达到 43.75%，这也侧面反映出生物医药行业对核心人才的依赖与重视。

生物医药行业亦是典型的技术密集型行业，除了自身为了构建技术壁垒以及竞争优势的创新内驱力以外，产业变革、政策举措等外部因素也进一步倒逼国内生物医药企业的创新转型。例如，随着近年来我国医疗改革的逐步深入，如今医保控费、集中采购已成为常态机制，传统的以销售驱动的扩张模式难以为继；同时，为了避免重复创新和跟随创新，CDE 于 2021 年 7 月颁布了《以临床价值为导向的抗肿瘤药物临床研发指导原则》，进一步提高了对国内创新药的研发要求。

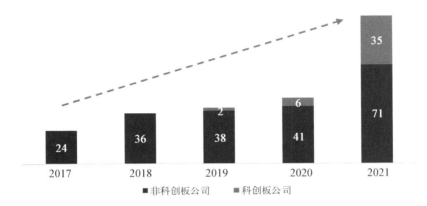

图 18-1　2017—2021 发布股权激励方案的生物医药上市公司数量

好的创新必然源于优质的研发，优质的研发依靠大量人员和资金的投入，近年来，中国生物医药行业的研发投入不断高速增长。下表列举了 2021年生物医药上市公司研发投入十大榜单，研发投入金额最多的是百济神州-U（688235.SH），高达 92.16 亿元，占营业收入的 121.44%（表 18-1）。进入十大榜单的公司与 2020 年同期相比，无论是研发投入总额还是研发投入占营业收入的比例，均呈现明显增长的趋势。

表 18-1　2021 年 A 股生物医药上市公司研发投入十大榜单

股票简称	股票代码	研发投入（亿/人民币）	2021 年总收入（亿/人民币）	研发投入/营业收入	与 2020 年同比增幅
百济神州-U	688235.SH	92.16	75.89	121.44%	3.06%
恒瑞医药	600276.SH	60.02	259.05	23.17%	24.34%
复星医药	600196.SH	49.75	390.05	12.75%	24.28%
迈瑞医疗	300760.SZ	27.26	252.70	10.79%	30.08%
上海医药	601607.SH	25.03	2 158.24	1.16%	26.94%
君实生物-U	688180.SH	20.69	40.25	51.40%	15.07%

（续　表）

股票简称	股票代码	研发投入（亿/人民币）	2021年总收入（亿/人民币）	研发投入/营业收入	与2020年同比增幅
健康元	600380.SH	18.50	159.04	11.63%	46.75%
科伦药业	002422.SZ	18.00	172.77	10.42%	18.68%
丽珠集团	000513.SZ	15.23	120.64	12.63%	53.93%
长春高新	000661.SZ	10.92	107.47	10.16%	60.25%

　　生物医药行业涉及人民生命健康的基本民生问题，其监管较其他行业更为严格，导致生物医药行业的研发有其特殊的客观规律。以创新药为例，从靶点机制（target mechanism）到先导化合物（lead），从候选化合物（candidate）到临床研究申请（investigational new drug，IND），从临床试验到产品上市，每一步跨越不仅需要面对极大的技术不确定性，同时也需要面对监管审批能否通过的不确定性，导致从研发投入开始到实际产出收益需要经历较长的时间周期；然而硬币的另一面在于，正是在严监管的大环境中，较之其他行业而言，生物医药行业的研发过程有着更为明确的里程碑事件（milestone），每一步研发里程碑的实现就意味着技术护城河变宽进而显著提升企业价值。在没有股权激励的情况下，管理层从任期内业绩以及职位稳定性的角度考虑，通常选择谨慎开展研发以追求当下的亮眼业绩；但是在有股权激励的情况下，除前述所需考虑的因素以外，因研发投入推动达成里程碑推升公司价值，助推股价上涨，进而增加股权激励获益，这种积极影响将成为管理层决策是否进行研发投入的重要考量因素（图18-2）。由此，股权激励能否促进生物医药企业加大研发投入成为学术界和产业界共同关注的热点问题。

二、理论分析与研究假设

（一）股权激励与企业研发投入

　　Manso（2011）提出，鼓励创新最有效的契约是在短期容忍创新失败的风

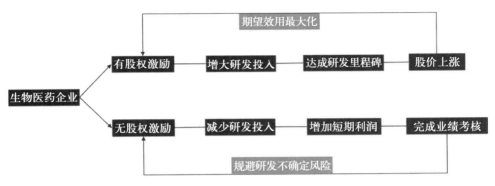

图 18-2　股权激励与研发投入的传导机制

险，而在长期给予创新者丰厚的回报，股权激励是将两者有机结合的一种较为理想的激励方式。经典的委托代理理论认为股权激励赋予了管理层部分所有权，使得个人报酬与公司业绩相挂钩。为了实现期望效用最大化，管理层更愿意承担投资风险，可以有效缓解因研发投入回报周期较长产生的股东与管理层之间的代理冲突。于是，本文提出如下假设：

H1：实施股权激励能够促进企业加大研发投入。

（二）股权激励要素与研发投入

从股权激励契约角度分析，股权激励的关键要素包括激励数量、模式、对象、条件和价格等。不同契约的设计会产生不同的经济后果（economic consequence），完善的股权激励契约结构将使得激励真正发挥作用，从而成为解决代理问题的有效手段，因此必须关注股权激励要素设计的有效性和合理性。

股权激励的效果一定程度上取决于激励强度。授予激励对象权益越多，激励的强度越高，意味着将来行权后可能获得的财富越多。股权激励强度的提升，将会提升激励对象分享企业经营成果的比例，也使其更加注重企业的长远发展，承担研发投入的风险。于是，本文提出如下假设：

H2：提升股权激励强度能够促进企业加大研发投入。

我国上市公司股权激励模式主要包括股票期权（stock option）和限制性股票（restricted stock）。从实践上来看，股票期权更关注限制行权环节而限制性股票更关注限制出售环节，叶陈刚（2015）等人的研究结果表明，股权激励限制侧重点的不同使其对股价波动的敏感性存在较大差异。股票期权本质是看涨期权，其随股价波动产生的损益存在亏损有限而受益无限的不对称效应，导致激励倾向通常强于规避风险倾向，进而更鼓励研发投入；而限制性股票则反之，其收益对称效应导致激励倾向与规避风险倾向基本对等，由此导致是否鼓励研发投入存在不确定性（图18-3）。于是，本文提出如下假设：

H3：相比于限制性股票，股票期权激励更能促进企业加大研发投入。

股权激励的对象一般包含高管及核心技术人员，资源依赖理论（resource dependence theory）认为，关键岗位的员工能够显著影响企业的业绩，其薪酬设计也需与其他员工不同。作为企业研发活动的直接参与者，核心技术人员对企业的发展非常重要，而对于生物医药企业而言，研发活动形成的无形资产较难监控，核心技术人员是能否实现无形资产向企业利润转化的关键员工，因此有必要为其匹配具备吸引力的薪酬结构。于是，本文提出如下假设：

H4：提升授予核心技术人员的股权激励强度能够促进企业加大研发投入。

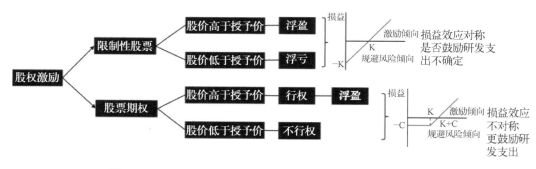

图18-3 不同类型的股权激励影响研发投入的潜在传导机制

三、研究设计与实证分析

（一）样本选择与数据来源

本文选取沪深 A 股生物医药上市公司作为研究对象，考察 2017—2021 年 5 年间生物医药上市公司股权激励对研发投入的影响。本文共选取了 257 家样本企业（剔除中药、CXO、医药商业、连锁医疗机构以及 ST/*ST 公司），在剔除数据缺失的样本后，合计收集有效面板数据 783 个。本文所涉及的公司财务数据取自 Wind 数据库、股权激励数据取自国泰安数据库，数据处理及分析通过 Microsoft Excel 与 SPSS 23.0 软件完成。

（二）变量定义和模型设定

1. 被解释变量

本文选用研发强度（记为 "R&D"）为被解释变量对研发投入进行测度。研发强度是研发投入的相对指标，可以有效解决绝对指标可比性差以及波动大的缺点。常用的研发强度计量方式包括 3 种：研发投入/总资产、研发投入/营业收入以及研发投入/企业市场价值。由于 A 股市场波动较大，各企业的真实市场价值难以进行准确比较；科创板第五套上市标准给予了大量未盈利的生物医药公司登陆资本市场的机会，这些公司营业收入较低或没有收入。因此，本文选用研发投入/总资产作为研发强度的计量方式。

2. 解释变量

模型（1）选择哑变量（dummy variables）是否实施股权激励（记为 "Incent"）作为解释变量，定义当年未实施股权激励取值为 0，当年实施股权激励取值为 1。

模型（2）选择股权激励强度（记为 "EII"）、股权激励模式（记为 "IM"）和授予核心技术人员股权激励强度（记为 "Option"）这几个股权激励要素作为解释变量，其中：股权激励强度为股权激励数量占公告时总股本的比例，该比值越大，说明对激励对象实施的股权激励强度越高。当前我国生物医药上市公司股权激励模式主要采用股票期权和限制性股票 2 类。本文定义激励模式为限制性股票时取值为 0，激励模式为股票期权时取值为 1；授予核心技术人员股权激励强度为当年股权激励授予核心技术人员的权益总数占激励总数的比例，其中，在数据采集过程中，大部分公司股权激励草案中并未单独列示核心技术人员的比例，此处选取"中层管理人员及核心技术（业务）骨干"作为替代变量（注：实证结果可能会与实际情况存在一些偏差）。

3. 控制变量

很多因素会影响到企业的研发投入，本文在模型中选入较为常用的资产负债率（记为"Lev"）、公司规模（记为"Size"）和股权集中度（记为"Share"）作为控制变量，其中，公司规模采用公司当前总资产的自然对数值，股权集中度采用前五大股东持股比例。

本文开展实证分析的所有变量整理如下（表 18-2）。

表 18-2　变量及定义

变量类型	名　　称	符号	定　　义
被解释变量	研发强度	R&D	研发投入 / 总资产
解释变量	股权激励	Incent	当年公司实施股权激励，Incent 取值为 1；否则 Incent 取值为 0
	股权激励强度	EII	发行激励总数占公告时总股本比例
	股权激励模式	IM	当激励模式为股票期权时，取值为 1，限制性股票时，取值为 0
	授予核心技术人员股权激励强度	Option	当年股权激励授予核心技术人员的权益总数 / 激励总数
控制变量	资产负债率	Lev	负债总额 / 资产总额
	公司规模	Size	ln（总资产）
	股权集中度	Share	前五大股东持股比例

为了验证前述提出的 4 个假设，本文构建以下回归模型：

$$R\&D_{i,t} = \alpha_0 + \alpha_1\,Incent_{i,t} + \alpha_2\,Share_{i,t} + \alpha_3\,Lev_{i,t} + \alpha_4\,Size_{i,t} + \xi_{i,t} \quad （1）$$

$$R\&D_{i,t} = \alpha_0 + \alpha_1\,EII_{i,t} + \alpha_2\,IM_{i,t} + \alpha_3\,Option_{i,t} + \alpha_4\,Share_{i,t} + \alpha_5 Lev_{i,t} + \alpha_6\,Size_{i,t} + \xi_{i,t} \quad （2）$$

模型（1）用来检验是否实施股权激励对研发投入的影响，模型（2）用来检验股权激励要素对研发投入的影响。

（三）描述性统计和相关分析

对筛选的全体样本以及分组的子样本分别进行分类描述性统计以及相关分析。其中，全样本包含了实施股权激励和未实施股权激励的全部样本，子样本只包含了实施股权激励的样本组。

1. 描述性统计

以下列示了全体样本（表 18-3）和子样本（表 18-4）的描述性统计结果。

表 18-3　全体样本的描述性统计结果

变　量	平均值	中位数	标准差	最小值	最大值	样本数
R&D	0.043	0.033	0.039	0.004	0.494	783
Incent	0.165	0.000	0.371	0.000	1.000	783
Size	21.929	21.843	0.964	20.000	25.259	783
Share	0.547	0.548	0.138	0.131	0.900	783
Lev	0.279	0.252	0.162	0.014	0.763	783

从全体样本的统计分析结果可以看出：（1）研发强度（R&D）的平均值为 0.043，说明生物医药上市公司整体研发投入相对较高，最大值 0.494 与最小值 0.004 之间差异较大，说明不同的生物医药企业对于研发投入的重视程度差异较大；（2）哑变量股权激励（Incent）的均值为 0.165，说明 2017—2021 年期间我国上市生物医药公司实施股权激励的比例不高，但统计数据已呈现逐年上

升趋势；（3）我国上市生物医药公司股权集中度（*Share*）较高，前五大股东持股比例在样本期间的平均值为54.70%，这也是国内生物医药公司与海外药企在公司治理方面的重要区别之一。

表18-4 实施股权激励的子样本（*Incent*=1）的描述性统计

变量	平均值	中位数	标准差	最小值	最大值	样本数
R&D	0.051	0.041	0.040	0.009	0.290	129
EII	0.016	0.012	0.014	0.000 3	0.100	129
IM	0.194	0	0.397	0	1	129
Option	0.706	0.754	0.223	0	1.000	129
Size	21.913	21.837	0.960	20.275	25.259	129
Share	0.552	0.546	0.137	0.192	0.896	129
Lev	0.270	0.267	0.151	0.036	0.693	129

从子样本的统计分析结果可以看出：（1）实施股权激励的生物医药上市公司的研发强度（*R&D*）存在较大差异，分布范围在0.009～0.290，其中平均值和中位数均高于总体样本，说明股权激励确实在一定程度上促进了上市公司增加研发投入；（2）股权激励强度（*EII*）的平均值为0.016，最小值0.000 3和最大值0.100之间差异显著，说明不同公司的股权激励强度差距悬殊；（3）股权激励模式（*IM*）的平均值和中位数差距显著，原因在于有80.60%（即104个）的样本公司选择了限制性股票；（4）授予核心技术人员股权激励强度（*Option*）的平均值为0.706，说明各公司实施股权激励时比较关注核心技术人员，不过从最小值和最大值来看，不同公司对核心技术人员的重视程度存在较大区别。

2. 相关性分析

以下列示了全体样本（表18-5）和子样本（表18-6）的相关性分析。

表 18-5　全样本变量的相关系数

变　量	R&D	Incent	Size	Share	Lev
R&D	1	—	—	—	—
Incent	0.094***	1	—	—	—
Size	−0.090**	−0.007	1	—	—
Share	0.175***	0.016	−0.070*	1	—
Lev	−0.113***	−0.026	0.389***	−0.201***	1

注：*、**、*** 分别表示在 0.1、0.05、0.01 水平上具有显著性。

从全体样本相关性分析结果可以得出：生物医药公司的研发强度与是否实施股权激励、股权集中度呈显著正相关关系，与企业规模和资产负债率呈显著负相关关系。这表明，生物医药企业实施股权激励或拥有较高的股权集中度能促进企业的研发投入，但是规模过大的企业与资产负债率过高的企业在研发强度上更为保守。

表 18-6　实施股权激励样本（Incent=1）变量的相关系数

变　量	R&D	EII	IM	Option	Size	Share	Lev
R&D	1	—	—	—	—	—	—
EII	0.094	1	—	—	—	—	—
IM	−0.049	0.308***	1	—	—	—	—
Option	0.182**	−0.020	0.014	1	—	—	—
Size	0.040	−0.052	0.069	0.005	1	—	—
Share	0.091	−0.141	−0.189**	0.169*	−0.004	1	—
Lev	−0.045	0.212**	0.222**	0.097	0.331***	−0.162*	1

注：*、**、*** 分别表示在 0.1、0.05、0.01 水平上具有显著性。

从子样本相关性分析结果可以得出：实施股权激励的生物医药公司研发强度仅与授予核心技术人员股权激励强度呈显著正相关关系，与其他因素无显著相关关系。

（四）回归分析

本文采用多元线性回归进行分析，回归结果如下（表18-7）。

表 18-7　回归分析结果

分　析　项	模型（1）	模型（2）
Constant	0.070 (2.116)	−0.056 (−0.664)
Incent	0.009** (2.553)	
EII		0.425 (1.626)
IM		−0.007 (−0.778)
Option		0.033** (2.077)
Size	−0.002 (−1.463)	0.004 (0.914)
Share	0.044*** (4.425)	0.015 (0.557)
Lev	−0.014 (−1.485)	−0.026 (−1.016)
R^2	0.048	0.065
修正 R^2	0.043	0.019
F 值	9.699***	1.403
显著性	0.000	0.219
样本数	783	129

注：括号内为 t 值，*、**、*** 分别表示在 0.1、0.05、0.01 水平上具有显著性。

从回归分析结果可以看出：

模型（1）的 F 值具有显著性，解释变量股权激励（$Incent$）的回归系数为正且具有显著性，说明公司实施股权激励能显著提升研发强度，因此假设 H1 成立。

模型（2）的 F 值不具有显著性，说明整体模型的解释力度有所欠缺。解释变量股权激励强度（EII）与股权激励模式（IM）的回归系数也不存在显著性，说明这两个要素与研发强度（$R\&D$）的关联程度有限，无法支持假设 H2 和 H3。不过，授予核心技术人员股权激励强度（$Option$）的系数为正且存在显著性，说明提升核心技术人员股权激励强度可以提升研发强度，因此假设 H4 成立。

通过进一步分析部分上市公司的激励方案，发现存在以下现象，或许可以部分解释上述回归结果：

一些公司激励方案中有关激励对象、激励考核指标的设置，不能有效鼓励研发投入，存在"真福利、假激励"现象和短视化行为。例如，部分生物医药上市公司的激励对象仅为公司董事长（同时担任总经理）1 人，则该激励方案存在发放福利的可能性，与研发投入无明显相关关系；又例如，不少公司的考核指标设置仅为单一的净利润指标，这可能会促使管理者过于追求短期业绩增长，从而尽量规避研发等高风险的投入；还有一些公司在考核指标上虽然列入了需同时满足营业收入和临床研发里程碑指标不低于设定值，但是激励人数却占员工总数 92%，相当于"阳光普照奖"，是否能有效激发研发人员积极性存疑。

股权激励是否影响研发投入的讨论目前在学术界和实务界尚未形成共识，通过本文的回归分析也发现激励模式的选择对研发投入的影响不存在显著差异。同时，我们发现多数生物医药上市公司选择限制性股票作为激励模式，尤其在科创板中绝大多数会"用脚投票"选择兼具限制性股票与股票期权两者优势的第二类限制性股票，模糊了两种激励模式之间的特征差异，采用更精细的哑变量赋值进行实证分析可能会得出更为明确的结论，我们将会在样本量进一步丰富的情况下再次进行研究。

样本公司中普遍存在股权集中度高的现象，在股权高度集中的情况下，大股东掌握着较高的投票权和剩余索取权，他们可能倾向于过度干涉或控制管理层，并根据个人意愿决定各项研发决策的制定以及实施，由此弱化了股权激励与研发投入的相关性。

四、结论与建议

本文以生物医药行业 257 家上市公司作为研究对象，试图分析股权激励与研发投入之间的关系，通过回归分析得出如下结论：

（1）实施股权激励能够促进生物医药企业加大研发投入。

（2）重视核心技术人员的激励可以促进企业加大研发投入，在已实施激励的生物医药企业中，尚无明确的数据支持激励强度和激励模式与研发投入之间存在显著的相关性。

受限于样本相关指标和时效问题，本文仅考察了少量股权激励要素对生物医药上市公司研发投入的影响，更普适的规律还有待深入研究。股权激励作为留住核心人才的一种重要手段，如何完善和优化相关方案是一个有梦想的生物医药企业需要一直思考的问题。基于以上分析，提出如下几点建议：

（1）科创板与创业板作为注册制改革的试验田，其股权激励制度中创新地引入了兼具限制性股票与股票期权优点的第二类限制性股票，随着第二类限制性股票进行股权激励的案例数增多，建议持续关注第二类限制性股票作为激励模式是否会对生物医药企业研发投入产生影响。

（2）研发人员是生物医药企业研发和创新有效实施的关键要素，建议相关企业设计股权激励方案时要重视核心研发人员；当下我国生物医药行业人才供给面临高级研发人才可从跨国药企高薪聘请而中层研发人才大量短缺的情况，因此尤其不能忽视对中层研发人员的激励。

（3）生物医药企业的研发活动高投入、高回报、高风险、周期长，建议生物医药企业在设置股权激励业绩考核指标时，除考虑业绩增长、利润增长等客观财务指标以外，对于拟激励的研发人员而言，可以考虑采用新申请 / 开展临床试验数量、知识产权／发明专利获得数量、临床试验进展等较为明确的研发里程碑考核指标作为备选。

参 考 文 献

［１］ 叶陈刚，刘桂春，洪峰．股权激励如何驱动企业研发支出？——基于股权激励异质性的视角［Ｊ］．审计与经济研究，2015，（3）：12-20.

［２］ 巩娜．股权激励对于我国民营企业研发投入的影响——以控股股东及行业为调节变量［Ｊ］．经济管理，2013，（7）：65-73.

［３］ 石泓，高崇．股权集中度、股权激励与研发支出［Ｊ］．会计之友，2019，（9）：60-65.

［４］ 李丹蒙，万华林．股权激励契约特征与企业创新［Ｊ］．经济管理，2017，（10）：156-172.

［５］ 孙菁，周红根，李启佳．股权激励与企业研发投入——基于PSM的实证分析［Ｊ］．南方经济，2016，（4）：63-79.

［６］ 余渡，逯东，杨丹．企业创新与原始股激励——基于创业板上市公司的经验证据［Ｊ］．会计研究，2012，（12）：136-148.

［７］ Manso G. Motivating innovation[J]. J. Finance, 2011, 66(5): 1823-1860.

［８］ 吕长江，郑慧莲，严明珠．上市公司股权激励制度设计：是激励还是福利？［Ｊ］．管理世界，2009，（9）：133-147.

［９］ 王燕妮．高管激励对研发投入的影响研究——基于我国制造业上市公司的实证检验［Ｊ］．科学学研究，2011，（7）：1071-1078.

第十九篇
股权激励能否促进生物医药企业的创新？

主要作者：何　垚　卞永青

2022 年 5 月 20 日

创新是企业生存与发展的关键性要素。从企业所处的宏观环境来看，创新已上升至国家战略高度并体现在各层制度政策中，以近年来大力推动的资本市场改革为例，科创板的"科创属性"、创业板的"三创四新"、北京证券交易所的"专精特新"制度均明确地向企业传递了重视创新的政策导向。从企业自身的微观环境来看，创新所产出的新技术、新产品、新服务为企业在市场竞争中构建了比较优势，由此带来的利润实现或价值提升持续推动了企业发展。创新离不开人才，人才是实现将创新理念转化为新技术、新产品、新服务的重要载体。随着社会和科技的发展，企业的创新活动越来越复杂，只有人才与企业形成良性协作才能实现创新。因此，如何有效激发企业中个体的积极性和创造性促进企业创新，是当前社会各界研究的热点，股权激励是其中最常用的激励工具。

生物医药行业是国家重点支持的高新技术产业，其核心竞争力极度倚赖人才与创新。从初创"Biotech"到成熟"Big Pharma"，实施股权激励已成为生物医药企业人才团队建设的标准配置。近年来我国生物医药行业蓬勃发展，以专利数量、研发管线、临床进展为代表的企业创新产出均收获了可喜成绩。

由此，我们好奇地想知道，生物医药行业的股权激励是否有激励效果，是否促进了企业创新呢？带着这样的疑问，本文选取了 A 股 2014—2020 年期间生物医药上市公司数据为研究样本，以探讨股权激励计划是否促进生物医药企业创新。全文共分为 4 个部分，第一部分为股权激励及企业创新的基本概念，第二部分为研究假设，第三部分为实证分析，第四部分为结论与建议。

一、基本概念

（一）股权激励

1. 股权激励的基本概念

参考证监会的《上市公司股权激励管理办法》，股权激励（equity incentive）是指以本公司股票或股权为标的，对董事、高级管理人员及其他员工进行的长期性激励。在我国，股权激励主要通过股票期权、限制性股票 2 类方式予以实施。股权激励是缓解现代企业因所有权与经营权分离而产生委托代理冲突的一种重要手段，有效促进激励对象个人财富与企业长期价值的趋同。

2. 股权激励的理论基础

股权激励作为现代公司治理（corporate governance）的一种重要制度，有多种理论支持，代表性的包括委托代理理论、人力资本理论、激励理论，其中委托代理理论是解释股权激励最为经典的理论基础。委托代理理论的思想雏形最早可追溯到 Berle 和 Means（1932）提出的所有权和经营权分离，其后由 Jensen 和 Meckling（1976）基于"两权分离"的思想正式提出了委托代理理论，其核心观点认为委托人及代理人之间因信息不对称、利益冲突等原因是构成委托代理问题的根源。企业的剩余收益归委托人（股东）有权分配而代理人（董事会、管理层）无权分配，若通过一定制度设计让代理人可以获取剩余收益，自然会降低企业的委托代理成本，由此股权激励应运而生。

股权激励可以有效解决委托人（股东）与代理人（董事会、管理层）的委托代理冲突，绑定被激励对象个人收益与企业长期价值，尤其是规避因短期利益、创新风险去追求更良性的企业产出，包括稳定持续的企业利润、前沿优质的企业创新、稳健增长的企业市值等。

3. 我国上市公司股权激励的发展与实践

股权激励机制最早起源于 20 世纪 50 年代初的美国，伴随 20 世纪 90 年代沪深交易所的建立并在吸纳全球多个经济主体的股权激励实践经验后，我国开始引入并试点股权激励。上市公司是我国经济的重要参与主体，通过回顾上市公司股权激励的制度变迁（表 19-1）以及实践情况（图 19-1）可以一览我国股权激励的发展与实践。

表 19-1　我国上市公司股权激励制度变迁

时　间	颁发主体	文件名	核心内容
2005/12/31	证监会	《上市公司股权激励管理办法（试行）》	对股权激励对象、标的物来源、授予数量、激励模式、授予/行权价格、激励期限等做出规定
2008/1	证监会	《股权激励有关事项备忘录1号》	关于提取激励基金，主要股东、实际控制人成为激励对象，限制性股票授予价格的折扣，分期授予，行权指标设定，授予日，激励对象资格，股东大会投票方式等问题
2008/3/17	证监会	《股权激励有关事项备忘录2号》	激励对象、股权激励与重大事件间隔期、股份来源等问题
2008/9/16	证监会	《股权激励有关事项备忘录3号》	股权激励计划的变更与撤销、股权激励会计处理、行权或解锁条件、行权安排、同时采用股票期权与限制性股票激励方式、附条件授予权益、激励对象范围合理性等问题
2014/6/20	证监会	《关于上市公司实施员工持股计划试点的指导意见》	规定员工持股计划的参加对象为公司员工，包括管理层人员。员工持股计划的资金和股票来源、持股期限和持股计划的规模、实施程序及信息披露以及员工持股计划的管理和监管等问题
2016/7/13	证监会	《上市公司股权激励管理办法》	境内工作的外籍员工纳入股权激励范围，允许开立证券账户仅限于持有或卖出因股权激励获得的权益
2018/8/15	证监会	《关于修改〈上市公司股权激励管理办法〉的决定》	外籍员工（境内和境外）均被纳入股权激励的对象范围
2018/11/9	证监会	《关于支持上市公司回购股份的意见》	鼓励上市公司依法回购股份用于股权激励及员工持股计划

（续　表）

时　间	颁发主体	文件名	核心内容
2019/4/30	上交所	《上海证券交易所科创板股票上市规则》	激励工具引入"第二类限制性股票"，扩大了股权激励规模上限至总股本的20%，授予对象、授予定价、考核指标等方面制度均有所改革及创新
2020/6/12	深交所	《创业板股票上市规则（2020年修订）》	扩大了股权激励规模上限至总股本的20%，授予对象、授予定价、考核指标等方面制度均有所改革及创新
2021/9/5	北交所	《北京证券交易所股票上市规则（试行）》	激励对象比照科创板及创业板适当放宽，新增激励股份来源股东自愿赠与，增加股份激励数量上限至总股本的30%，股份激励工具仅为传统限制性股票及股票期权，设置灵活的解锁及行权条件等
2021/11/2	北交所	《北京证券交易所上市公司持续监管指引第3号——股权激励和员工持股计划》	

统计日期：2022年5月。

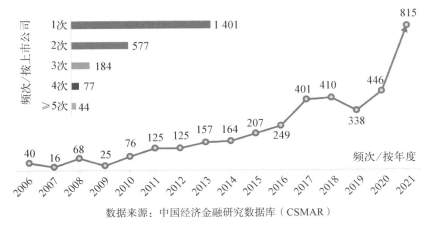

数据来源：中国经济金融研究数据库（CSMAR）

图 19-1　2006—2021 年期间中国 A 股上市公司实施股权激励情况

20 世纪 90 年代至 2005 年期间，由于缺乏行之有效的股权激励制度，鲜有实施股权激励的案例。2005 年 12 月证监会发布的《上市公司股权激励管理办法（试行）》是激励制度的重要里程碑，其对激励对象、激励标的来源、激励模式、激励价格等关键要素予以约定；在历经 2 年实践后，为了有效解决实践中发现的合规问题，2008 年证监会先后出台了 3 份股权激励有关事项备忘录；为了进一步适应我国经济开放形势并激发经济活力，2014、2016、2018 年证监会分别推出了若干管理办法或意见；2019 年，科创板的推行拉开了我国资本市场注册制改革的序幕，设置了更为灵活的股权激励制度；伴随着科创板的顺利推行，创业板、北交所相继试点注册制，并各自推出符合各自板块特色的股权激励制度。

伴随股权激励制度的日趋完善，越来越多的 A 股上市公司选择实施股权激励。根据笔者的统计，截至 2021 年年末 A 股共有 4 681 家上市公司，在 2006—2021 年期间共有 2 283 家上市公司实施合计 3 662 次股权激励；其中，实施股权激励的上市公司数量约占全体上市公司总数的 48.77%，实施单次和多次股权激励的上市公司数量分别达到 1 401 家和 882 家，数量之比近 1.6 : 1。

（二）企业创新

1. 企业创新的基本概念

创新（innovation）是企业生存与发展的关键性要素，创新产出直接影响企业价值。创新概念最早由美籍经济学家约瑟夫·熊彼特（Joseph A. Schumpeter）在《经济发展理论》（*The Theory of Economic Development*）一书中提出，他认为创新是建立了一个新的生产函数（production function），并总结了创新的五种情况，包括产品创新、工艺创新、市场创新、资源配置创新以及组织创新（可引申为制度创新）。

2. 企业创新的理论基础

对于熊彼特提出的产品创新和工艺创新概念，经济合作与发展组织（Organization for Economic Co-operation and Development, OECD）将其统一概括为技术创新，并指出技术创新是企业创新的主体。在熊彼特创新理论的基础之上，Mansfield（1968）从技术创新的推广与扩散、Kamien 和 Schwartz（1976）从企业技术创新的市场结构之不同角度丰富了创新理论内涵并形成新熊彼特理论。

Davis 和 North（1971）结合制度理论和创新理论提出了制度创新理论，探讨了创新制度的成因及其对企业经济后果的影响，指出合适的制度选择是促进企业技术创新的关键，通过行之有效的激励机制能对企业技术创新的动力和效率产生显著影响。

3. 企业的创新产出

企业创新主要是技术创新，通常是通过人力和资本的投入推进产品升级、提高产品质量、降低生产成本。创新投入与创新产出是企业创新的两个维度，在诸多关于创新的研究中，对于前者多采用研发投入、研发人员数量、技术资产等绝对指标或相对指标进行衡量，而对于后者则多采用专利数量、新产品／新技术／新服务的产值、整体盈利能力等指标。

由于以新技术／新产品／新服务的产值、企业盈利能力等财务指标衡量创新产出并不能全面反映企业创新水平并且存在时间滞后性，许多政策制度和学术研究广泛采用专利数量来衡量企业的创新产出。

专利从申请到授权需要经历专利审批机构的专业审查，对于新颖性、创造性、实用性要求更高的发明专利在授权前还需经过严格的实质审查，通常在提交申请 2～3 年后才能顺利获得授权（图 19-2），从时效性来看，专利申请数

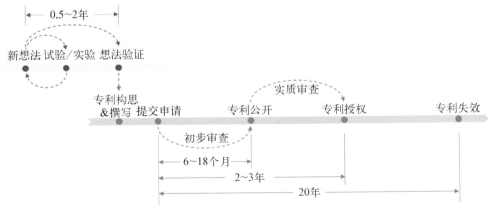

图 19-2　从想法到发明专利的生命周期图

量较之专利授权数量可以更及时准确地反映企业当前的创新产出。

近年来，国家多次出台相关政策鼓励大力鼓励支持企业创新。以国内资本市场政策为例，科创板提出了"科创属性"、创业板提出了"三创四新"、北交所提出了"专精特新"，这些制度为衡量企业创新设置了客观评价指标，专利数量即是其中一类很重要的指标。在政策导向的外在拉力和产业升级的内在推力共同作用下，近年来每年新增专利申请的申请人数量和专利数量总体呈现上升趋势（图 19-3）。

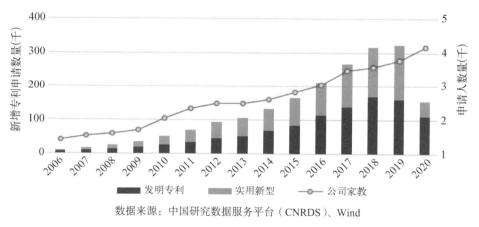

数据来源：中国研究数据服务平台（CNRDS）、Wind

图 19-3　2006—2020 年期间中国 A 股上市公司年度专利申请情况

（三）股权激励如何影响企业创新

1. 股权激励影响企业创新的潜在传导机制

现代公司治理中存在多层委托代理关系（图 19-4）。股东委托董事会、董事会委托管理层对公司进行经营管理，由此通过层层激励以推动管理层提升企业产出；信息不对称问题导致管理层存在道德风险（moral hazard），致使管理层汇报的企业产出与真实的企业产出可能不一致的情形。为了获得真实的企业产出信息，股东委托并寄希望于外部审计机构出具客观的审计报告，然而此举并不能根本性解决信息不对称问题，且外部审计机构、董事会、管理层相互之

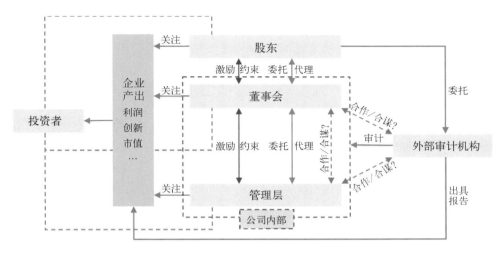

图 19-4　股权激励的委托代理理论基础

间还存在合谋的可能。可见多层委托代理关系中的参与者处于一个复杂的多方博弈中。

在这个多方博弈中，各方都需要以企业产出作为依据进行决策以实现自身效用最大化，也即企业产出是公司治理各方寻求博弈均衡的需关注的核心问题，而创新产出作为企业产出的重要组成，亦将受到各方的重点关注。为了有效缓解现代公司治理中存在的多层委托代理冲突，对参与其中的不同角色设计相应的激励和约束是十分有必要的。股权激励作为一种最具代表性的激励方式，将通过上述复杂的传导机制影响企业产出，包括企业的创新产出。

2. 生物医药行业股权激励与企业创新的独特特征

生物医药行业目前正处于各类创新疗法百花齐放的黄金时代，技术的加速更迭对人员专业素质提出了更高的要求，加剧了委托人与代理人之间的信息不对称问题，使得委托代理冲突更为突出。

生物医药行业的创新周期长，且面临着很大的失败风险，以小分子创新药为例，通常创新周期以 5～10 年为单位，大约需要从 10 000 个候选化合物（candidate）通过临床前试验（preclinical trial）、临床试验（clinical trial）的筛选验证后才能获得 1 个具备商业价值的创新分子（图 19-5）。

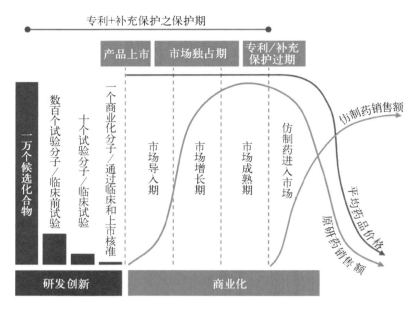

图 19-5   生物医药行业的创新生命周期——以小分子创新药为例

可见生物医药行业的创新并非短期内可以实现的任务，且高度依赖人才的智慧和努力，由此为生物医药人才设计长期股权激励已成为无论是初创 Biotech 抑或成熟 Big Pharma 的普遍选择。根据笔者的统计，2016—2021 年期间实行股权激励的生物医药上市公司合计 234 家，占实施股权激励的企业比例为 10.25%，其中实施单次股权激励和多次股权激励的生物医药公司数量分别达到 151 家和 83 家，数量之比达 1.8∶1（图 19-6）。

长期股权激励能够较好地匹配生物医药的创新生命周期，提高了高管和核心研发人员的风险承受程度，有效促进被激励人员潜心投入创新中。根据笔者的统计，近年来中国生物医药行业每年新增专利申请的申请人数量和专利数量总体也呈现上升趋势（图 19-7）。

那么，生物医药行业的股权激励是否有激励效果，是否促进了企业创新呢？

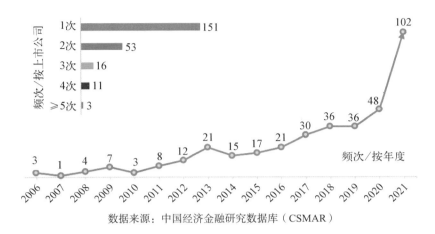

数据来源：中国经济金融研究数据库（CSMAR）

图 19-6　2006—2021 年期间中国 A 股生物医药上市公司实施股权激励情况

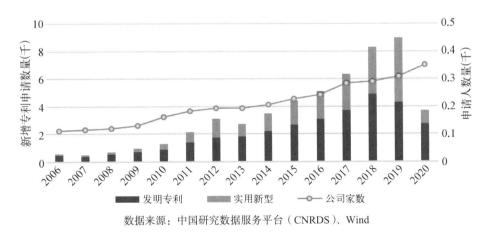

数据来源：中国研究数据服务平台（CNRDS）、Wind

图 19-7　2006—2020 年期间中国 A 股生物医药上市公司年度专利申请情况

二、假设提出

He 和 Tian（2013）研究发现传统支付薪酬不能很好地激励企业创新，而
Bulan 和 Sanyal（2011）研究发现实施股权激励之后企业专利数量呈现明显增

长，也即股权激励对企业创新产出有显著促进作用；Manso（2011）指出为了有效激励创新，其激励合约的核心在于短期容忍创新失败的风险，而长期给予激励对象丰厚的回报。由此，相较于工资薪酬，股权激励是平衡短期创新风险和长期创新收益较为理想的激励方式，而且股权激励的长期性可以有效激励公司高管和核心研发人员承担更多风险关注长期利益，从而更好地投入长期的创新工作中。

基于以上分析，提出假设如下：

H1：股权激励计划能促进生物医药企业创新。

在实践过程中，我们发现不同类型生物医药企业的企业创新产出侧重并不相同，由此选择生物医药（狭义）、医疗器械、医药商业及服务 3 个不同的细分行业作为研究对象，在 H1 的基础上，本文提出假设如下：

H2：股权激励计划对不同细分行业的生物医药企业的企业创新促进作用存在行业异质性。

三、研究设计及实证分析

（一）样本选取与数据来源

本文选取 2014—2020 年期间我国生物医药上市公司的相关数据进行研究，其中，2016—2019 年为研究样本是否发布股权激励计划的考察区间，2014—2020 年为研究样本创新水平的考察区间，后文会予以详细阐述。

本文研究中的上市公司专利数据来源于中国研究数据服务平台（CNRDS）数据库、股权激励计划数据来源于中国经济金融研究数据库（CSMAR）数据库、其他研究数据来源于 Wind 数据库。

根据研究需要，本文研究中剔除了 ST、*ST、数据严重缺失的生物医药上市公司数据，后续数据处理及分析通过 Microsoft Excel、SPSS 23.0 和 SPSSAU 软件完成。

（二）研究变量

1. 被解释变量

本文研究关注企业创新的创新产出，参考相关文献，选取企业专利申请数量作为企业创新的衡量指标。根据《中华人民共和国专利法》，我国专利分为三种类型，分别为发明专利、实用新型专利以及外观设计专利。其中对于生物医药行业而言，发明专利与实用新型专利是主要的专利形式，其中发明专利技术含量最高、新颖性较强，狭义的生物医药企业通常选择药物化合物、组合物（如药物制剂、复方制剂）、药物化合物或制剂的制备工艺或方法以及用途申请发明专利进行保护，而医疗器械企业主要选择器械产品的结构设计、组成部分申请发明专利；实用新型专利创新含量较低但实用性较高，是狭义的生物医药企业较少采用、医疗器械企业却普遍使用的专利保护形式，尤其对于构建专利群的医疗器械企业而言，申请人可以选择就同样的医疗器械产品在同一天同时提交发明专利申请和实用新型专利申请，后者通常会很快获得授权，而待前者有授权前景时，只要申请人声明在授权的同一天放弃实用新型专利权，就不会影响发明专利的授权，从而充分发挥了两种专利的优势，实现了及早得到保护并可能更长的保护时间。

鉴于本文拟考察生物医药企业的创新产出，所以选取发明专利（$Patent_1$）、实用新型专利（$Patent_2$）以及两者总和（$Patent_{1\&2}$）来度量企业创新；在开展实证分析时，对所得数据加 1 后取自然对数，从而分别得到被解释变量企业创新的 3 个度量（$\ln Patent_1$、$\ln Patent_2$ 和 $\ln Patent_{1\&2}$）（表 19-2）。本文研究中的专利数据同时统计了上市公司母公司以及其子公司、孙公司和联营公司每年的新增专利申请数量，以全面衡量上市公司作为集团整体的创新水平。

为了考察股权激励计划的事件前后企业创新的变化情况，对于各家发布并实施股权激励计划的上市公司，选取其首次发布股权激励计划公告的年份作为后文实证分析中的基准时间；考虑到企业创新从投入到产出具有滞后期，参考国家知识产权局 2020 年度数据中披露的"高价值专利审查周期压减至 14 个月、发明专利平均审查周期压减至 20 个月"的信息，此处设定企业创新水平的观测时间为 2 年。对于被解释变量，本文的观测区间始于 2014 年，限于最新数据的更新情况，观测区间终于 2020 年；合计获得有效样本数据 1 049 个。

2. 解释变量

本文研究中选取是否发布并实施股权激励计划作为解释变量，此处将其设置为哑变量（dummy viable），并定义发布并实施股权激励计划的为 1、其余条件的为 0（表 19-2）。

考虑到事件前后需要对被解释变量进行 2 年观测，由此解释变量观测区间始于 2016 年，限于被解释变量的更新情况以及将事件基准时间当年及次年作为事件后的被解释变量观测区间，解释变量观测区间终于 2019 年；合计获得取值为 1 的有效样本数据 113 个。

3. 控制变量与描述性统计

本文研究中的其他控制变量包括总资产对数值（lnAssets）、资产收益率（ROA）、资产负债率（Lev）、企业上市年数（lnAge，企业已上市年数加 1 取对数）、过去两年新申请专利总数取对数的增长率（PatGrw）（表 19-2）。

表 19-2　变量及定义

变量类型	名　称	符号	定　义
被解释变量	发明型专利数量	$lnPatent_1$	实施股权激励前后两年发明型专利申请量均值加 1 的自然对数值
	实用新型专利数量	$lnPatent_2$	实施股权激励前后两年实用型专利申请量均值加 1 的自然对数值
	专利申请总量	$lnPatent_{1\&2}$	实施股权激励前后两年专利申请总量量均值加 1 的自然对数值
解释变量	是否实施了股权激励	Incentive	公司实施了股权激励取 1，否则取 0
	股权激励事件	Time	若是股权激励前的数据则为 0，若为实施股权激励后的数据则为 1
	双重差分变量	DID	Incentive × Time

（续　表）

变量类型	名　称	符号	定　义
控制变量	专利申请总量增长率	$PatGrw$	过去两年 $\ln Patent_{1\&2}$ 的增长率
	公司总资产	$\ln Assets$	公司总资产值的自然对数值
	资产负债率	Lev	总负债／总资产
	总资产净利率	ROA	净利润／当期平均总资产 $\times 100\%$
	公司上市年限	$\ln Age$	公司上市年限加 1 后的自然对数值

相关变量的描述性统计参见下表（表 19-3）。

表 19-3　描述性统计

变量	最小值	最大值	平均值	标准差	中位数	样本数
$\ln Patent_1$	0.000	5.059	1.836	1.261	1.872	1 049
$\ln Patent_2$	0.000	5.883	1.233	1.286	0.916	1 049
$\ln Patent_{1\&2}$	0.000	6.059	2.191	1.393	2.251	1 049
$PatGrw$	-1.000	5.190	0.304	0.594	0.119	1 049
$\ln Assets$	9.415	16.356	12.609	1.078	12.567	1 049
Lev	2.929	111.816	31.907	18.151	28.618	1 049
ROA	-49.555	37.949	8.092	7.376	7.347	1 049
$\ln Age$	0.000	3.31	1.939	1.007	2.101	1 049

（三）计量及分析方法

要验证股权激励计划是否影响企业创新，一个难点在于如何有效克服选择性偏误（selection bias），即选择股权激励计划的与没有选择股权激励计划的生物医药上市公司并非随机样本而且两者之间存在较大差异，直接对两者进行比较和回归分析显然是不合适的。为了降低选择性偏误的影响以充分揭示股权激励计划对于企业创新的真实影响，本文采用倾向得分匹配（propensity score matching，PSM）方法与双重差分（difference in differences，DID）方法分别进行数据筛选和回归分析（图 19-8）。

1. PSM 进行样本筛选

PSM 方法采用解释事件发生概率的 logit 函数或 probit 函数进行回归分析，通过回归结果所得的倾向得分 P_i 按照近邻原则（P_i 近乎相等）逐一匹配。具体在本文中，将选择股权激励计划的公司作为实验组，对于实验组中的每个样本在未选择股权激励计划的公司中逐一寻找 P_i 近似相等的公司，匹配过程采取最邻近（nearest neighborhood）以及无放回（without replacement）原则得到对照组；此处 P_i 反映了某公司某年度选择股权激励计划的概率，也即逐一匹配成功的实验组和对照组的两个样本在"理论"上在该年度选择股权激励计划的概率近似相等，由此有效克服了样本间的选择性偏误。本文的筛选过程中，我们选择 *PatGrw*、ln*Assets*、*ROA*、*Lev*、ln*Age* 作为解释变量，具体回归模型为公式（1）。

$$P_i = \alpha_0 + \alpha_1 PatGrw_i + \alpha_2 \ln Assets_i + \alpha_3 Lev_i + \alpha_4 ROA_i + \alpha_5 \ln Age_i + \varepsilon_i \qquad (1)$$

2. DID 进行回归分析

对于 PSM 筛选后的实验组和对照组，对企业创新产出进行单变量双重差分检验以及回归分析。双重差分检验具体为首先组内比较然后组间比较，所得的双重差分结果反映了股权激励计划事件是否对创新产出产生影响，若结果 t 检验显著，即表明股权激励计划促进生物医药企业创新。

双重差分回归分析旨在检验的基础上，进一步揭示股权激励计划对生物医药企业创新的影响程度，具体回归模型为公式（2）。

$$\ln Patent_i = \beta_0 + \beta_1 DID_i + \beta_2 \ln Assets_i + \beta_3 Lev_i + \beta_4 ROA_i + \beta_5 \ln Age_i + \varepsilon_i \qquad (2)$$

其中，*Incentive*$_i$ 为 2016—2019 年期间内样本是否选择股权激励的虚拟变量，定义选择了股权激励的取值为 1、归属于实验组，反之则取值为 0、归属于对照

第一步：倾向得分匹配筛选

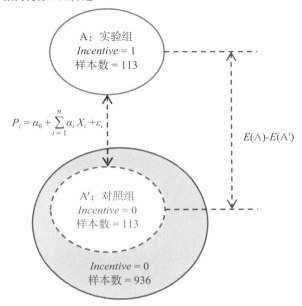

$$P_i = \alpha_0 + \sum_{i=1}^{n} \alpha_i X_i + \varepsilon_i$$

第二步：双重差分回归

$$\ln Patent_i = \beta_0 + \beta_1 DID_i + \sum_{i=2}^{n} \beta_i X_i + \varepsilon_i$$

$$DID_i = Incentive_i \times Time_i$$

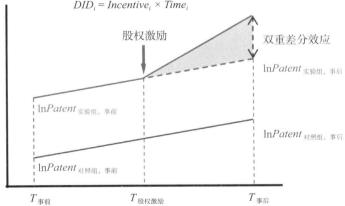

图 19-8　本文采用的 PSM-DID 分析方法示意图

组；*Time* 是股权激励事件前后时间的虚拟变量，定义事件之后取值为 1、事件之前取值为 0；DID_i 为双重差分项，$DID_i = Incentive_i \times Time_i$，其回归系数 β_1 反映了股权激励影响企业创新的净效应，若该值显著为正，则可以认为实验组的创新产出水平显著高于对照组，即表明股权激励计划促进生物医药企业创新。

（四）实证结果及分析

1. PSM 筛选结果及分析

（1）PSM 筛选结果概览及假设检验

本文研究中有效样本数量 1 049 个，其中实验组发布并实施股权激励计划的生物医药上市公司样本数量 113 个，在剩下的 936 个样本利用 PSM 方法进行筛选匹配，实现了 100% 的匹配成功率。使用平行假设检验以评价 PSM 的匹配情况（表 19-4），一般认为匹配后各解释变量标准差的绝对值小于 20% 则意味着匹配效果较好，本文样本经过匹配后，除 ln*Assets* 解释变量外，实验组与对照组的其余解释变量的组间标准差差异均缩小至 10% 以内；匹配前所有解释变量组间均有显著差异（$P < 0.05$），而在匹配后均消除了组间的显著差异（$P > 0.05$），说明组间匹配效果良好，实验组及对照组满足使用双重差分法所需的平行趋势假设（parallel trend assumption）。

表 19-4 PSM 平行假设检验

项目	状态	实验组	对照组	标准差	标准差减少幅度	t 值
PatGrw	匹配前	0.415	0.291	21.80%	85.55%	2.290*
	匹配后	0.415	0.398	3.15%		0.237
ln*Assets*	匹配前	12.414	12.633	−20.19%	47.79%	−2.009*
	匹配后	12.414	12.532	−10.54%		−0.792
Lev	匹配前	28.489	32.320	−21.53%	70.31%	−2.203*
	匹配后	28.489	29.580	−6.39%		−0.480

（续　表）

项目	状态	实验组	对照组	标准差	标准差减少幅度	t 值
ROA	匹配前	10.731	7.773	37.65%	79.05%	3.554***
	匹配后	10.731	10.121	7.89%		0.593
lnAge	匹配前	1.452	1.998	−54.83%	99.58%	−5.486***
	匹配后	1.452	1.449	0.23%		0.017

注：*、**、*** 分别表示在 0.05、0.01、0.001 水平上具有显著性。

（2）平均处理效应

首先对 PSM 匹配前后不同组别被解释变量的平均处理效应（average treated effect，ATT）开展分析（表 19-5）。匹配后的样本中除了 $lnPatent_2$ 的平均处理效应外，其余被解释变量的 ATT 在实验组与对照组之间均存在一定差异，可以认为总体上股权激励促进了企业创新，假设 H1 成立。

表 19-5　匹配前后被解释变量的平均处理效应

分析项		平均值		标准差		ATT	t	df
		实验组	对照组	实验组	对照组			
$lnPatent_1$	匹配前	1.92	1.83	1.26	1.26	0.09	0.770	1 047
	匹配后	1.92	1.75	1.26	1.28	0.17	1.025	224
$lnPatent_2$	匹配前	1.22	1.23	1.38	1.28	−0.01	−0.086	1 047
	匹配后	1.22	1.28	1.38	1.39	−0.06	−0.318	224
$lnPatent_{1\&2}$	匹配前	2.25	2.18	1.42	1.39	0.07	0.507	1 047
	匹配后	2.25	2.11	1.42	1.51	0.14	0.749	224

（3）单变量差分分析

为验证处理效应的存在，对被解释变量进行单变量差分处理，即分别计算匹配后实验组与对照组在股权激励前后的专利数量变化量，并对变化量进行 t 检验（表 19-6）。结果表明，实验组 $\ln Patent_2$、$\ln Patent_{1\&2}$ 的变化量均显著大于对照组，说明股权激励计划的确提高了企业创新水平。

表 19-6　被解释变量双重差分结果

分析项	实验组	对照组	双重差分	样本数
$\ln Patent_1$	0.068** (2.470)	0.081*** (3.040)	−0.013 (−5.024)	226
$\ln Patent_2$	0.086*** (3.619)	0.056** (2.407)	0.03** (13.567)	226
$\ln Patent_{1\&2}$	0.083*** (3.351)	0.075*** (3.258)	0.008*** (3.54)	226

注：() 中表示 t 值；*、**、*** 分别表示在 0.05、0.01、0.001 水平上具有显著性。

2. DID 回归结果

（1）生物医药整体行业情况

为进一步揭示股权激励计划对企业创新水平的影响程度，对 PSM 匹配后得到的样本进行了多变量 DID 回归分析（表 19-7）。

表 19-7　实施股权激励对生物医药行业企业创新产出的 DID 回归结果

分析项	ln $Patent_1$	ln $Patent_2$	ln $Patent_{1\&2}$
β_0	−6.131** (−9.111)	−6.450** (−7.649)	−6.645** (−8.818)
DID	0.307** (2.850)	0.422** (3.123)	0.439** (3.633)
$PatGrw$	0.408** (4.294)	0.273* (2.290)	0.525** (4.924)

（续　表）

分析项	ln $Patent_1$	ln $Patent_2$	ln $Patent_{1\&2}$
ln$Assets$	0.615** (10.289)	0.607** (8.104)	0.680** (10.158)
Lev	−0.003 (−0.980)	0.000 (0.026)	−0.004 (−1.087)
ROA	0.008 (1.128)	0.011 (1.219)	0.007 (0.954)
lnAge	0.155* (2.248)	0.021 (0.240)	0.200** (2.587)
R^2	0.354	0.229	0.364
修正 R^2	0.338	0.206	0.341
样本数	452	452	452
F 值	40.729***	21.990***	42.394***

注：() 中表示 t 值；*、**、*** 分别表示在 0.05、0.01、0.001 水平上具有显著性。

DID 是本回归的关键解释变量，其回归系数展现了实施股权激励计划的净效应。表 19-7 呈现的回归结果表明，实施股权激励计划均存在促进发明专利、实用新型专利以及两类专利数量增长的净效应，且促进效应分别为促进相应专利数量的增长率为 30.7%、42.2% 和 43.9%，支持假设 H1：股权激励计划能够促进公司企业创新产出。

（2）生物医药细分行业情况

从上述回归结果看，股权激励可以促进生物医药的企业创新，但从回归系数的数值大小可以看出发明专利数量的增长率不及实用新型专利。考虑到不同细分行业的创新具有不同特征，因此会选择不同的专利类型进行创新保护，于是我们进一步选择生物医药（狭义）、医疗器械、医药商业及服务（主要为 CXO）这 3 个代表性生物医药细分行业的上市公司，重复上述的 PSM 及 DID 研究方法，探讨不同细分行业实施股权激励计划对企业创新的影响是否存在行业差异（表 19-8）。

表 19-8 实施股权激励对生物医药细分行业企业创新产出的 DID 回归结果

分析项	生物医药（狭义）			医疗器械			医疗商业及服务		
	$lnPatent_1$	$lnPatent_2$	$lnPatent_{t\&2}$	$lnPatent_1$	$lnPatent_2$	$lnPatent_{t\&2}$	$lnPatent_1$	$lnPatent_2$	$lnPatent_{t\&2}$
β_0	−6.653** (−7.072)	−7.816** (−7.068)	−7.679** (−7.762)	−9.541** (−4.060)	−11.400** (−4.323)	−11.179** (−4.594)	−5.379** (−3.913)	−5.663** (−4.261)	−5.567** (−3.883)
DID	0.414** (2.963)	0.246 (1.499)	0.437** (2.973)	0.007 (0.032)	0.027 (0.114)	0.121 (0.545)	0.779* (2.558)	0.826** (2.804)	1.000** (3.149)
PatGrw	0.539** (4.000)	0.403* (2.543)	0.665** (4.696)	0.744** (2.988)	0.972** (3.479)	1.184** (4.590)	0.582** (3.172)	0.382* (2.150)	0.713** (3.727)
lnAssets	0.633** (7.734)	0.645** (6.711)	0.724** (8.419)	0.935** (4.057)	1.030** (3.985)	1.070** (4.485)	0.485** (3.977)	0.478** (4.049)	0.494** (3.879)
Lev	0.004 (1.075)	0.012* (2.557)	0.007 (1.504)	−0.000 (−0.025)	0.022* (2.122)	0.009 (0.929)	−0.006 (−0.803)	−0.001 (−0.087)	−0.004 (−0.434)
ROA	−0.002 (−0.197)	0.008 (0.740)	−0.005 (−0.569)	−0.007 (−0.479)	0.004 (0.239)	−0.005 (−0.333)	−0.013 (−0.738)	0.022 (1.360)	0.005 (0.268)
lnAge	0.195* (2.189)	0.171 (1.634)	0.256** (2.735)	0.376 (1.345)	0.428 (1.364)	0.638* (2.202)	0.167 (1.020)	0.073 (0.460)	0.274 (1.609)
R^2	0.478	0.421	0.539	0.507	0.541	0.629	0.353	0.370	0.411
修正 R^2	0.471	0.407	0.528	0.477	0.524	0.611	0.342	0.346	0.387
样本数	200	200	200	112	112	112	80	80	80
F 值	29.490***	23.366***	37.591***	18.031***	20.624***	29.699***	6.628***	7.157***	8.485***

注：0 中表示 t 值；*、**、*** 分别表示在 0.05、0.01、0.001 水平上具有显著性。

对于生物医药（狭义）上市公司（$N = 50$），可以发现关键解释变量 DID 的回归系数呈现不同的正向显著性，概括起来，生物医药（狭义）上市公司选择股权激励计划虽然可以促进实用新型专利数量的增长、不过促进效果不显著（$P = 0.135$），但是可以显著促进发明专利数量（$P = 0.003$）及发明和实用新型两类专利数量（$P = 0.003$）的增长。

对于医疗器械上市公司（$N = 28$），DID 的回归系数为正但均无显著性（$P = 0.975, 0.910, 0.587$），不过基于回归系数数值大小的角度，实施股权激励计划对实用新型专利数量增长的促进作用更为明显。

对于医疗商业 & 服务上市公司（$N = 20$），DID 的回归系数为正且均有显著性（$P = 0.013, 0.006, 0.002$），从回归系数显著性的角度，实施股权激励计划对实用新型专利数量增长的促进作用更为明显。

从上述三个具有代表性的生物医药细分行业的回归结果可以看出，实施股权激励计划对企业创新的促进作用具有不同特征，其中，对于生物医药（狭义）企业显著促进发明专利产出，对于医药商业及服务企业显著促进实用新型专利产出，对于医疗器械企业虽能够促进专利产出但是促进作用不显著。

四、总结与建议

本文采用倾向得分匹配和双重差分相结合的 PSM-DID 方法，基于 2014—2020 年期间 A 股生物医药上市公司的数据，验证了股权激励对企业创新的影响，得出的主要结论如下：

（1）生物医药企业实施股权激励对企业创新产出（包括发明专利、实用新型专利、专利申请总量）具有显著促进作用；

（2）对于不同细分行业的生物医药企业而言，实施股权激励计划对企业创新的促进作用具有不同特征，其中，对于生物医药（狭义）企业显著促进其发明专利产出，对于医药商业及服务企业显著促进其实用新型专利产出，对于医疗器械企业虽能够促进其专利产出但是促进作用不显著。

本文的研究对生物医药企业是否实施股权激励及其对企业创新的影响具有一定的理论及现实意义。通过本文的研究结论可以给出以下建议：

（1）生物医药企业应重视股权激励计划，以有效鼓励激励对象关注企业创新，利于提升企业长期价值；

（2）建议各类生物医药企业设计股权激励计划时，在方案中引入发明专利数量的考核指标，以有效引导并鼓励激励对象关注创新属性更高的发明专利；

（3）建议医疗器械企业设计股权激励计划时，在方案中重视对研发人员的激励力度以及设计匹配的考核指标，以更好地引导并鼓励激励对象关注专利申请。

参 考 文 献

［1］ Jensen M. C., Meckling W. H. Theory of the firm: managerial behavior, agency costs, and capital structure[J]. J. Financ. Econ., 1976, 3(4): 323−339.

［2］ Kamien M. I., Schwartz N. L. On the degree of rivalry for maximum innovative activity[J]. Q. J. Econ., 1976, 90(2): 245−260.

［3］ He J., Tian X. The dark side of analyst coverage[J], J. Financ. Econ., 2013, 109: 856−878.

［4］ Bulan L., Sanyal P. Incentivizing managers to build innovative firms[J]. Ann. Finance, 2011, 7(2): 267−283.

［5］ Manso G. Motivating innovation[J]. J. Finance, 2011, 66(5): 1823−1860.

［6］ 郑烨，杨若愚，姬晴晴. 企业创新绩效国内外研究文献的十五年述评与展望［J］. 中国科技论坛，2017，（3）：73−80.

［7］ 吴尧，沈坤荣. 资本结构如何影响企业创新——基于我国上市公司的实证分析［J］. 产业经济研究，2020，（3）：57−71.

［8］ 马旭，王国臻，张清奎. 医药发明专利申请流程及实务操作［J］. 中国新药杂志，2012，21（3）：234−239.

［9］ 田轩，孟清扬. 股权激励计划能促进企业创新吗［J］. 南开管理评论，2018，21（3）：176−190.

［10］ 贺立龙，王赫，严晨. 股权激励对创新影响的异质性分析［J］. 经济研究参考，2021，（4）：46−73.

［11］王斌，黄娜，张晨宇 . 中国上市公司股权激励：现状与讨论［J］. 财务研究，2022，43（1）：23-37.

［12］林德文 . 股权激励创新效应研究——基于投入-产出视角［D］. 天津：天津大学管理与经济学部，2019：117-119.

［13］Berle A., Means G. The modern corporation and private property[M]. New York: MacMillan Company, 1932.

［14］Schumpeter J. A. The theory of economic development[M]. Cambridge, MA: Harvard University Press, 1934.

［15］Mansfield E. The economics of technological change[M]. New York: Norton, 1968.

［16］Davis L. E., North D. C., Smorodin C. Institutional change and American economic growth[M], CUP Archive, 1971.

第二十篇

注册制改革是否提高了生物医药公司 IPO 定价效率?

主要作者: 杨 光 高 茹

2022 年 5 月 26 日

2018 年 11 月 5 日, 在上海证券交易所设立科创板并试点注册制, 拉开了中国资本市场注册制改革的序幕。注册制改变了以往由证券监管部门对拟上市企业价值做出"隐含性实质判断与背书"的情况, 建立了以信息披露为核心的审核监管机制, 明确了以投资者需求为导向的信息披露要求, 健全了市场化询价的定价机制, 将对拟上市企业进行价值判断的权利交还给了市场, 从而极大地提升了融资效率。

通过市场进行价值判断, 很多以往在核准制下难以满足上市条件的高科技公司, 在监管与市场的共同促进下, 能够有机会在注册制下通过 IPO 实现低成本融资, 这不仅符合资本市场服务实体经济的初衷, 也有利于更好地实现"四个面向"的国家战略。IPO 的融资成败、融资金额、稀释股权比例对企业的发展至关重要, 因此, IPO 的定价机制、定价效率就显得尤为关键。

在众多高科技行业中, 生物医药行业较为特殊。生物医药行业切实关系到人民群众的生命安全与身体健康, 与每个人的生活息息相关, 但是又具有研发时间长、研发投入高、技术难度高、成功率低的特点, 处于研发阶段的生物医药公司很难通过债务等间接融资方式获取发展所需的必要资金。为此, 监管层在注册制改革中, 为生物医药公司登陆资本市场提供了制度红利, 如科创板第五套上市标准。不同于以往根据市盈率等常规指标进行定价, 研发能力、专利技术、关键里程碑等成为市场对生物医药这类企业定价的重要参考因素, 也由此形成了市场对生物医药行业独特的定价方式。同时因为生物医药专业内容晦涩难懂，信息披露质量就变得相当关键，这直接关系到投资人能否认识到企业的真正价值、通过询价机制能否获得公允的发行价格，从而关系到企业能否获得足够的发展资金。

本文用"IPO抑价率"对生物医药企业的IPO定价效率进行测度，通过理论推导和实证分析，研究注册制改革本身对生物医药企业IPO定价效率的影响，并进一步探讨由注册制改革提升的信息透明度对生物医药企业IPO定价效率的影响。希望能在一定程度上揭示其中的关联性，为证券市场实践提供一些有益的参考。

本文分为6个部分，第一部分介绍注册制改革、IPO定价效率并提出问题；第二部分讨论注册制改革与IPO定价效率的关系并提出研究假设；第三部分详细解释了本文主要变量定义和研究设计模型；第四部分以A股生物医药上市公司为样本，对注册制改革与IPO定价效率的关系进行实证分析；第五部分为稳健性检验和进一步检验；第六部分为结论与讨论。

一、注册制改革与IPO定价效率

（一）IPO审核与定价制度

2018年11月5日，在上海证券交易所设立科创板并试点注册制。在科创板开板之前，中国股票发行制度主要采用审批制和核准制。审批制主要以行政干预为主，股票发行存在发行总规模和发行家数的限制。核准制以经营业绩为主要发行条件，对发行人是否符合上市条件进行实质性审核并对定价进行指导，经历了通道制和保荐制两个阶段（图20-1）。注册制则以充分信息披露为核心，减少对发行人资质的实质性审核和价值判断，弱化行政审批。

审批制下，新股定价管制主要采用的方式为固定市盈率和相对市盈率；核准制下，逐渐引入询价机制，主要包括两部分：初步询价和累计投标询价。初步询价是指发行人及其主承销商向询价对象进行询价，并根据询价对象的报价结果确定发行价格区间及相应的市盈率区间，再在累计投标询价环节，确定发

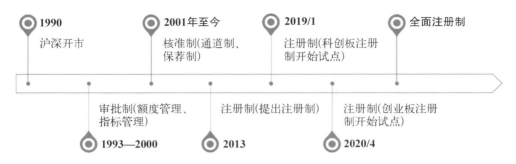

图 20-1　我国 A 股股票发行制度变迁

行价格，自 2014 年 3 月以来新股定价以 23 倍市盈率为上限；注册制下，采取了市场化的 IPO 询价制度，将定价权下放给市场主体，不再行政管控发行价格，逐渐发挥市场的定价功能（表 20-1，表 20-2）。

表 20-1　IPO 定价制度演进

时　　间	定价方式	定价上限	首日价格涨跌幅限制
1999 年 9 月前	固定价格和固定市盈率	15 倍市盈率	不设置涨跌幅限制
1999 年 10 月—2001 年 10 月	累计投标定价	无	
2001 年 11 月—2004 年 12 月	固定市盈率	20 倍市盈率	
2005 年 1 月—2009 年 5 月	询价制	30 倍市盈率	
2009 年 6 月—2012 年 4 月	市场化定价	无	
2012 年 5 月—2014 年 3 月	询价制	参考同行业	
2014 年 3 月至今（主板）	询价制	23 倍市盈率	不得高于发行价格的 120% 或者 144%
2019 年 3 月至今（科创板）	询价制	市场化询价	不限制
2020 年 8 月至今（创业板）	询价制	市场化询价	不限制

注：2013 年 12 月 13 日，上海证券交易所发布了《关于进一步加强新股上市初期交易监管的通知》，首次增加了新股上市首日申报价格的控制措施。

表 20-2　注册制和核准制询价制度、定价依据、配售对象比较

参与环节	科创板	创业板（注册制）	主板和中小板
询价对象	证券公司、基金管理公司、信托公司、财务公司、保险公司、合格境外机构投资者和私募基金管理人等七类专业机构	包含符合条件的个人投资者	
定价依据	市场化询价	市场化询价或者满足对应条件直接定价	定价有上限约束
配售对象	包含战略投资者、保荐机构相关子公司、发行人的高级管理人员与核心员工		首发股票数量在 4 亿股以上可向战略投资者配售，网下不可以向发行人高管和员工配售

注：科创板要求所有项目均需保荐机构相关子公司"强制"跟投，创业板仅对未盈利企业、特殊股权机构企业、红筹企业和高价发行企业要求"强制"跟投。

（二）IPO 定价效率

IPO 定价效率是发行价格与公司内在价值的偏离程度，偏离程度越高，IPO 定价效率越低。A 股股票发行制度改革的主要目的之一就在于提升定价效率，使得新股发行定价更接近于股票的内在价值，抑制虚高报价操纵空间及新股炒作空间。目前 IPO 定价效率的度量方法主要有 3 种：第一种是用 IPO 抑价率，用新股上市当日或一段时间窗口二级市场的收盘价与新股发行价二者的偏离度来衡量；第二种是随机前沿模型，相当于新股发行价与股票相关信息所决定的内在价值之间的偏离度来衡量；第三种是价格比率法，用新股发行价与同行业可比公司的二级市场平均定价之间的偏离度来衡量。目前国内大多数研究使用 IPO 抑价率指标来衡量 IPO 定价效率。

（三）影响 IPO 定价效率的主要理论

国内外研究通常用信息不对称理论来对 IPO 抑制价率进行解释。新股发行过程中主要参与方有发行者、投资者和投资银行（承销商），这三者在获取信息的渠道和能力上有明显差距，存在信息不对称现象。Rock（1986）提出

的"赢者诅咒"假设（winner's curse hypothesis）认为，IPO 发行市场可以划分为信息优势投资者和非知情投资者，这两类投资者在信息优势方面存在较大差异。为了吸引非知情投资者参与认购，新股发行不得不低价，以弥补非知情者由于逆向选择而造成的损失。IPO 抑价现象可理解为发行人为了保证发行成功而对非知情投资者的分配补偿。

注册制改革以信息披露为核心，能够在一定程度上改善信息不对称情况，上市规则明确了信息披露的标准，建立了更加严格、全面、深入、精准的信息披露要求，强调了信息披露应当以投资者投资决策需求为导向，遵循充分性、一致性和可理解性原则，有效保障了投资者的知情权，从而提升了定价效率。

（四）问题提出：注册制改革与生物医药企业 IPO 定价效率

生物医药是注册制改革的重点关注行业，以科创板为例，科创板将生物医药作为科创板上市关注的"六大产业"之一。科创板第五套上市标准规定："预计市值不低于人民币 40 亿元，主要业务或产品需经国家有关部门批准，市场空间大，目前已取得阶段性成果。医药行业企业需至少有一项核心产品获准开展 Ⅱ 期临床试验，其他符合科创板定位的企业需具备明显的技术优势并满足相应条件"，这为生物医药企业登陆资本市场提供了制度红利。截至 2021 年 12 月 31 日，共有 427 家生物医药公司在 A 股上市，生物医药行业成为注册制下密集 IPO 的行业之一。83 家和 22 家生物医药企业分别在科创板上市、创业板（注册制试点后）上市（图 20-2），累计募集资金 1 525 亿元。

注册制改革建立了更多元化的上市条件，允许未盈利企业上市，大幅提高了对生物医药创新创业企业的包容性，这也为生物医药行业 IPO 定价带来了挑战。同时，众所周知的是，生物医药行业具有高技术、高投入、高风险的特点，研发新药需要投入大量的成本，且研发失败的可能性较大。以科创板为例，科创板公司 2021 年的整体研发强度为 13%，高于 A 股上市公司整体水平。其中，生物医药行业研发强度更是达到了 16%。

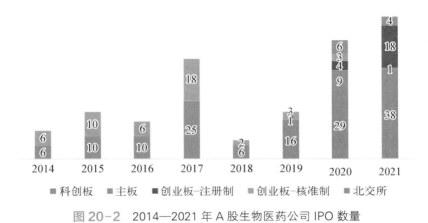

图20-2　2014—2021年A股生物医药公司IPO数量

由此，对于生物医药这样一个重要而特殊的行业，注册制改革能否有效提升IPO定价效率，尤其是研发强度较高生物医药企业的定价效率，是一个令我们好奇的话题。

二、研究假设

（一）注册制与IPO定价效率

注册制改革全面推行市场化定价机制，无论询价还是配售制度均发生了重要变革。首先，在询价方面，注册制询价对象为七类专业机构投资者，不包含个人投资者，可以充分利用专业投资者的信息优势和专业能力，缓解IPO定价中"赢者诅咒"现象，降低IPO抑价率。其次，在配售方面，注册制引入了战略投资者、企业高管和券商跟投的配售模式。加入战略投资者和高管可以向市场释放企业未来发展前景向好的积极信号；而券商跟投要求保荐机构或其投资子公司使用自有资金跟投，并且锁定2年时间。通过利益绑定，加强保荐机构对企业IPO信息披露的责任，进一步降低信息不对称，提升IPO定价效率。此外，注册制改革全面取消发行价格上限管制和首日涨跌幅限制，打破了以往A股市场发行定价存在的"天花板效应"，可以抑制投资者"炒新"情绪，提升

IPO 发行定价效率。我们以生物医药公司为研究对象，提出以下假设：

H1：注册制改革有助于提高生物医药公司 IPO 定价效率。

（二）招股说明书披露质量与 IPO 定价效率

研究发现，承销商和会计师的声誉有助于缓解信息不对称，低质量的招股说明书引发更高的 IPO 抑价，高质量的科创板审核问询能够降低 IPO 抑价，并且在高科技企业中更加明显。招股说明书是 IPO 审核中重要的文件，承担着向投资者披露公司重要信息的职责，高质量的招股说明书能够有效缓解信息不对称。对于生物医药企业而言，与主营业务相关的技术以及变现转化能力是公司的核心价值，其中涉及大量的学科专业内容，即使是专业投资机构也会觉得晦涩难懂。注册制改革强调信息披露，提升信息透明度，因此公司在招股说明书中将该专业内容高质量向投资者披露，将有助于投资者正确认知公司价值。由此，我们提出以下假设：

H2：高质量的招股说明书有助于提高生物医药公司 IPO 定价效率。

三、研究设计

（一）样本选择与数据来源

本文选择 A 股生物医药上市公司作为研究对象，选取了 2014 年 1 月 1 日到 2022 年 4 月 30 日的 A 股生物医药公司作为注册制改革影响新股定价效率的研究样本，最终得到 251 个 IPO 事件。

接下来，本文检验招股说明书披露质量对 IPO 定价效率的影响，共选取了 2014 年 1 月 1 日到 2022 年 4 月 30 日的沪深 A 股生物医药企业招股说明书申报稿及最终稿各 157 份。对于生物医药企业而言，能否在招股说明书中将与业务相关技术披露清晰是衡量披露质量的重要因素，在此过程中必然涉及大量生物医药专业名词。本文参考薛爽和王禹等（2022）采用的方法，通过 Python3 的文本分析技术，参照清华大学开放中文词库（THUOCL）生物医药词库，对招股说明书进行专业词汇词频统计，用来对招股说明书披露质量进行测度。

所有数据包括招股说明书下载自 Wind 数据库，本文研究中剔除了 ST、

*ST、数据缺失的样本，数据分析通过 SPSS 23.0 软件完成。

（二）变量定义

1. 被解释变量

本文选用 IPO 抑价率（记为"*Price_effect*"）为被解释变量来度量 IPO 定价效率。已有研究大多数采用上市首日股票回报率作为 IPO 抑价的代理变量，上市首日回报率越高，IPO 抑价程度越大。2014 年证监会实施 IPO 首日限价制度，要求上市首日涨幅不能超过 44%，使得上市首日回报率无法准确反映投资者对于新股价值的判断。为了排除 IPO 首日限价制度的影响，本文讨论注册制改革对 IPO 定价效率影响时采用上市后 30 个交易日的收益率与同期沪深 300 指数收益率的比值作为 IPO 抑价率的计算指标，具体如下公式所示：

$$\text{IPO 抑价率（} Price\_effect \text{）} = \frac{\text{公司上市后第 30 个交易日收益率} + 1}{\text{同期沪深 300 指数收益率} + 1} - 1$$

$$\text{公司上市后第 30 个交易日收益率} = \frac{\text{公司上市后第 30 个交易日的收盘价}}{\text{股票发行价}} - 1$$

2. 解释变量

（1）注册制改革（*Register*）。2019 年 7 月 22 日科创板首批企业上市，2020 年 8 月 24 日创业板注册制首批企业上市，因此本文定义科创板和创业板注册制试点之后上市的生物医药企业为注册制样本，即 *Register* 取值为 1；核准制上市的企业为对照样本，*Register* 取值为 0。

（2）专业词频率（*Pro*）。表示招股说明书中专业词汇出现频率总数占招股说明书总字数的比值，我们假定该比值越高，招股说明书披露质量越高。

3. 控制变量

很多因素会影响到企业 IPO 定价效率，本文在模型中选入较为常用的上市前一年公司规模、偿债能力、盈利能力、公司年龄和中签率作为控制变量，其中，公司规模采用公司上市前一年总资产的自然对数值，公司年龄采用公司成立到 IPO 上市时间的自然对数值。

本文开展实证分析的所有变量详见表 20-3。

表 20-3　变量及定义

变量类型	名　称	符　号	定　　义
被解释变量	IPO 抑价率	*Price_effect*	上市后 30 个交易日的收益率与同期沪深 300 指数收益率的比值
解释变量	注册制改革	*Register*	在 2014 年 1 月 1 日至 2022 年 4 月 30 日期间 A 股生物医药行业的上市样本中，若公司在注册制下上市为 1，否则为 0
	专业词频率	*Pro*	沪深 A 股生物医药上市公司招股说明书生物医药专业词频总数与招股说明书总字数的比值
控制变量	公司规模	*Size*	公司 IPO 上市前一年期末总资产自然对数
	偿债能力	*Lev*	公司 IPO 上市前一年期末总负债与总资产的比值
	盈利能力	*ROA*	公司 IPO 上市前一年期末净利润与总资产的比值
	公司年龄	*Age*	ln（上市日期−公司成立日期）
	中签率	*Lottery*	网上发行中签率

（三）模型设定

为了验证前述提出的两个假设，本文构建以下回归模型：

$$Price\_effect_{i,t} = \alpha_0 + \alpha_1 Register_{i,t} + \Sigma Controls + \xi_{i,t} \tag{1}$$

$$Price\_effect_{i,t} = \beta_0 + \beta_1 Pro_{i,t} + \Sigma Controls + \xi_{i,t} \tag{2}$$

模型（1）用来检验注册制改革对 IPO 定价效率的直接影响，本文主要关注系数 α_1，当系数 α_1 显著小于 0 时，说明注册制改革之后，生物医药公司 IPO 抑价率降低，IPO 定价效率提高。

模型（2）用来检验招股说明书披露质量对 IPO 定价效率的影响，当系数 β_1 显著小于 0 时，说明招股说明书披露质量越高，生物医药公司 IPO 抑价率降低，IPO 定价效率提高。

四、实证分析

（一）注册制改革与IPO定价效率

1. 描述性统计和单变量检验

表 20-4 列示了注册制和核准制生物医药上市公司 IPO 定价效率的分组检验结果，对比了注册制样本与核准制样本上市后抑价率变化情况。结果显示注册制改革样本 IPO 抑价率显著低于核准制样本 IPO 抑价率，且在 1% 水平显著，为注册制改革有助于提高生物医药公司 IPO 定价效率提供了初步证据。

表 20-4　注册制和核准制 IPO 定价效率：分组检验

变　量	核准制		注册制		t 值
	观测值	平均值	观测值	平均值	
Price_effect	118	2.928	133	1.344	5.311***

注：*、**、*** 分别表示在 0.1、0.05、0.01 水平上具有显著性。

表 20-5 列示了 H1 全样本的描述性统计，结果表明，IPO 抑价率的均值为 2.088，说明研究样本 IPO 抑价率在 200% 左右，反映出我国生物医药行业整体 IPO 抑价率较高。

表 20-5　主要变量描述性统计表

变　量	平均值	中位数	标准差	最小值	最大值	样本数
Price_effect	2.088	1.328	2.451	−0.449	17.802	251
Register	0.530	1.000	0.500	0.000	1.000	251
Size	11.326	11.198	0.867	8.669	15.112	251
Lev	0.296	0.272	0.164	0.028	0.974	251
ROA	0.146	0.144	0.257	−1.235	1.365	251

（续　表）

变　　量	平均值	中位数	标准差	最小值	最大值	样本数
Age	2.725	2.780	0.395	1.244	3.728	251
Lottery	0.143	0.031	0.424	0.011	5.220	251

2. 回归分析

本文采用多元线性回归进行分析，回归结果见表20-6。结果表明，注册制改革与IPO抑价率显著负相关，且在1%水平显著，表明注册制改革之后，IPO抑价率显著降低，IPO定价效率提高，支持了H1假设。

表20-6　注册制改革与IPO抑价率的回归分析结果

分析项	*Price_effect*	*t* 值	显著性
Constant	5.229**	2.386	0.018
Register	−1.657***	−5.566	0.000
Size	−0.260	−1.506	0.133
Lev	−1.825*	−1.868	0.063
ROA	−0.293	−0.482	0.630
Age	0.495	1.333	0.184
Lottery	−0.568	−1.644	0.102
R^2		0.143	
修正 R^2		0.122	
F 值		6.807***	
样本数		251	

注：*、**、*** 分别表示在 0.1、0.05、0.01 水平上具有显著性。

由于IPO发行定价政策的限制，从2014年3月至注册制实施，首发价格有23倍市盈率的定价上限，相当于政策硬性加大了IPO企业的首发抑价，为了消除由于外部因素导致的样本选择偏误，本文剔除了核准制下首发市盈率为22.97～22.99倍的IPO样本，共剔除83个核准制样本，剩余35个核准制样本和133个注册制样本。使用剔除后的样本重新验证H1假设，结果依旧支持H1假设。本文不再列示该处回归结果。表20-7对比了考虑23倍市盈率定价上限后，注册制样本与核准制样本抑价率变化情况。结果显示注册制改革样本IPO抑价率仍然显著低于核准制样本IPO抑价率，且在1%水平显著。基于此，后续H2、H3、H4的假设样本均剔除了核准制下首发市盈率为22.97～22.99倍的IPO样本。

表 20-7　注册制和核准制 IPO 定价效率（考虑 23 倍市盈率定价上限影响）：分组检验

变　量	核准制		注册制		t 值
	观测值	平均值	观测值	平均值	
Price_effect	35	3.105	133	1.344	4.040***

注：*、**、*** 分别表示在 0.1、0.05、0.01 水平上具有显著性。

（二）招股说明书披露质量与 IPO 定价效率

1. 描述性统计

表 20-8 列示了招股说明书质量与 IPO 定价效率的描述性统计结果，结果表明，招股说明书中专业词汇出现频率总数在招股说明书总字数的比例均值为1.2%，考虑到招股说明书平均字数有 40 万字，可见专业性描述的篇幅已经不低了，这间接说明生物医药公司在招股说明书撰写中已经考虑到需要向投资者进行更完善的披露。

表 20-8　主要变量描述性统计表

变　量	平均值	中位数	标准差	最小值	最大值	样本数
Price_effect	1.812	1.105	2.263	−0.449	13.312	157
Pro	0.012	0.012	0.005	0.001	0.023	157

（续　表）

变　量	平均值	中位数	标准差	最小值	最大值	样本数
Size	11.324	11.217	0.836	8.669	15.112	157
Lev	0.285	0.260	0.169	0.028	0.974	157
ROA	0.139	0.145	0.318	−1.235	1.365	157
Age	2.705	2.758	0.412	1.244	3.728	157
Lottery	0.094	0.031	0.207	0.011	1.734	157

2. 回归分析

继续采用多元线性回归进行分析，回归结果如下（表 20-9）。结果表明，招股说明书信息披露质量与 IPO 抑价率负相关，且在 10% 水平显著，表明高质量招股说明书降低信息不对称，有助于提高生物医药公司 IPO 定价效率，该结论支持了 H2 假设。

表 20-9　招股说明书信息披露质量与 IPO 抑价率的回归分析结果

分　析　项	*Price_effect*	*t* 值	显著性
Constant	5.530*	1.959	0.052
Pro	−72.269*	−1.970	0.051
Size	−0.362*	−1.686	0.094
Lev	−1.640	−1.408	0.161
ROA	−0.145	−0.234	0.815
Age	0.654	1.473	0.143
Lottery	0.015	0.017	0.986
R^2	0.084		
修正 R^2	0.047		
F 值	2.292**		
样本数	157		

注：*、**、*** 分别表示在 0.1、0.05、0.01 水平上具有显著性。

五、稳健性检验及进一步检验

（一）稳健性检验

在上述检验中主要采用IPO抑价率替代性指标来衡量IPO的定价效率，参考Purnanandam和Swaminathen方法的精神，按照公司研发投入、总资产规模、杠杆率和资产投资回报率这四个维度定义四维空间，在生物医药相关细分行业池内选取在该空间内与样本距离最短的已上市公司作为可比公司，并以该公司的市净率估算IPO企业的内在价值，根据（企业内在价值－发行价格）/ 发行价格重新计算IPO抑价替代原指标进行稳健性检验，结果显示H1假设在全样本中，注册制改革与IPO抑价率显著负相关，且在0.01水平显著。

（二）进一步检验

本文上述内容通过理论推导说明了注册制改革以信息披露为核心提高了信息透明度，通过实证分析论证了注册制改革和高质量的招股说明书有助于提升生物医药公司的IPO定价效率。但需要说明的是，信息透明度对定价效率的影响并不完全依赖于注册制改革。因此需要以注册制改革为事件进行进一步研究探讨注册制改革调控信息透明度对生物医药公司IPO定价效率的影响，具体而言，我们分别从招股说明书披露质量和研发投入信息披露两个方面进行检验。

1. 注册制改革调控招股说明书披露质量对IPO定价效率的影响

注册制改革允许未盈利企业上市，特别对于生物医药企业而言，为了圆满完成IPO，需要充分披露公司的核心技术、主要管线、临床进展等关键信息，同时由于行业属性，需要尽可能采用通俗易懂的语言来进行描述，以尽量消除与投资者之间的信息不对称。我们预期注册制下上市的企业，招股说明书质量更能提升IPO定价效率。为此，提出如下假设：

H3：与核准制下的上市公司相比，招股说明书披露质量提高IPO定价效率在注册制下的上市公司中更显著。

为验证 H3 假设，本文构建如下模型：

$$Price\_effect_{i,t} = \alpha_0 + \alpha_1 Pro_{i,t} + \alpha_1 Pro_{i,t} \times Register_{i,t} + \Sigma Controls + \xi_{i,t} \quad (3)$$

2. 注册制改革调控研发投入与 IPO 定价效率的影响

研发投入不仅是企业获得竞争优势并增加企业未来价值的重要手段，也由于价值难以估计而加剧了企业与外部投资者之间的信息不对称。研发投入活动本身存在不确定性，在财务报表上反映出来的信息有限，转变成企业无形资产的过程中，也存在着信息不对称。

注册制询价对象均为专业机构投资者，具备专业性，可以结合企业所处行业环境、经营状况和国家产业政策分析企业研发投入价值；而配售机制中战略投资者、企业高管作为内部人，拥有研发项目、技术可行性、研发能力和无形资产价值等未来收益信息，可以降低外部投资者对研发投入不确定的顾虑，降低信息不对称。由此，提出如下假设：

H4：注册制改革改善了研发投入对 IPO 定价效率的影响。

为验证 H4 假设，本文构建如下模型：

$$Price\_effect_{i,t} = \alpha_0 + \alpha_1 RDS_{i,t} + \alpha_1 RDS_{i,t} \times Register_{i,t} + \Sigma Controls + \xi_{i,t} \quad (4)$$

研发强度（RDS）。取公司上市前两个会计年度研发投入与总资产比值的平均值，作为公司在 IPO 前的研发投入强度的代理变量。

3. 回归分析

继续采用多元线性回归进行分析，回归结果如下（表 20-10）。结果表明，交叉乘项 Pro × Register 和 RDS × Register 的系数均显著为负，且都在 1% 水平显著，说明注册制改革更能促进招股说明书披露质量提高 IPO 定价效率且更加能提高研发强度高的生物医药公司 IPO 定价效率，验证了 H3 假设和 H4 假设。

表 20−10　注册制改革与 IPO 定价效率的回归分析结果

分 析 项	注册制改革调控招股说明书质量与 IPO 定价效率	注册制改革调控研发投入与 IPO 定价效率
Constant	5.427** (2.045)	6.142** (2.019)
Pro	133.495** (2.350)	—
Pro × Register	−207.073*** (−4.558)	—
RDS	—	35.801*** (3.509)
RDS × Register	—	−39.785*** (−4.028)
Size	−0.306 (−1.514)	−0.379* (−1.774)
Lev	−1.544 (−1.411)	−1.189 (−1.044)
ROA	−0.294 (−0.506)	−1.119 (−1.471)
Age	0.380 (0.901)	0.230 (0.480)
Lottery	−2.012** (−2.151)	−1.664** (−1.972)
R^2	0.196	0.180
Adj R^2	0.158	0.141
F	5.192***	4.612***
N	157	155

注：（ ）内为 t 值，*、**、*** 分别表示在 0.1、0.05、0.01 水平上具有显著性。

六、总结与讨论

本文以生物医药行业上市公司作为研究对象，基于 IPO 定价效率视角，论证了注册制改革对 IPO 定价效率的影响。

（1）与大多数研究注册制对定价效率影响的文献结论一致，我们验证了对于生物医药公司，注册制改革也有助于提高 IPO 定价效率；

（2）与信息不对称理论的预期一致，检验结果支持高质量招股说明书有助于提高生物医药公司 IPO 定价效率；

（3）由于信息不对称对定价效率的影响并不完全依赖于注册制改革，我们将注册制改革作为一个事件变量，发现招股说明书披露质量提高 IPO 定价效率在注册制上市公司中更为显著，说明注册制改革不仅通过提升信息透明度降低了 IPO 抑价率，还可能通过了其他途径，比如市场化询价制度影响了 IPO 定价效率；

（4）传统的理论与文献都支持研发投入加大了信息的不透明，我们发现注册制改革明显改善研发投入对 IPO 定价效率的影响。我们猜测这可能是由于注册制改革前后，二级市场参与者差异造成的，相比核准制，注册制对投资者的适格性提出了更高的要求，投资者显得更为理性，更少参与追涨与炒新。

关于 IPO 定价效率这一主题的现有文献大多参考海外成熟市场的研究结论与方法。尽管新中国资本市场已经迈过三十多个年头，但与欧美成熟市场相比尚有一定差异。A 股市场投资者迄今为止还是以散户投资者居多，散户投资者追涨炒新等情绪化操作推高了 IPO 上市后的价格，从而加大了 IPO 抑价现象，因此基于市场交易价格的首发当日抑价作为衡量 IPO 定价效率可能存在一定偏颇。为了减小追涨炒新的影响，也为了降低市场大环境对于成交价格的影响，我们采用新股上市后 30 个交易日的收益率与同期沪深 300 指数收益率的比值作为 IPO 定价效率的替代变量。同时由于在注册制之前，发行限价的政策实施了较长一段时间，因此对触及发行限价的样本进行剔除，以排除该非自发因素对 IPO 抑价的影响。

本文以我国股票发行市场注册制改革为背景，研究了注册制改革通过改善披露质量等途径对生物医药公司 IPO 定价效率的影响。本文的研究过程与结论为今后的相关研究，特别是生物医药行业的研究提供更多的理论支撑与方法洞见。由于中国资本市场实行全面注册制改革是大势所趋，在可以预见的未来很难再大批量诞生核准制下的上市公司，因此本文的观点也有一定可能成为未来学术史研究的史料。对于生物医药拟上市公司，本文的价值在于提示发行人要做好高质量的信息披露，特别是与公司主营业务相关的研发能力、专利技术的展示与讲解，让发行市场的投资者更好的理解公司的内在价值，再通过科学严谨、公开透明的询价发行制度，使公司在 IPO 中实现最大的价值。

参 考 文 献

[1] 张宗新，吴钊颖. 科创板基础性制度改革能否提升市场定价效率［J］. 证券市场导报，2021，（4）：33－46.

[2] 胡志颖，李瑾，果建竹. 研发投入与 IPO 抑价：风险投资的调节效应［J］. 南开管理评论，2015，（6）：113－124.

[3] 梁鹏. 注册制改革有助于提升 IPO 定价效率吗？——基于科创板的经验证据［J］. 现代经济探讨，2021，（10）：68－76.

[4] 赖黎，蓝春丹，秦明春. 市场化改革提升了定价效率吗？——来自注册制的证据［J］. 管理世界，2022，（4）：172－199.

[5] 薛爽，王禹. 科创板 IPO 审核问询回复函与首发抑价［J］. 管理世界，2022，（4）：185－196.

[6] 魏志华，曾爱民，吴育辉，等. IPO 首日限价政策能否抑制投资者"炒新"［J］. 管理世界，2019，（1）：192－210.

[7] Rock K. Why new issues are underpriced[J]. J. Financ. Econ., 1986, (15): 187－212.

[8] 宋顺林，唐斯圆. IPO 定价管制、价值不确定性与投资者"炒新"［J］. 会计研究，2017，（1）：61－67.

[9] 熊艳，李常青，魏志华. 媒体报道与 IPO 定价效率：基于信息不对称与行为金融视角［J］. 世界经济，2014，（5）：135－160.

[10] 董秀良，刘佳宁，徐世莹. 中国科创板 IPO 定价效率及影响因素研究［J］. 数理统计与管理，2021，（3）：526－543.

[11] 张学勇，陈然，魏旭. 承销商与重返 IPO 表现：基于信息不对称的视角［J］. 经济研究，2020，55（1）：164－180.

[12] 王兵，辛清泉，杨德明. 审计师声誉影响股票定价吗？——来自 IPO 定价市场化的证据［J］. 会计研究，2009，（11）：73－81.

附　录
中英文术语对照表

中 文 名	英 文 名	缩 写
A		
阿柏西普	aflibercept	
阿达木单抗	adalimumab	
阿尔茨海默病	Alzheimer's disease	AD
阿立哌唑	aripiprazole	
阿哌沙班	apixaban	
阿片	opium	
阿司匹林	aspirin	
阿托伐他汀	atorvastatin	
艾滋病	acquired immunodeficiency syndrome	AIDS
安慰剂效应	placebo effect	
B		
B 细胞淋巴瘤	B-cell lymphoma	BCL
B 细胞成熟抗原	B cell maturation antigen	BCMA
病毒	virus	
丙肝病毒	hepatitis C virus	HCV
表皮生长因子受体	epidermal growth factor receptor	EGFR
变构调节	allosteric regulation	

（续　表）

中　文　名	英　文　名	缩　写
贝伐珠单抗	bevacizumab	
C		
程序性死亡（蛋白）-1	programmed death-1	PD-1
程序性死亡（蛋白）配体-1	programmed death ligand-1	PD-L1
D		
DNA 编码化合物库	DNA encoded library	DEL
单克隆抗体	monocolonal antibody	mAb
蛋白降解靶向嵌合体	proteolysis targeting chimera	PROTAC
地中海贫血症	thalassemia	
底盘细胞	chassis	
电脑辅助设计	computer-aided design	CAD
多发性骨髓瘤	multiple myeloma	MM
多形性胶质母细胞瘤	glioblastoma multiforme	GBM
多重自动化基因组工程技术	multiplex automated genome engineering	MAGE
E		
额颞叶痴呆	frontotemporal degeneration	FTD
二磷酸鸟苷	guanosine diphosphate	GDP
F		
泛素蛋白	ubiquitin	
非霍奇金淋巴瘤	non-hodgkin lymphoma	NHL
非小细胞肺癌	non-small cell lung cancer	NSCLC
分子胶	molecular glue	
芬太尼	fentanyl	
氟替卡松	fluticasone	
复合年均增长率	compound annual growth rate	CAGR

（续　表）

中　文　名	英　文　名	缩　写
G		
G 蛋白偶联受体	G protein-coupled receptor	GPCR
干扰小核糖核酸	small interfering ribonucleic acid	siRNA
高通量筛选	high throughput screening	HTS
股权激励	equity incentive	
骨髓增生异常综合征	myelodysplastic syndrome	MDS
固有淋巴样细胞	innate lymphoid cell	ILP
规律间隔成簇短回文重复序列	clustered regularly interspaced short palindromic repeat	CRISPR
国家药品监督管理局	National Medical Products Administration	NMPA
过继性细胞疗法	adoptive cell therapy	ACT
H		
海洛因	heroin	
合胞素	syncytin	
合成生物学	synthetic biology	
合同研究组织	contract research organization	CRO
核磁共振	nuclear magnetic resonance	NMR
核糖核酸	ribonucleic acid	RNA
恒定自然杀伤 T 细胞	invariant natural killer T cell	iNKT cell
候选化合物	candidate	
J		
肌萎缩侧索硬化	amyotrophic lateral sclerosis	ALS
基因治疗 / 基因疗法	gene therapy	
基于结构的药物设计	structure-based drug design	SBDD
基于片段的药物设计	fragment-based drug discovery	FBDD
急性髓系白血病	acute myeloid leukemia	AML

（续 表）

中 文 名	英 文 名	缩 写
计算机断层扫描	computer tomography	CT
间充质成血管细胞	mesenchymal angiogenesis cell	MAC
间充质干细胞	mesenchymal stem cell	MSC
接合组装基因组工程技术	conjugative assembly genome engineering	CAGE
紧急使用授权	emergency use authorization	EUA
巨噬细胞	macrophage	
K		
抗体偶联药物	antibody-drug conjugate	ADC
抗体依赖细胞介导的细胞毒作用	antibody dependent cellular cytotoxicity	ADCC
可瑞达	keytruda	
L		
来那度胺	lenalidomide	
酪氨酸激酶抑制剂	tyrosine kinase inhibitor	TKI
类病毒	viroid	
类风湿性关节炎	rheumatoid arthritis	RA
类器官	organoid	
利伐沙班	rivaroxaban	
利培酮	risperidone	
利妥昔单抗	rituximab	
粒细胞巨噬细胞刺激因子	granulocyte-macrophage colony-stimulating factor	GM−CSF
淋系共同祖细胞	common lymphoid progenitor	CLP
流感病毒	influenza virus	
氯吡格雷	clopidogrel	
M		
吗啡	morphine	

（续　表）

中　文　名	英　文　名	缩　写
慢性淋巴细胞白血病	chronic lymphocytic leukemia	CLL
慢性髓系白血病	chronic myelogenous leukemia	CML
美国食品药品监督管理局	Food and Drug Administration	FDA
沙美特罗	salmeterol	
免疫疗法	immunotherapy	
苗头化合物	hit	
N		
纳米晶	nanocrystal	
纳武利尤单抗	nivolumab	
脑机接口	brain-computer interface	BCI
脑中枢神经系统	central nervous system	CNS
牛痘病毒	vaccinia virus	
O		
欧狄沃	opdivo	
欧洲药品管理局	European Medicines Agency	EMA
P		
帕博利珠单抗	pembrolizumab	
帕金森病	Parkinson's disease	PD
Q		
嵌合抗原受体	chimeric antigen receptor	CAR
嵌合抗原受体 T 细胞治疗	chimeric antigen receptor T cell therapy	CAR-T cell therapy
趋化因子	chemokine	
R		
人工器官	artificial organ	
人工智能	artificial intelligence	AI

（续　表）

中　文　名	英　文　名	缩　写
人工组织	artificial tissue	
人类白细胞抗原	human leukocyte antigen	HLA
人类免疫缺陷病毒	human immunodeficiency virus	HIV
人胚胎干细胞	human embryonic stem cell	hESC
人乳头状瘤病毒	human papilloma virus	HPV
人用药品注册技术要求国际协调会	International Council for Harmonization	ICH
溶瘤病毒	oncolytic virus	OV
朊病毒	prion	
瑞德西韦	remdesivir	
S		
三磷酸鸟苷	guanosine triphosphate	GTP
杀伤细胞抑制受体	killer-cell immunoglobulin-like receptors	KIRs
生物材料	biomaterials	
生物制造	biofabrication	
生长因子	growth factor	
舒友立乐	hemlibra	
树突状细胞	dendritic cell	DC
水杨酸	salicylic acid	
T		
T 细胞	T cell	
调节性 T 细胞	regulatory T cell	Treg
拓达维	trodelvy	
天花病毒	smallpox	
痛敏肽	nociceptin	NOP
突破性疗法	breakthrough therapy	
脱氧核糖核酸	deoxyribonucleic acid	DNA

（续　表）

中　文　名	英　文　名	缩　写
W		
外周神经系统	peripheral nervous system	PNS
微球	microsphere	
X		
西地那非	sildenafil	
细胞外基质	extracellular matrix	ECM
细胞微环境	cell niche	
细胞因子	cytokine	
细胞因子释放综合征 / 细胞因子风暴	cytokine release syndrome	CRS
细胞治疗 / 细胞疗法	cell therapy	
腺苷三磷酸	adenosine triphosphate	ATP
腺苷酸环化酶	adenylate cyclase	AC
腺相关病毒	adeno-associated virus	AAV
缬沙坦	valsartan	
虚拟筛选	virtual screening	
血管紧张素转换酶 2	angiotensin-converting enzyme 2	ACE2
Y		
严重急性呼吸综合征	severe acute respiratory syndrome	SARS
研发管线	pipeline	
研究者发起的临床试验	investigator-initiated trial	IIT
药品上市许可持有人制度	marketing authorization holder	MAH
药品审评中心	Center for Drug Evaluation	CDE
液-液相分离	liquid-liquid phase separation	LLPS
伊布替尼	ibrutinib	
依那西普	etanercept	

（续　表）

中　文　名	英　文　名	缩　写
移植物抗宿主病	graft-*versus*-host disease	GvHD
乙肝病毒	hepatitis B virus	HBV
疫苗	vaccine	
英夫利西单抗	infliximab	
罂粟	opium poppy	
诱导多功能干细胞	induced pluripotent stem cell	iPSC
Z		
再生医学	regenerative medicine	
造血祖细胞	hematopoietic progenitor cell	HPC
脂质体	liposome	
制动蛋白	arrestin	
质谱	mass spectrometry	MS
肿瘤坏死因子 α	tumor necrosis factor-α	TNF-α
肿瘤浸润淋巴细胞	tumor infiltrating lymphocyte	TIL
主要组织相容性复合体	major histocompatibility complex	MHC
转录激活因子样效应物核酸酶	transcription activator-like effector nucleases	TALENs
紫杉醇	paclitaxel	
自然杀伤细胞	natural killer cell	NK cell
组合化学	combinatorial chemistry	
组织工程	tissue engineering	

后 记

　　对生命现象、生命规律、生命本质的持续探索推动着生命科学的发展，由此衍生出的纷繁生命科学技术在从实验室走向临床（from bench to bed）的过程之中也孕育着众多投资机会。康橙投资在 2016 年便选择了以生命科学作为我们的主要投资方向，并自 2018 年开始逐步聚焦于生命科学领域的早期投资及孵化。

　　然而，生命科学投资是极具挑战的。例如，如何激励投资团队持续学习并思考生命科学领域的前沿进展便是我们所面临的首要挑战。在一次内部品茗交流中，康橙投资提出了定期在公司公众号上发布原创投研笔记的想法，期望通过这种持续写作的方式鼓励大家持续学习，由此正式开启了我们的生命科学投研笔记创作之旅。也正是这些想法的付诸实践和日积月累，才得以有机会将我们的投研笔记汇编成此书展示给大家。

　　本书的付梓需要感谢太多关注、提携及帮助我们的人。感谢赛箔生物创始人汤德平先生，正是在汤先生的动员倡议下，我们才正式将本书的汇编提上日程。感谢上海科学技术文献出版社编辑为本书成书提出了诸多中肯建议。感谢复旦大学管理学院院长陆雄文教授以及微境生物、偶领生物创始人谢雨礼博士为本书亲笔作序。感谢中国科学院院士葛均波教授、丽珠集团（000513.SZ）副董事长陶德胜先生、皓元医药（688131.SH）董事长郑保富博士、中国科学院合肥物质科学研究院健康与医学技术研究所所长刘青松研究员、复旦大学聚合物分子工程国家重点实验室主任丁建东教授、中国医学科学院放射医学研究所副所长周家喜教授为本书倾情推荐。限于篇幅，无法一一感谢，点点滴滴，都会铭记于心。

"日拱一卒无有尽，功不唐捐终入海。"这本著作，凝聚了康橙投资所有同仁的辛勤汗水，记录了我们过去几年很多不眠之夜的思考成果。希望本书能够为那些在生命科学不同细分领域里探索前进的人们提供些许帮助。

面对百花齐放的生命科学技术和瞬息万变的资本市场，我们深知，囿于我们的认知，本书尚存在诸多不足，期待读者朋友们提出宝贵的意见和建议。

《生命科学投研笔记》主编

2023 年 6 月于上海